LES ALCALOÏDES

DES

QUINQUINAS

PAR

E. LÉGER

PHARMACIEN EN CHEF DE L'HOPITAL BEAUJON
PRÉPARATEUR DE CHIMIE GÉNÉRALE AU CONSERVATOIRE NATIONAL
DES ARTS-ET-MÉTIERS

AVEC UNE PRÉFACE

DE

M. E. JUNGFLEISCH

PROFESSEUR DE CHIMIE A L'ÉCOLE SUPÉRIEURE DE PHARMACIE DE PARIS ET AU CONSERVATOIRE
NATIONAL DES ARTS-ET-MÉTIERS
MEMBRE DE L'ACADÉMIE DE MÉDECINE

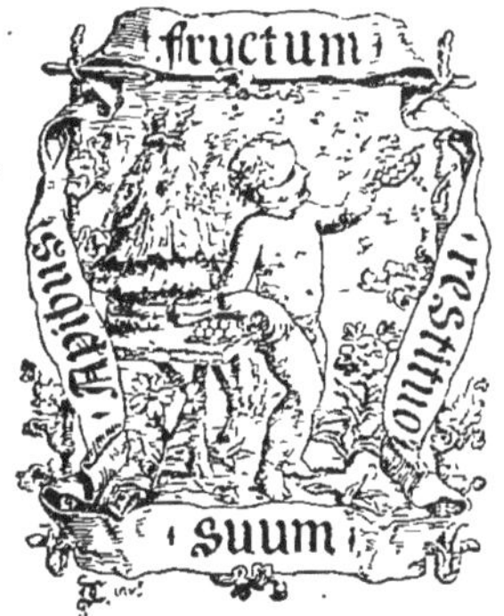

PARIS

SOCIÉTÉ D'ÉDITIONS SCIENTIFIQUES

4, RUE ANTOINE-DUBOIS, 4

—

1896

Tous droits réservés

LES

ALCALOïDES DES QUINQUINAS

ENCYCLOPÉDIE DES CONNAISSANCES PRATIQUES

I. — **Comment s'obtient le Bon Vin,** par Maumené (E.-J.), Docteur ès-sciences. Lauréat de l'Institut.
In-8° de 238 pages, 51 figures, broché. . . . . **3 fr. 50**

II. — **Les Fermentations,** par Bourquelot (Emile), Docteur ès-sciences Professeur agrégé à l'école supérieure de pharmacie de Paris. Pharmacien en chef de l'hôpital Laënnec.
In-8° de de 205 pages, illustré de 21 figures intercalées dans le texte. Prix : cartonné . . . . **4 fr. »»**

III. — **Les Grandes cultures de la France,** par Larbalétrier (Albert). Professeur à l'école d'agriculture du Pas-de-Calais.
in 8° de 360 pages. Prix : cartonné. . . . . **4 fr. »»**

IV. — **Instructions pratiques sur l'Utilité et l'emploi des Machines agricoles sur le Terrain.** — *LABOURS,* par Debains (Alfred) Ingénieur des Arts et Manufactures, Professeur de génie rural à l'école nationale d'agriculture de Grand-Jouan.
In-8° de 217 pages, illustré. Prix : cartonné. . . . . **4 fr. »»**

V. — **Instructions pratiques sur l'Utilité et l'emploi des Machines agricoles sur le terrain.** — *SEMAILLES,* par Debains (Alfred), Ingénieur des Arts et Manufactures, Professeur de génie rural à l'école nationale d'agriculture de Grand-Jouan.
In-8° de 224 pages, illustré. Prix : cartonné . . . . **4 fr. »»**

VI. — **L'Hygiène nouvelle dans la Famille,** par Cancalon (le Dr A.-A.). — Préface du Dr Dujardin-Beaumetz, membre de l'Académie de médecine. — (2e édition).
In-8° de 208 pages : broché, **3 fr. 50,** cartonné . . . . . . **4 fr. »»**

VII. — **L'Industrie du Gruyère,** par Martin (Ch.-J.), Ingénieur agronome, Directeur de l'école nationale de l'industrie laitière de Mamirolle (Doubs).
In-8° de 238 pages, avec figures et plans dans le texte. Prix : broché, **3 fr. 50,** cartonné . . . . **4 fr. »»**

VIII. — **Instructions pratiques sur l'Utilité et l'emploi des Machines agricoles sur le terrain.** — *RÉCOLTES,* par Debains (Alfred), Ingénieur des Arts et Manufactures, Professeur de génie rural à l'école nationale d'agriculture de Grand-Jouan.
In-8° de 208 pages, illustré. Prix : cartonné . . . . **4 fr. »»**

IX. — **Comment s'obtient le Bon Cidre,** par de Champville (Fabius). Officier d'académie, Chevalier du Mérite agricole.
In-8° de 304 pages, avec 63 figures dans le texte. Prix : broché, **3 fr. 50,** cartonné . . . . **4 fr. »»**

X. — **Les Ferments solubles (Diastases),** par Bourquelot (Emile) D^r ès-ciences, professeur agrégré à l'Ecole supérieure de pharmacie de Paris, pharmacien en chef de l'hôpital Laennec.
In-8° de 220 pages, broché, **3 fr. 50,** cartonné . . . . . . **4 fr. »»**

nombre d'alcaloïdes, leurs auteurs, et cela ajoute à
leur mérite, ne sont aujourd'hui encore que des pré-
curseurs : ils tracent la voie à suivre, mais non sans en
montrer l'obstacle, sans exposer aux yeux de ceux que
hante le désir de les imiter, l'insuffisance, dans presque
tous les cas, des connaissances préliminaires indispen-
sables. C'est évidemment que l'étude des alcaloïdes présentait des difficultés propres, dont les ressources expérimentales du temps passé n'étaient pas en état de
fournir la solution ; c'est qu'elle portait sur des sub-
tances rares, d'une purification laborieuse, souvent altérables, dont tout révélait en outre la grande complexité;
c'est que les produits plus simples, recueillis dans la destruction progressive de ces substances, étaient demeurés jusque-là inconnus ou mal connus : c'est enfin que le
savoir général n'avait pas encore fourni les ressources
nécessaires à l'interprétation des observations.

A ces difficultés inhérentes, d'autres sont venues
s'ajouter, qui résultaient dans une certaine mesure des
précédentes. Les moindres ne sont pas celles provenant
de l'usage d'une nomenclature forcément empirique.
Combien d'alcaloïdes ont reçu des noms aussi multipliés
que sont multipliées elles-mêmes les plantes dans lesquelles on les a rencontrés ? les impuretés dont on ne
savait pas les dépouiller les ayant fait considérer comme
différents d'eux-mêmes. Beaucoup ont été dénommés
de nouveau, par oubli ou méconnaissance d'une découverte antérieure. Les réviseurs et aussi les compilateurs
sont venus enfin, qui, n'ayant plus à découvrir la substance, n'ont pas toujours suffisamment résisté au plai-
sir de créer un nom qui les faisait, semble-t-il, auteurs
de quelque chose.

Toujours est-il qu'au moment où commence à se développer l'étude, théorique pourrait-on dire, des alcalis naturels, l'histoire écrite de ces composés se présente compliquée et souvent embrouillée, au point de rendre singulièrement laborieuse la besogne bibliographique que tout expérimentateur doit s'imposer au préalable. Chaque groupe important d'alcaloïdes exige ainsi l'édification d'une monographie dont le développement ne tarde pas à paraître énorme, surtout si l'on considère le nombre restreint des faits qu'on en peut utiliser pour le dessein actuellement poursuivi.

Ayant eu besoin, pour des recherches dont il s'est occupé, d'exécuter un semblable travail sur les alcalis des quinquinas, M. Léger a été frappé du labeur considérable qui lui a été imposé, du nombre énorme de mémoires et de notes qu'il a été conduit à dépouiller, des faits et des textes contradictoires qu'il a dû rapprocher et discuter. Il a constaté en même temps l'exiguité des ressources fournies sur les sujets de ce genre par les recueils le plus souvent utilisés dans les laboratoires. Il a été amené à penser qu'il serait utile de faire profiter le public de son travail. C'est ainsi que le présent livre a eu pour premier objet d'éviter à d'autres la peine que l'auteur lui-même avait prise.

Dans des recherches poursuivies en commun avec cet auteur, j'ai, depuis longtemps déjà, tiré profit des travaux bibliographiques dont il s'agit. C'est donc en toute connaissance de cause que j'ai accepté l'honneur que m'a fait M. Léger lorsqu'il m'a prié de présenter son livre au public. Je crois, en effet, à l'utilité très réelle de cet ouvrage. Les théoriciens y rencontreront exposées les diverses idées émises jusqu'ici sur la nature chimique des alcalis des quinquinas ; les chercheurs y trouveront les renseignements susceptibles de les déterminer dans la conduite de leurs expériences ; les praticiens, en particulier les pharmaciens, s'y procureront la relation des faits qui leur sont utiles ; chacun enfin y pourra prendre les indications bibliographiques qui permettent de remonter aux sources dont la connaissance demeure le plus souvent indispensable.

D'ailleurs le temps semble venu des monographies dans lesquelles tout un chapitre de la science peut être exposé avec les détails circonstanciés, nécessaires à l'intelligence approfondie du sujet. La science accumule trop de matériaux pour tenir tout entière dans les ouvrages systématiques où l'espace est forcément mesuré; ce qui ne peut être réalisé ainsi pour l'ensemble se trouve du moins exécuté par parties dans les monographies de certains sujets intéressants et complexes, choisis tout naturellement parmi ceux dont l'étude tend à prendre un caractère d'actualité. Diverses publications de ce genre, faites récemment à l'étranger, ont rendu des services incontestables et ont obtenu un succès mérité ; je pense que le public accueillera avec non moins de faveur celle que M. Léger lui présente aujourd'hui sur les alcaloïdes des quinquinas.

20 Mai 1896.

É. JUNGFLEISCH.

LES
ALCALOÏDES DES QUINQUINAS

CHAPITRE PREMIER

LES QUINQUINAS

Les quinquinas sont des arbres originaires de l'Amérique du Sud. Ils croissent sur les flancs des diverses branches de la Cordillère des Andes, à une altitude qui varie de 1,200 à 3,000 mètres. Jamais ils ne forment de forêts continues, mais on les rencontre isolés au milieu d'arbres d'essences diverses. La partie utile de ces arbres, c'est-à-dire l'écorce, était employée comme fébrifuge par les indigènes de l'Amérique du Sud, on ne sait depuis quelle époque. Ceux-ci, au moment de la conquête du Pérou par les Espagnols, en cachèrent même les propriétés à leurs vainqueurs, de telle sorte que l'écorce (*la cascarilla*) qui était d'un usage courant à Loxa, resta pendant longtemps ignorée du reste du monde et même des habitants de Lima. Pour attirer l'attention sur ce remède, il ne fallut pas moins que la guérison de deux souverains : celle de la comtesse de Chinchon, vice-reine du Pérou en 1638 et celle du dauphin qui devait être plus tard le roi Louis XIV.

A cette époque, vivait en Angleterre un nommé Robert Talbor, homme audacieux et intrigant, qui, bien qu'exerçant la médecine d'une façon irrégulière, n'en réussit pas moins, grâce aux cures merveilleuses qu'il fit avec un certain remède secret, à se faire nommer médecin du roi Charles II. Louis XIV en 1679, acheta le secret de Talbor et on sut alors que le quinquina formait la base du fameux remède. La connaissance de ce fait, et la grande vogue dont jouissait alors le remède de Talbor, contribuèrent pour une large part à établir la réputation du nouveau fébrifuge.

Jusqu'alors, cependant, on ne savait pas quel arbre produisait l'écorce de quinquina. Ce n'est qu'en 1738 que La Condamine (¹) publia les premiers renseignements sur ce sujet, lesquels servirent à Linnée à établir le genre qu'il nomma Cinchona, en l'honneur de la comtesse de Chinchon. Ces renseignements s'accrurent plus tard à la suite de plusieurs voyages entrepris dans le but spécial d'étudier les quinquinas. Parmi ces voyages, il convient de citer ceux de Ruiz et Pavon en 1789, de Mutis en 1782, de Bompland en 1800, de Weddell en 1848, etc., pour ne parler que des premiers explorateurs.

Les premières écorces importées en Europe provenaient de la région de Loxa ; c'étaient des quinquinas gris. Le célèbre quinquina Calisaya ne fut importé en Espagne qu'en 1788 où, ayant été employé par la famille royale, il prit le surnom de *quinquina royal*, qu'on lui donne encore quelquefois aujourd'hui.

La récolte des quinquinas américains s'effectuait par un procédé un peu brutal qui consistait à abattre l'arbre et à le dépouiller ensuite de son écorce. Un semblable procédé devait amener fatalement la destruction de tous les cinchonas et on a pu craindre que l'humanité se trouvât un jour privée de ce précieux médicament. Ces craintes, portées dès 1829, à la connaissance du gouvernement hollandais, par M. C. L. Blume, ont fait naître l'idée d'essayer la culture du quinquina. Les premières tentatives faites par la France, qui essaya d'introduire en Algérie des cinchonas vivants, ne furent pas heureuses. Cependant, en 1848, M. Weddel rapporta d'Amérique des graines qui germèrent dans les serres du muséum de Paris et fournirent de jeunes plants qui, transportés avec succès, devinrent ainsi l'origine des plantations des Indes et de Java. L'expérience ayant réussi, M. Cl. R. Markam, en 1859, se rendit en Amérique pour recueillir des graines de cinchonas.

(1) Sur l'arbre à quinquina *(Mémoires de l'Académie des Sciences,* 1738, p. 226).

Arrivé en octobre 1860 à Ootacamund, il fit semer les graines. L'opération réussit si bien qu'à la fin de 1866, le nombre des plants existant dans le gouvernement de Madras s'élevait à 1,500,000. Les Hollandais, de leur côté, commencèrent en 1854 leurs plantations à Java et le succès vint couronner leur entreprise. Ainsi ces essais montrèrent la possibilité de cultiver les quinquinas dans d'autres pays que leur pays d'origine. Cette culture prit peu à peu un grand développement et ce fait, joint à la grande richesse des quinquinas cultivés, en alcaloïdes, ont donné à ces derniers une importance qui dépasse aujourd'hui celle des quinquinas américains. Pour donner une idée de cette importance, il suffira d'examiner les chiffres suivants qui représentent les exportations faites en Europe en 1889 par les divers pays où le quinquina est cultivé.

Ceylan, près de 5 millions de kilogrammes.

Les Indes anglaises, près de 6 millions de kilogrammes.

Cette exportation est loin de représenter les quantités récoltées, car des fabriques de sulfate de quinine établies dans le Bengale, traitent une partie des écorces.

L'exportation de Java en 1889, s'élevait à 1,600,000 kilog.

Les succès des Hollandais et des Anglais engagèrent les Américains à entreprendre la culture du quinquina dans sa propre patrie. Un seul producteur bolivien expédia en 1889, 9,552 ballots d'écorce. On voit par ces chiffres, que les craintes exprimées autrefois relativement à la disparition des quinquinas n'ont plus de raison d'être, et que, désormais, le quinquina et la quinine ne risqueront plus de faire défaut aux malades. Cette abondance des quinquinas et leur richesse en alcaloïdes (¹) ont même eu pour effet de faire baisser, dans une proportion considérable, le prix de la quinine et de ses sels.

COMPOSITION CHIMIQUE DES QUINQUINAS

Les premiers auteurs qui se sont occupés de l'analyse des quinquinas se proposaient surtout de distinguer les bonnes écorces des

---

(1) Certaines écorces fournissent jusqu'à 10 0/0 de sulfate de quinine basique.

mauvaises ou même de rechercher les faux quinquinas qui commençaient à devenir nombrenx. C'est ainsi que Séguin, en 1814, emploie la solution de tan comme réactif des bons quinquinas ; cette solution précipitant, dit-il, le principe fébrifuge. Il constate, en outre, que les bons quinquinas ne précipitent pas la gélatine ni le sulfate de fer.

Une autre question se posait aussi. Quel était ce principe fébrifuge que précipitait l'infusion de tan ? Fourcroy, en 1791, crut l'avoir trouvé dans ce qu'il nomma *résino-extractif*, produit qui n'est, en somme, qu'une sorte d'extrait privé de la plus grande partie des matières résineuses. En 1806, Vauquelin (¹) attribua l'action fébrifuge à la matière résinoïde qui se dépose pendant le refroidissement des infusions de quinquina, opinion déjà émise en 1793 par Berthollet. Il étudia en même temps un sel découvert par Deschamps jeune, pharmacien à Lyon et nommé par ce dernier *quinquinate de chaux*. Il en retira un acide qu'il considéra comme nouveau et nomma *acide quinique*. Mais Vauquelin ignorait que le sel de chaux du quinquina avait déjà été obtenu en 1785 par Hermbstädt et que l'acide quinique avait été étudié en 1790 par Hofmann, pharmacien à Leer (²). Quoiqu'il en soit, on attribua au quinquinate de chaux de Deschamps des propriétés fébrifuges qui furent surtout vantées par les médecins de Lyon. Il est vrai que Vauquelin éleva quelques doutes relativement aux vertus du sel de chaux de l'acide quinique, car dit-il : « Les teintures alcooliques de quinquina dans lesquelles le sel de M. Deschamps n'existe pas, puisqu'il est insoluble dans ce menstrue, guérissent cependant les fièvres intermittentes ». Le sel essentiel de La Garaye, qui date du commencement du XVIIIᵉ siècle et qui n'est autre chose qu'une sorte d'extrait aqueux préparé par l'eau froide et desséché, ne saurait être compté au nombre des principes définis.

De 1810 à 1820, un certain nombre d'auteurs se sont occupés de l'analyse des quinquinas.

Le Dʳ Duncan fils, d'Edimbourg, considérait le précipité formé

(1) VAUQUELIN. *Annales de chimie* (1) t. LIX. p. 113.
(2) CRELL's *Chemische Annalen* 1790 (2) p. 314.

par le tanin dans les décoctions de quinquina, comme une combinaison de ce corps avec un principe qu'il nomma *cinchonin*, mais qu'il n'isola pas.

Le professeur Reuss, de Moscou, retira en 1815, du quinquina, une matière jaunâtre transparente, de saveur amère qu'il nomma *amer kinique* et considéra comme le principe actif de ce médicament. Il isola en outre une matière colorante qu'il nomma *rouge cinchonique* et résuma ainsi son analyse: 1⁾ amer kinique; 2° rouge cinchonique; 3° quinate de chaux; 4° tanin; 5° muqueux végétal insipide.

Le Dr Gomès, de Lisbonne, isola le cinchonin prévu par Duncan. Pour cela il fit un extrait alcoolique de quinquina gris, le reprit par l'eau, et évapora de nouveau. Ce second extrait fut ensuite épuisé par l'eau chargée de potasse. La portion insoluble fut redissoute dans l'alcool et précipitée par l'eau, ce qui fournit le cinchonin en petits cristaux.

Laubert, pharmacien en chef des armées, reconnut en 1818, que le quinquina renfermait de l'amidon et une matière cristalline qu'il considéra comme identique avec le cinchonin du Dr Gomès. Jusqu'alors, on ne connaissait pas la nature chimique du cinchonin, mais Houton-Labillardière neveu, ayant préparé ce corps pour une leçon de Thénard, fut frappé de l'analogie qu'il présentait avec les alcalis végétaux déjà connus. Il communiqua ses idées à Pelletier et à Caventon qui établirent d'une façon certaine, la nature alcaline du cinchonin et lui donnèrent le nom de cinchonine ([1]) plus conforme à la nomenclature adoptée pour les alcalis végétaux.

Pelletier et Caventon inaugurèrent en 1820 leurs études sur les quinquinas en commençant par le quinquina gris dans lequel ils venaient de déterminer nettement la présence d'un alcaloïde nouveau : la cinchonine. Ils obtinrent ce corps à l'état de pureté en modifiant le procédé du Dr Gomès de la façon suivante: le cinchonin est redissout dans H Cl dilué, la solution est précipitée par la magnésie et le précipité magnésien, lavé et séché,

---

(1) PELLETIER CAVENTON. — Recherches chimiques sur les quinquinas. *Annales de Chimie et de Physique* (2) t. XV, p. 289.

est repris par l'alcool bouillant qui abandonne la cinchonine par refroidissement.

Voulant se rendre compte si le quinquina jaune renfermait aussi de la cinchonine, Pelletier et Caventon traitèrent ce quinquina comme ils avaient traité le quinquina gris. Mais quelle ne fut pas leur surprise! lorsqu'après avoir épuisé le précipité magnésien par l'alcool, pour en retirer la cinchonine, ils ne purent obtenir « qu'une substance jaunâtre, transparente et nullement cristalline ». Croyant que la cinchonine était mêlée d'une impureté qui l'empêchait de cristalliser, ils soumirent le produit à diverses purifications ; mais toujours la prétendue cinchonine refusait de cristalliser. C'est alors que, se rappelant le peu de solubilité de la cinchonine dans l'éther, ils traitèrent leur produit par ce liquide qui le dissout entièrement, mais la solution ne voulut point encore cristalliser par évaporation. Ici je crois devoir citer les paroles de Pelletier et de Caventon.

« Enfin, chose remarquable ! cette matière se dissolvait dans tous les acides et formait des sels très blancs qui semblaient être plus facilement cristallisables que les sels de cinchonine dont ils différaient aussi par la forme et l'aspect. C'est ainsi que par la force des choses, nous avons été amenés à considérer la matière amère du quinquina jaune comme une base salifiable particulière et différente de la cinchonine ».

Ils la nommèrent *quinine*. L'analyse du quinquina rouge donna un nouvel appui à cette opinion, car les mêmes auteurs y rencontrèrent à la fois la cinchonine et la quinine.

La découverte des deux pharmaciens français Pelletier et Caventon, quoique présentant un grand intérêt scientifique, n'aurait cependant pas pris l'importance qu'on lui reconnaît si des essais physiologiques n'avaient établi que c'est à la quinine qu'est due, en grande partie, l'action anti-périodique du quinquina. Ces recherches, exécutées par des savants français, sont dues surtout à Magendie qui fit les premiers essais sur les animaux, puis à Chomel, Coutanceau, Fouquier, Double, etc.

La découverte de la quinine, ayant montré que les quinquinas pouvaient contenir plusieurs alcaloïdes, les diverses écorces furent étudiées au point de vue chimique et on arriva ainsi à extraire un certain nombre d'autres alcaloïdes tels que :

1° L'*Aricine* en 1829 (Pelletier et Coriol) ;

2° La *Quinidine* en 1833 (Ossian Henry et A. Delondre) ;

3° La *Cinchonidine* en 1847 (Winckler).

Depuis cette époque, un grand nombre d'autres alcaloïdes ont été trouvés dans les écorces de quinquina. D'autre part, les alcaloïdes naturels, traités par les réactifs chimiques, ont fourni de nouveaux alcaloïdes tantôt isomériques avec les bases naturelles, tantôt d'une composition différente. Les tableaux suivants représentent les corps qu'on a pu obtenir jusqu'à présent des écorces de quinquina.

I. Alcaloïdes naturels.

1° Existant dans la plupart des quinquinas.

Cinchonine	$C^{12} H^{22} Az^2 O$	Hydrocinchonine de Caventon et Willm	$C^{19} H^{24} Az^2 O$
Dicinchonine	—		
Cinchonidine	—	Hydrocinchonidine	—
Quinamine	$C^{19} H^{24} Az^2 O^2$	Hydroquinine	$C^{20} H^{26} Az^2 O^2$
Conquinamine	—	Hydroquinidine	—
Paricine	$C^{16} H^{18} Az^2 O$	Diconquinine	$C^{40} H^{46} Az^4 O^3$
Quinine	$C^{20} H^{24} Az^2 O^2$		
Quinidine	—		

2° Alcaloïdes des écorces de Cusco.

Aricine	$C^{23} H^{26} A^2 O^4$	Concusconine	
Cusconine	—	Cuscamine	non analysés.
		Cuscamidine	

3° Alcaloïde spécial au Remijia pedunculata.

Cupréine $C^{19} H^{22} Az^2 O^2$

(4° Alcaloïdes du Remijia purdicana.)

Cinchonamine	$C^{19} H^{24} Az^2 O$	Chairamidine	$C^{22} H^{26} Az^2 O^4$
Concusconine	$C^{23} H^{26} Az^2 O^4$	Conchairamidine	—
Chairamine	$C^{22} H^{26} Az^2 O^4$		
Conchairamine	—		

II. Alcaloïdes dérivés des alcaloïdes naturels.

1° Alcaloïdes isomères des alcaloïdes naturels dont ils dérivent.

Dérivés de la cinchonine.

Cinchonicine	$C^{19}H^{22}Az^2O$
Apocinchonine	—
Apocinchonicine	—
Cinchonigine	—
Cinchoniline	—
Cinchonifine	—
Pseudocinchonine (Hesse)	—
Isoapocinchonine	—
Apocinchonigine (apo-isocinchonine)	—
Homocinchonine	—
Allocinchonine ou pseudocinchonine de Lippmann et Fleissner	—
δ cinchonine	—

Dérivés de la Cinchonidine.

Apocinchonidine	$C^{19}H^{22}Az^2O$
β cinchonidine	—
γ cinchonidine	—

Dérivés de la Quinamine.

Quinamidine	$C^{19}H^{22}Az^2O$
Quinamicine	—

Dérivés de la Quinine.

Quinicine	$C^{20}H^{24}Az^2O^2$
Isoquinine	—
Pseudoquinine	—

2° Alcaloïdes non isomères des alcaloïdes naturels dont ils dérivent.

Cinchoténine	$C^{18}H^{20}Az^2O^3$
Cinchoténidine	—
Cinchoténicine	—
Quiténine	$C^{19}H^{22}Az^2O^4$
Quitènidine	—
Apoquinine	$C^{19}H^{22}Az^2O^3$
Isoapoquinine	—
Apoquinidine	—
Apoquinamine	$C^{19}H^{22}Az^2O$
Protoquinamicine	$C^{17}H^{20}Az^2O^2$
Niquine	$C^{19}H^{24}Az^2O^2$
Isoniquine	—
Hydrocinchonine (Zorn)	$C^{19}H^{24}Az^2O$
Dihydrocinchonine (Zorn)	$C^{19}H^{26}Az^2O$
Hydroquinicine	$C^{20}H^{26}Az^2O^2$
Hydrocupréine	$C^{19}H^{24}Az^2O^2$

Hydrocinchonidine amorphe	$C^{19}H^{24}Az^2O$
Oxycinchonine (Strecker)	$C^{19}H^{22}Az^2O^2$
— (Schützenberger)	—
— α	—
— β	—
Sesquioxycinchonine	$C^{38}H^{44}Az^2O^3$
Dioxycinchonine	$C^{19}H^{22}Az^2O^3$
Oxyquinine	$C^{20}H^{24}Az^2O^3$
Quinéthyline et autres homologues de la quinine.	
Quinoline	C^9H^7Az
et plusieurs de ses homologues.	
Pyridine	C^5H^5Az
et plusieurs de ses homologues	

Les alcaloïdes ne sont pas les seules substances qui existent dans les quinquinas. On y a rencontré :

1° Des matières colorantes : rouge cinchonique soluble et insoluble ;

2° Un tanin particulier : l'acide cinchotannique ;

3° Un corps analogue à la cérine : la cinchocérotine $C^{17} H^{48} O^{2}$;

4° Des corps de nature alcoolique se rapprochant de la cholestérine et qui ont probablement des relations chimiques avec le corps précédent : le cinchol, le cupreol et le quebrachol. Ces trois corps ont pour formule $C^{20} H^{34} O$;

5° Deux corps analogues aux glucosides : l'α quinovine et la β quinovine dont la composition n'est pas encore établie avec certitude ; mais qui, tous deux, donnent par leur dédoublement, un acide particulier ; l'acide quinovique et un sucre, la quinovose, lequel est isomère de la rhamnose (Em. Fischer et C. Liebermann) ;

6° Un acide : l'acide quinique caractérisé par la propriété qu'il possède de donner la quinone quand on l'oxyde par le bioxyde de manganèse et $SO^{4} H^{2}$;

7° De la gomme ;

8° De l'amidon.

A cette liste déjà longue, il conviendrait d'ajouter un grand nombre de corps basiques obtenus dans diverses réactions tels que les dérivés alkylés, (méthyl ou éthyl-dérivés, etc.) des bases naturelles et des bases dérivées de celles-ci. Mais, d'autre part, certains alcaloïdes qui figurent sur cette liste sont encore peu connus ; et il est possible qu'à la suite d'études plus approfondies, il y ait lieu d'effectuer un certain nombre de radiations.

CHAPITRE II

GÉNÉRALITÉS SUR LES ALCALOÏDES
DES QUINQUINAS

Les alcaloïdes des quinquinas diffèrent surtout entre eux par leurs propriétés physiques.

Leurs propriétés chimiques sont, au contraire, très voisines ; de plus, ces corps forment parmi les espèces chimiques, une classe à part, ayant sa physionomie propre et dont tous les termes présentent entre eux des liens d'une étroite parenté. Faire l'histoire chimique d'un de ces alcaloïdes revient presque à faire l'histoire du groupe entier. Pour ces divers motifs, nous avons cru utile de réunir en un chapitre particulier, les propriétés communes aux corps de cette classe ; toutefois, ce que nous dirons s'appliquera surtout aux quatre alcaloïdes les mieux connus, à savoir : la cinchonine, la cinchonidine, la quinine et la quinidine.

Les alcaloïdes des quinquinas sont des corps solides, le plus souvent cristallisés, incolores, inodores, de saveur amère, insolubles dans l'eau, solubles dans l'alcool en proportions diverses. Si on les chauffe seuls ou avec un alcali, ils se décomposent en fournissant des vapeurs alcalines qui renferment de la quinoléïne ; quelques-uns, tels que la cinchonine, peuvent cependant se sublimer partiellement sans altération, surtout si on les chauffe dans le vide.

Leur fonction basique est assez faible, c'est ainsi que leurs solutions alcooliques, qui bleuissent le tournesol, ne colorent que rarement la phtaléïne du phénol. Ils fournissent avec les acides deux séries de sels : les uns formés par la combinaison d'une molécule de base avec une molécule d'un acide monobasique ou par celle de deux molécules de base avec une molécule d'un acide bibasique ; ce sont les *sels basiques* qu'on appelle souvent sels neutres parce que leurs solutions sont neutres au tournesol. La seconde série comprend les sels formés par la combinaison d'une molécule de base et de deux molécules d'un acide monobasique, ou par celle d'une molécule de base et d'une molécule d'un acide bibasique ; ce sont les véritables *sels neutres* qu'on appelle aussi sels acides, parce que leurs solutions sont acides au tournesol. On résume ces faits en disant que les bases des quinquinas sont des bases *diacides*. Deux de ces bases font cependant exception ce sont : la quinamine et son isomère la conquinanime qui, étant monoacides, donnent des sels neutres et des sels acides. Les bases des quinquinas se combinent à divers sels métalliques pour donner des combinaisons doubles dont les plus importantes sont :

1° Les chlorozincates de formule générale $M, 2HCl, ZuCl^2$ qui s'obtiennent en ajoutant du chlorure de zinc à la solution de la base dans un grand excès de HCl. Ce sont des corps qui cristallisent, en général, facilement, sont solubles dans l'eau, mais dont la solubilité diminue en présence d'un excès de HCl. Traités par un excès d'alcali, ils régénèrent la base, laquelle se précipite, tandis que l'oxyde de zinc se dissout dans l'alcali.

2° Les chloromercurates $M, 2HCl, HgCl^2$ sont des corps peu solubles, souvent cristallisés.

3° Les chloroplatinates se divisent en deux classes : les chloroplatinates basiques $(M)^2 PtCl^6 H^2$ qu'on obtient en traitant la solution des chlorhydrates basiques par une solution de chloroplatinate de sodium et les chloroplatinates neutres $M. PtCl^6 H^2$ qui sont les mieux connus et s'obtiennent en ajoutant une solution de chlorure de platine à la solution de l'alcaloïde dans un excès de HCl.

4° Les chloroaurates $M, 2AuCl^4 H$, qu'on obtient comme les chloroplatinates neutres, c'est-à-dire en ajoutant du chlorure d'or à une solution chlorhydrique de base.

Les alcaloïdes des quinquinas peuvent aussi se combiner à certains phénols.

Ils cristallisent presque toujours anhydres, mais les cristaux peuvent retenir des hydrocarbures tels que la benzine ou le toluène ainsi que des alcools. La quinidine fournit ainsi facilement des alcoolates. Enfin les alcaloïdes des quinquinas ou leurs sels peuvent se combiner très facilement entre eux pour donner des combinaisons moléculaires. Cette propriété fâcheuse rend difficile leur séparation à l'état de pureté et explique pourquoi des mélanges ont été si souvent décrits comme des espèces chimiques pures.

Les premières analyses des alcaloïdes des quinquinas sont dues à Dumas et Pelletier. Elles portèrent sur la quinine et la cinchonine. Ces chimistes y dosèrent le carbone, l'hydrogène et l'azote, mais, malgré leur habilité, les résultats, obtenus par des méthodes peu exactes, conduisirent à des formules compliquées et fausses. En 1831, Liebig exécuta de nouvelles analyses de ces deux bases en utilisant la célèbre méthode d'analyse organique qu'il venait d'imaginer et trouva pour la cinchonine la formule approchée $C^{20} H^{22} Az^2 O$ et pour la quinine la formule $C^{20} H^{24} Az^2 O^2$ qui est celle qu'on admet aujourd'hui.

Pouvoir rotatoire. — Les alcaloïdes des quinquinas présentent tous la propriété de faire dévier le plan de polarisation de la lumière, tantôt vers la droite, tantôt vers la gauche, de quantités variables avec chaque alcaloïde. Cette propriété importante fut signalée pour la première fois en 1845 par A. Bouchardat, alors pharmacien en chef de l'Hôtel-Dieu de Paris [1] qui reconnut, en outre, que la température a une influence très marquée sur le pouvoir rotatoire de la quinine en solution alcoolique, lequel s'affaiblit quand la température augmente. A. Bouchardat proposa d'utiliser les propriétés optiques des bases des quinquinas pour reconnaître la pureté du sulfate de quinine. Nous verrons plus loin que cette méthode jouit aujourd'hui d'une grande faveur. Non seulement la température mais encore la dilution ou la nature du dissolvant, fait varier le pouvoir rotatoire des bases des quinquinas. Ces faits, éta-

---

[1] Comptes rendus t. XVII, p. 721.

blis par M. Oudemans, ne devront pas être méconnus lorsqu'il s'agira soit d'établir le pouvoir rotatoire d'un de ces alcaloïdes, soit de rechercher son degré de pureté. Les pouvoirs rotatoires des bases des quinquinas ont été déterminés par un grand nombre d'auteurs et entre autres par M. Oudemans, qui a pu dégager des nombreux résultats numériques obtenus par lui, un certain nombre de conséquences générales importantes qu'on peut résumer de la façon suivante:

1° Lorsqu'à un même poids d'un alcaloïde diacide, on ajoute des quantités croissantes d'un acide minéral, le pouvoir rotatoire varie et prend sa valeur maxima quand on a ajouté un peu plus de la quantité d'acide suffisante pour transformer l'alcaloïde en sel neutre.

2° Avec certains acides organiques, ce maximum n'est atteint qu'en employant un grand excès d'acide.

M. Oudemans explique ces faits par une sorte de dissociation que subiraient les sels d'alcaloïdes mis en solution, phénomène qui ne se manifesterait plus en présence de petites quantités d'acide minéral, mais qui exigerait, pour disparaître, la présence de quantités beaucoup plus importantes d'acide organique. Cependant, une question se pose. Pourquoi ce maximum ne persiste-il pas lorsque l'on continue à augmenter la quantité d'acide mise en présence de l'alcaloïde ? Pourquoi voyons-nous au contraire, ce pouvoir rotatoire diminuer constamment ? M. Oudemans donne de ces faits l'explication suivante : les acides en solution dans l'eau, fixent une partie de cette eau, de telle sorte que, par suite de l'addition croissante d'un acide à la solution aqueuse d'un sel d'alcaloïde, ce sel se trouve dans les mêmes conditions que s'il avait été dissout dans une moindre quantité d'eau. Or l'expérience apprend que le pouvoir rotatoire d'un sel d'alcaloïde du quinquina diminue quand la concentration de sa solution augmente. M. Oudemans fournit encore l'explication suivante : le pouvoir rotatoire des alcaloïdes des quinquinas, dit-il, varie avec les dissolvants employés ; or un liquide fortement chargé d'acide, n'est pas comparable à l'eau pure ; rien d'étonnant donc à ce que le pouvoir rotatoire se trouve diminué par la présence d'un grand excès d'acide.

Pour expliquer l'influence du dissolvant sur le pouvoir rotatoire, on a admis que l'alcaloïde contractait une combinaison avec le dissolvant. C'est l'hypothèse émise par Biot pour le camphre. M. Wyrouboff, allant plus loin, montra que les pouvoirs rotatoires ne devaient pas être rapportés aux alcaloïdes isolés, lesquels n'existent pas dans les solutions, mais aux combinaisons de ces alcaloïdes avec les dissolvants. La quinidine, par exemple, peut se combiner soit avec une molécule d'alcool méthylique, soit avec une molécule d'alcool éthylique et les composés ainsi obtenus sont isomorphes ; or, les pouvoirs rotatoires de ces deux combinaisons sont presque égaux. Le sulfate basique et le séléniate basique de cinchonine cristallisent aussi chacun avec une molécule d'alcool et ces deux alcoolates qui sont isomorphes ont aussi même pouvoir rotatoire. M. Wyrouboff résume ces faits par la proposition suivante : « les corps géométriquement et optiquement isomorphes ont, en solution, des pouvoirs rotatoires spécifiques *très sensiblement* identiques. »

ANALYSE POLARIMÉTRIQUE DES MÉLANGES D'ALCALOÏDES DES QUINQUINAS

Les recherches d'Oudemans ont permis à cet auteur d'utiliser le polarimètre pour l'analyse des mélanges d'alcaloïdes des quinquinas. Les essais n'ont porté cependant que surles 4 alcaloïdes principaux,

I. *Cas d'un mélange de deux alcaloïdes.* — On opère au sein de l'alcool absolu $t = 17^\circ$; $p = 1,58$. On détermine le pouvoir rotatoire spécifique a'' du mélange à analyser. Le résultat est donné par l'équation

$$\frac{x}{100} \times a + \frac{100 - x}{100} \times a' = a''$$

dans laquelle a et a' représentent les pouvoirs rotatoires spécifiques des deux alcaloïdes existant dans le mélange, déterminé dans les mêmes conditions expérimentales que ci-dessus soit :

$$1° \quad \text{Pour la quinine} \qquad \alpha\,D = -\ 167°,5$$
$$2° \quad — \qquad \text{quinidine} \qquad \alpha\,D = +\ 255°,4$$
$$3° \quad — \qquad \text{cinchonine} \qquad \alpha\,D = +\ 223°,3$$
$$4° \quad — \qquad \text{cinchonidine} \quad \alpha\,D = -\ 109°,6$$

x représente la quantité pour 100 de l'alcaloïde dont le pouvoir rotatoire $= a$. Connaissant x, on détermine la quantité y du second alcaloïde en retranchant de 100 la valeur de x. Il va sans dire que dans l'application de cette formule, on doit tenir compte du sens de la déviation. Des analyses exécutées sur des mélanges de composition connue ont fourni à Oudemans des résultats assez exacts, même dans les conditions défavorables d'un mélange de quinine et de cinchonidine. Dans ce dernier cas, l'erreur ne dépasse pas 2,5 0/0 pour un mélange à poids égaux de deux alcaloïdes.

II. *Cas d'un mélange de trois alcaloïdes*. — Cette analyse comporte deux opérations :

1° On détermine le pouvoir rotatoire spécifique du mélange en solution dans l'alcool absolu $p = 1,58$; $t = 17°$.

2° On détermine le pouvoir rotatoire spécifique du mélange dans les mêmes conditions de température et de dilution. mais en opérant en solution acide. On dissout 0 gr. 316 (soit $p = 1,58$) de mélange dans un volume de 20 c. c. d'eau à l'aide de 1 c. c, 25 à 1 c. c. 50 d'acide sulfurique normal (98 gr. par litre). Les équations suivantes permettent de trouver deux des inconnues du problème ; la 3ᵉ s'obtient en retranchant de 100 la somme des valeurs de x et de y.

$$\frac{x}{100} \times \alpha + \frac{y}{100} \times \alpha' + \frac{100 - x - y}{100} \times \alpha'' = \alpha'''$$

$$\frac{x}{100} \times \beta + \frac{y}{100} \times \beta' + \frac{100 - x - y}{100} \times \beta'' = \beta'''$$

dans lesquelles α, α', α'', sont les pouvoirs rotatoires spécifiques des 3 alcaloïdes composant le mélange, pris dans l'alcool absolu, dans les conditions expérimentales indiquées plus haut (ces valeurs sont reproduites dans le tableau ci-dessus pour les 4 alcaloïdes principaux) α''' représente le pouvoir rotatoire spécifique du mélange pris dans les mêmes conditions.

β, β', β'', β''' correspondent à α, α', α'', α''' avec cette différence qu'ils sont obtenus en opérant en solution acidulée par SO^4H^2. Voici, d'après Oudemans, les pouvoirs rotatoires des 4 principaux alcaloïdes pris dans les conditions exigées par ce mode d'analyse.

1° Quinine α D $= -278^\circ,8$
2° Quinidine α D $= +321^\circ,9$
3° Cinchonine α D $= +258^\circ,4$
4° Cinchonidine α D $= -179^\circ,9$

Selon Oudemans, la méthode donnerait des résultats exacts à 1 - 2 0/0 près pour des mélanges à parties égales de 3 alcaloïdes.

ACTION DES HALOGÈNES. — Le chlore et le brome libres agissent de plusieurs façons sur les alcaloïdes des quinquinas : tantôt ils produisent des dérivés de substitution, tantôt des dérivés d'addition.

La monobromocinchonine $C^{19}H^{21}BrAz^2O$ représente un corps de la première classe, le bibromure de cinchonine $C^{19}H^{22}Az^2OBr^2$ appartient au contraire à la seconde classe.

Le chlore fourni par le perchlorure de phosphore enlève aux bases des quinquinas leur hydroxyle qui se trouve remplacé par un atome de chlore. La cinchonine $C^{19}H^{22}Az^2O$ donne ainsi le chlorure de cinchonine $C^{19}H^{21}Az^2Cl$.

L'action de l'iode sur les bases libres est moins bien connue, mais elle a été étudiée avec soin sur quelques sels d'alcaloïdes et en particulier sur les sulfates et les séléniates neutres. Ces sels donnent avec l'iode des composés qui renferment à la fois de l'iode et de l'acide sulfurique. Nous étudierons plus tard le type de cette classe de corps sous le nom d'hérapathite ou de sulfate d'iodoquinine. Ces composés se dissolvent dans l'alcool avec une couleur foncée ; ils sont peu solubles dans l'alcool faible, presque insolubles dans l'eau, l'essence de térébenthine, le sulfure de carbone et le chloroforme. Les acides étendus agissent,

en général, peu sur eux. L'acide $Az\,O^1H$ et les alcalis les décomposent même à froid, de même que H^2S et SO^2 qui décolo-
rent immédiatement leur solution alcoolique en produisant de
l'acide HI. Le chlore agit de même. Les solutions alcooliques
bleuissent l'amidon. L'azotate d'argent en précipite l'iode sous
forme de AgI mélangé de matières organiques. Les sels de
baryte donnent un précipité de sulfate de baryte.

Dans ces composés obtenus d'abord par A. Bouchardat, puis
étudiés par Hérapath et Jörgensen, l'iode existe à deux états:
1° à l'état métalloïdique ; 2° à l'état de HI. Si on cherche à y
doser l'iode par l'hyposulfite de sodium, on constate que l'iode
ainsi dosé ne représente qu'une partie de celui qui est renfermé dans ces composés. Avec l'hérapathite, par exemple,
$4\,C^{20}\,H^{24}\,Az^2\,O^2,\,3\,SO^4\,H^2,\,2\,HI.\,I^4\times 6\,H^2O$, on ne peut doser par
l'hyposulfite que les 2/3 de la quantité d'iode que ce corps
renferme ; le 3e tiers, c'est-à-dire celui qui existe à l'état de
HI, ne réagissant pas sur l'hyposulfite. La solution alcoolique
de ces corps, agitée avec du mercure, ne donne pas, en général, d'iodure de mercure, mais des sels doubles, le plus souvent cristallisables, renfermant cet iodure de mercure à l'état
de combinaison. L'iodure thallium se dissout dans la solution
alcoolique de ces iodo-sulfates en produisant des sels doubles souvent cristallisables.

En remplaçant l'acide sulfurique par l'acide sélénique et les
sulfates par les séléniates, M. Jörgensen a obtenu des composés analogues aux précédents et renfermant comme eux l'iode
sous deux formes. C'est ainsi qu'il existe une hérapathite dans
laquelle l'acide sulfurique est remplacé par l'acide sélénique.

Dérivés acides

Les alcaloïdes des quinquinas, chauffés avec de l'anhydride
acétique se comportent comme les alcools ou les phénols, c'est-
à-dire qu'ils fournissent des dérivés acétylés comparables aux
éthers acétiques et qui sont, comme ces derniers, susceptibles
d'être saponifiés par la potasse alcoolique pour régénérer les
alcaloïdes primitifs. Ces dérivés acétylés s'obtiennent, selon

M. Hesse, en chauffant à 60°-80° les bases ou leurs sels basiques avec un excès d'anhydride acétique. Après quelques heures, la réaction est terminée, on étend le liquide d'un peu d'eau, de façon à décomposer l'excès d'anhydride acétique, on précipite par $Az\,H^3$ et on agite avec de l'éther qui s'empare des bases acétylées. La solution éthérée, lavée à l'eau et évaporée à siccité, donne les bases acétylées.

Le chlorure de benzoyle donne les dérivés benzoylés qui se préparent comme les dérivés acétylés. Tous ces corps ont conservé leur fonction basique. Ils se combinent aux acides pour donner des sels. Leur production indique l'existence dans les alcaloïdes des quinquinas d'un groupe hydroxyle.

ACTION DES HYDRACIDES. — Non seulement les hydracides se combinent aux bases des quinquinas pour donner des sels, mais ils peuvent, suivant la concentration ou la température, exercer sur ces bases des réactions variées.

ACTION DE L'ACIDE CHLORHYDRIQUE (densité 1,125). — Les bases des quinquinas, chauffées pendant 6-10 heures, en tubes scellés à 140°-150° avec de l'acide chlorhydrique (densité 1,125) se changent en bases nouvelles. La quinine et la quinidine perdent un groupe méthyle à l'état de chlorure de méthyle. Dans ces réactions, plusieurs isomères se produisent souvent simultanément. La quinine fournit de l'apoquinine et du chlorure de méthyle ; la quinidine de l'apoquinidine et du chlorure de méthyle ; la cinchonidine de l'apocinchonidine ; la cinchonine de l'apocinchonine, de la cinchonigine, de la cinchoniline et de la cinchonifine, c'est-à-dire quatre corps isomères de la cinchonine.

L'anhydride acétique réagit sur les bases nouvelles ainsi engendrées pour les transformer en dérivés acétylés, tout à fait comparables à ceux que donnent les bases naturelles dont on est parti. Ces dérivés acétylés se préparent comme ceux des bases naturelles et ont les mêmes propriétés. Il y a lieu de remarquer, toutefois, que le départ d'un groupe méthyle de la quinine et de la quinidine, en même temps qu'il prouve l'existence dans ces bases d'un groupe méthoxyle, a pour effet d'introduire dans les apobases formées, un second groupe hydroxyle. L'apoquinine et l'apoquinidine, traitées par l'anhydride acétique, fourniront donc des dérivés diacétylés, tandis que l'apocinchonine et les bases isomères avec elle et avec la cinchonine ne donneront que des dérivés mono-acétylés.

L'action de l'acide chlorhydrique ainsi que celle de l'anhydride acétique sur la quinine et sur la quinidine montrent clairement que dans ces bases il existe un groupe hydroxyle et un groupe méthoxyle. Leur formule brute $C^{20} H^{24} Az^2 O$ peut donc se développer ainsi : $C^{19} H^{20} Az^2 (OH) (OCH)^3$. L'action de HCl sera alors représentée par l'équation

$$C^{19} H^{20} Az^2 (OH)(OCH^3) + HCl = CH^3 Cl + C^{19} H^{20} Az^2 (OH) (OH)$$
$$\text{(quinine et quinidine)} \qquad\qquad \text{(apoquinine et apoquinidine)}$$

Chauffés avec la potasse alcoolique, les dérivés acétylés des bases engendrées par HCl régénèrent, non pas les bases naturelles, mais bien les bases nouvelles qui en dérivent.

ACTION DE L'ACIDE CHLORHYDRIQUE FUMANT A CHAUD. — Les bases des quinquinas, chauffées en tubes scellés à 140° 150° avec de l'acide HCl fumant saturé dans le mélange de glace et de sel, fixent 3 HCl pour donner les bichlorhydrates de bases qui renferment un HCl fixé au carbone de leur molécule: Si on traite ces sels par $Az H^3$, 2 H Cl s'éliminent à l'état d'$Az H^4 Cl$ et il se précipite des bases hydrochlorées. La cinchonine fournit ainsi le bichlorhy-drate d'hydrochlorocinchonine dont la formule $C^{19} H^{22} Az^3 O, 3 HCl$ doit s'écrire $C^{19} H^{23} Cl Az^2 O, 2 H Cl$. Selon M. Hesse la fixation de l'hydracide serait précédée d'une transformation isomérique de la base, de telle sorte que la base hydrochlorée serait, non pas l'hydrochlorocinchonine, mais l'hydrochlorapocinchonine. Cette dernière base ainsi que l'hydrochlorapocinchonidine ont d'abord été obtenues par Zorn, puis par M. Hesse en partant, non seulement des bases naturelles, mais encore de l'apocinchonine et de l'apocinchonidine. Zorn considérait, à tort, ces corps comme les hydrates des composés $C^{19} H^{21} Cl Az^2$ qu'il nommait chloro-cinchonide et chlorocinchonidide. Avec la quinine et la quinidine, la réaction est un peu plus complexe, on obtient à la fois les bichlorhydrates des hydrochlorobases $C^{20} H^{25} Cl Az^2 O^2, 2 HCl$ et ceux des hydrochlorapobases C^{19} H^{23} Cl Az^2 O^2, 2 H Cl. Dans ce dernier cas, il y a élimination de CH^3 Cl. Les bases hydrochlorées conservent leur caractère basique. Elles donnent avec les acides deux séries de sels : des sels basiques et des sels neutres ; de plus, elles renferment, comme les bases naturelles, tout ou partie de leur oxygène sous forme d'hydroxyle, car elles sont susceptibles de se changer en dérivés acétylés saponifiables par les alcalis.

ACTION DE L'ACIDE CHLORHYDRIQUE FUMANT A FROID. — En mettant en contact à froid les bases des quinquinas avec l'acide H Cl saturé dans le mélange de glace et de sel, ces bases se combinent peu à peu avec 3 H Cl pour donner des bichlorhydrates de bases hydrochlorées, mais la fixation de H Cl n'est pas, comme lorsqu'on opère à chaud, précédée de transformations isomèriques des bases naturelles. La cinchonine fournit ainsi le bichlorhydrate d'hydrochlorocinchonine, cette dernière base étant différente de l'hydrochlorapocinchonine obtenue à chaud.

Toutefois, selon Konek von Norwall, l'hydrochlorapocinchonine, serait de l'hydrochlorocinchonine impure, souillée par une base hydrochlorée formée en même temps qu'elle et fondant à 150°-165°. De même avec la quinine, il y a simplement fixation de 3 H Cl sans transformation isomèrique, ni élimination de CH^3 Cl. Il se forme ainsi le bichlorhydrate d'hydrochloroquinine C^{20} H^{25} Cl Az^2 O^2, 2 H Cl (Comstock et Kœnigs). Ces bases hydrochlorées, chauffées à 140° avec le même acide H Cl se changent en hydrochlorapobases. L'hydrochlorocinchonine donne l'hydrochlorapocinchonine, son isomère ; tandis que l'hydrochloroquinine se change en hydrochlorapoquine avec élimination de CH^3 Cl.

En traitant les bases des quinquinas par H Cl fumant (densité 1,189) non plus à froid, mais en chauffant le mélange 48 heures à 85°, on obtient encore les dérivés hydrochlorés des bases naturelles, mais il se produit en même temps des bases non hydrochlorées, lesquelles sont isomères des bases naturelles. La cinchonine donne ainsi l'hydrochlorocinchonine et deux isomères de la cinchonine : la pseudocinchonine et l'homocinchonine (Hesse).

ACTION DE L'ACIDE BROMHYDRIQUE FUMANT. — L'acide HBr saturé à — 17°, mis en contact avec les bases des quinquinas, se fixe sur celles-ci pour donner les bibromhydrates des bases hydrobromées. La cinchonine et la quinine donnent ainsi les corps $C^{19} H^{23} Br Az^2 O, 2 H Br$ et $C^{20} H^{25} Br Az^2 O^2, 2 HBr$. Avec la cinchonine, le produit obtenu est le même, qu'on opère à chaud ou à froid (Comstock et Kœnigs). L'action de H Br diffère donc de celle de H Cl qui fournit des isomères différents, suivant qu'on opère à chaud ou à froid.

ACTION DE L'ACIDE IODHYDRIQUE FUMANT (densité 1.9). — Ce réactif exerce à 100° la même action que les acides H Cl et H Br de concentration analogue. Il y a fixation de 3 HI et formation de biiodhydrates de bases hydroiodées. La cinchonine fournit le composé $C^{19} H^{23} I Az^2 O, 2 HI$ tandis que la quinine donne simultanément deux biiodhydrates ; celui d'hydroiodoquinine $C^{20} H^{25} I Az^2 O^2, 2 H I$ et celui d'hydroiodapoquinine $C^{19} H^{23} I Az^2 O^2$, $2 H I$. Si on remplace l'acide de densité 1,9 par un acide un peu moins concentré (1,7) le premier corps se forme de préférence (Lippmann et Fleissner ; Skraup et A. Schubert).

ACTION DE L'ACIDE SULFURIQUE. — Les produits obtenus varient selon la température et la concentration de l'acide.

L'acide sulfurique fumant dissout les alcaloïdes des quinquinas et la solution obtenue cesse au bout d'un certain temps de précipiter par AzH^3. Il s'est ainsi formé des acides sulfonés. La quinine donne le composé $C^{20} H^{23} (SO^3 H) Az^2 O^2$. Dans ces réactions, la production du dérivé sulfoné est précédée d'une transformation moléculaire de la base ; de telle sorte que le produit obtenu ne dérive pas de la quinine, mais d'un isomère ; c'est l'acide isoquininesulfonique. (Schützenberger, Hesse).

Pour l'isoler, on neutralise par la baryte la solution acide étendue, on filtre et on décompose le sel de baryte soluble par $SO^4 H^2$. Les solutions évaporées à 50° - 60°, laissent un résidu brun clair amorphe qui représente l'acide sulfoné de l'isobase. Ces corps sont de véritables acides ; ils sont saturés par les bases en donnant des sels le plus souvent incristallisables.

L'acide sulfurique à 66° (Bé') donne des composés isomériques avec les précédents, mais qui, dans ce dernier cas, semblent dériver des bases naturelles. On obtient ainsi la sulfoquinine $C^{20} H^{23} (SO^4 H) Az^2 O^2$. Ces derniers composés possèdent la fonction basique, ils se combinent aux acides pour donner des sels. En même temps que ces composés, l'acide sulfurique donne lieu à la formation de bases isomères des alcaloïdes naturels.

Action des éthers a hydracides. — Ces éthers, en agissant sur les bases des quinquinas, ne donnent pas comme avec les bases primaires ou secondaires, des chlorhydrates, bromhydrates, iodhydrates de bases nouvelles.

On doit donc considérer les alcaloïdes des quinquinas comme des bases tertiaires. Ces alcaloïdes peuvent cependant se combiner aux éthers à hydracides pour donner des composés d'addition analogues à l'iodure de tétraméthylammonium. Dans ce qui va suivre, nous prendrons surtout comme exemple les combinaisons de la cinchonine avec les iodures de méthyle et d'éthyle. Tout ce que nous dirons de ces combinaisons pourrait s'appliquer exactement aux nombreux composés du même genre que peut donner la cinchonine ou les autres alcaloïdes des quinquinas en se combinant avec les chlorures, bromures et iodures alcooliques.

Si à de la cinchonine, mise en suspension dans de l'alcool méthylique, en ajoute de l'iodure de méthyle, il y a fixation de cet iodure à l'un des atomes d'azote qui, de trivalent devient pentavalent. Cette combinaison sera donc représentée par la formule $C^{19} H^{22} Az^2 O, CH^3 I$, qu'on peut écrire

$$C^{19} H^{22} Az . Az O$$
$$1 \overset{\wedge}{} CH^3$$

On nommera ce corps iodométhylate de cinchonine si on veut indiquer qu'il est formé par addition de ses deux constituants ou bien iodure de méthyl-cinchoninium si on veut suivre la nomenclature adoptée pour les bases dérivées de l'ammonium.

En opérant à froid et avec un excès d'alcaloïde, c'est cet

iodométhylate qui se forme de préférence ; mais si on opère à chaud et en présence d'un excès de CH^4I, l'alcaloïde pourra fixer une 2e molécule de CH^4I et donner ainsi le composé $C^{19}H^{22}Az^2O, 2CH^3I$, formule qui peut s'écrire

$$C^{19}H^{22}Az \quad . \quad Az\,O$$
$$I \bigwedge CH^4 \quad I \bigwedge CH^4$$

Ce corps s'appellera diiodométhylate de cinchonine, si on veut rappeler qu'il est formé par addition de $(CH^3I)^2$ à la cinchonine ou diiodure de diméthyl-cinchoninium en appliquant la nomenclature des composés de l'ammonium. La production de ce diiodométhylate indique que la cinchonine doit être considérée, non seulement comme une base tertiaire, mais encore comme une base deux fois tertiaire, c'est-à-dire bitertiaire. Tous les alcaloïdes des quinquinas sont comme la cinchonine des bases bitertiaires. Les chlorures et bromures alcooliques fournissent des composés semblables aux dérivés iodés dont on vient de parler.

Les alcalis en solution étendue et froide sont sans action sur le monoiodométhylate de cinchonine, mais l'oxyde d'argent humide lui enlève son iode, lequel se trouve remplacé par un groupe hydroxyle. Il en résulte le composé

$$C^{19}H^{22}Az. \; Az\,O$$
$$OH \bigwedge CH^3$$

qu'on nomme méthylhydrate de cinchonine, mais auquel il serait plus exact de donner le nom d'hydroxyleméthyl-cinchoninium. Ce dernier corps représente, en effet, une base énergique, soluble dans l'eau, attirant CO^2, tout comme l'hydroxyletétraméthylammonium, appelé souvent hydrate d'oxyde de tétraméthylammonium. Il possède une fonction chimique analogue. Ces bases hydroxylammoniées sont, comme les iodures, chlorures ou bromures qui leur donnent naissance, des dérivés d'un diammonium. Elles ne se combinent pas avec les acides hydratés et les hydracides comme les alcaloïdes dont elles derivent, c'est-à-dire par addition pure et simple de l'acide hydraté ou de l'hydracide à la base ; mais la combinaison s'effectue toujours avec élimination d'eau. Avec HI par exemple, on a

$$C^{19}H^{22}Az.\underset{OH\ \wedge\ CH^3}{AzO} + HI = C^{19}H^{22}Az.\underset{I\ \wedge\ CH^3}{AzO} + H^2O$$

Le corps ainsi engendré est identique à l'iodo-méthylate dont on est parti.

L'acide sulfurique peut donner naissance à deux séries de composés pour la formation desquels il s'élimine soit une, soit deux molécules d'eau. C'est ainsi que Strecker a obtenu les deux sulfates dérivés de la quinine :

1° Le sulfate acide d'éthyl-quininium ou sulfoéthylate acide de quinine

$$C^{20}H^{24}Az.\underset{C^2H^5}{\overset{|}{AzO^2}},SO^4H$$

2° Le sulfate neutre d'éthyl-quininium ou sulfoéthylate neutre de quinine

$$\left(C^{20}H^{24}Az.\underset{C^2H^5}{\overset{|}{AzO^2}}\right)^2 SO^4$$

Ces bases hydroxylammoniées sont donc comparables à l'hydrate de potasse. C'est ce qui résulte de l'examen des formules suivantes :

$$\underset{\text{hydrate de potasse}}{OH - H} \qquad \underset{\text{hydroxyléthylquininium}}{OH - (C^2H^5.\ C^{20}H^{24}Az^2\ O^2)}$$

On peut admettre qu'elles fonctionnent comme des bases monoacides, bien que dérivant d'alcaloïdes diacides. Il y a lieu de remarquer que le sulfoéthylate acide est isomère avec le sel de quinine basique de l'acide éthylsulfurique, lequel possède la formule $C^{20}H^{24}Az^2O^2, SO^4(C^2H^7)H$, mais le groupe éthylique appartient dans ce cas à la molécule de l'acide au lieu d'être fixé à l'azote de l'alcaloïde.

Les composés dont nous venons de parler ont reçu le nom générique de dérivés alcoylés ou alkylés. Ceux qui sont formés par fixation des chlorures, bromures et iodures alcooliques sur les alcaloïdes, sont souvent désignés par le nom de dérivés alkylhalogénés ; les composés iodés, en particulier, sont nommés dérivés iodalkylés, de même les dérivés chlorés reçoivent le nom de dérivés chloralkylés et les dérivés bromés celui de dérivés bromalkylés, en faisant précéder ces noms des préfixes *mono* ou *di*, selon les cas.

Les composés alkylhalogénés sont facilement cristallisables, solubles dans l'eau et dans l'alcool. Ils sont incolores, à l'exception des dérivés diiodalkylés qui sont jaunes.

Cependant une nouvelle classe de dérivés monoiodalkylés jaunes vient d'être signalée. Ces corps, qui sont isomères des dérivés incolores, s'obtiennent en traitant par un iodure alcoolique, non plus les bases libres, mais leurs iodhydrates basiques. Avec l'iodhydrate basique de cinchonine et C^2H^5I, on obtient un iodhydrate $C^{19}H^{22}Az^2O$, C^4H^5I, HI qui, décomposé par AzH^3, fournit le corps $C^{19}H^{22}Az^2O$, C^4H^5I. Cet *isoiodéthylate* est jaune. Traité par un excès de C^2H^5I, il donne un diiodéthylate sem·blable à celui qu'on obtient par l'action de C^2H^5I sur la base ou son monoiodéthylate. La coloration jaune de cet isoiodéthylate qui est aussi celle des dérivés iodalkylés de la quinoline et de ses homologues, a fait penser que dans les isoiodéthylates, l'iodure d'éthyle avait dû se fixer à l'atome d'azote des bases des quinquinas qui appartient au noyau quinolique renfermé dans la molécule de ces bases. Par conséquent, dans les dérivés monoiodalkylés incolores, de même que dans les sels basiques, le groupe iodalkylé ou la molécule d'acide se fixerait à un atome d'azote non quinolique (Skraup et Koneck von Norwall).

Nous avons vu que les dérivés monoalkylés; les dérivés monoiodalkylés, par exemple, ne sont pas sensiblement attaqués à froid par les alcalis. Il n'en est plus de même si on fait bouillir leur solution aqueuse avec de la potasse ou de l'hydrate de baryte. Dans les deux cas, l'élément halogène est éliminé à l'état de sel haloïde minéral et il se produit un homologue supérieur de l'alcaloïde, dont on est parti. Ainsi l'iodométhylate de cinchonine fournit la méthylcinchonine :

$$C^{19}H^{22}Az^2O, CH^3I + KHO = KI + H^2O + C^{19}H^{21}(CH^3)Az^2O$$

La base ainsi obtenue est une base tertiaire comme la cinchonine. Elle se comporte vis-à-vis de CH^3I comme la cinchonine elle-même, c'est-à-dire qu'elle peut fixer CH^3 1 ou 2 CH^3 I (Ad. Claus). De plus le groupe méthyle n'est plus fixé à l'azote mais bien au carbone de la molécule. Il s'est produit, comme l'on dit, une transposition moléculaire. Selon Miller et Rohde, la transformation serait plus profonde. En même temps que se produirait la migration du groupe alkyle, les bases se transformeraient en bases isomères, de telle sorte que, si on considère par exemple l'iodométhylate de cinchonine, la base provenant de l'action de KHO serait, non pas la méthylcinchonine, mais la méthylcinchonicine. Ces nouvelles bases ont acquis la propriété commune aux aldéhydes et aux acétones de se combiner avec la phénylhydrazine avec élimination d'eau pour donner des hydrazones, propriété que ne possèdent pas les bases naturelles.

En traitant les dérivés diiodalkylés par $Ag\,HO$ comme on a traité les dérivés monoiodalkylés, on devrait obtenir des bases dihydroxylammoniées dérivées d'un diammonium, mais les corps de cette classe ont été jusqu'ici peu étudiés. Enfin dans les dérivés diiodalkylés, les deux molécules d'iodure alcoolique fixées peuvent être semblables ou différentes, et dans ce dernier cas, l'ordre dans lequel se combinent les deux iodures alcooliques n'est pas indifférent (Ad. Claus). C'est ainsi qu'en faisant agir CH^3 I sur le monoiodéthylate de cinchonidine, on obtient le diiodure de méthyléthyl-cinchonidinium qu'on peut représenter ainsi ($C^{19}\,H^{22}\,Az^2\,O$, $C^2\,H^5\,I$) $C\,H^3$ I tandis qu'en faisant agir $C^2\,H^5$ I sur le monoiodo-méthylate de cinchonidine, on obtient le diiodure d'éthyl méthyl-cinchonidinium qu'on peut écrire ($C^{19}H^{22}Az^2O^3$, $C\,H^3$ I) $C^2\,H^5$ I. Non seulement ces deux isomères diffèrent chimiquement, mais M. Groth a relevé entre eux des différences cristallographiques.

ACTION DES OXYDANTS : *Acide chromique.* — Les bases des quinquinas, oxydées par l'acide chromique, fournissent des acides carbonés de la quinoline ; mais tandis que la cinchonine et la cinchonidine fournissent l'acide cinchoninique (acide γ quinoline monocarbonique), la quinine et la quinidine fournissent l'acide quininique (acide paraméthoxycinchoninique). Dans ces réactions, il se dégage de l'acide carbonique en abondance. En même temps que ces acides, on obtient des produits sirupeux acides qui renfer-

ment un acide dérivé de la pipéridine : l'acide cincholœponique
(Skraup).

Permanganate de potassium. — L'action de ce réactif varie
selon qu'on opère à froid ou à chaud. A froid il y a élimination
d'un atome de carbone à l'état d'acide formique et production de
bases nouvelles plus riches en oxygène. Par exemple :

$$C^{19}H^{22}Az^2O + O^4 = C^{18}H^{20}Az^2O^3 + CH^2O$$
Cinchonine   Cinchotenine   Acide formique

A chaud, l'oxydation est plus profonde, les 4 bases principales
des quinquinas fournissent le même acide ; l'acide α carbocinchoméronique (Ramsay et Dobbie).

Acide azotique. — Les bases des quinquinas, chauffées longtemps
avec AzO^3H, donnent lieu à un abondant dégagement de vapeurs
nitreuses. Il se forme dans ces réactions, principalement des
acides.

La cinchonine et la cinchonidine donnent: 1° l'acide cinchoninique ; 2° l'acide cinchoméronique (β. γ pyridinodicarbonique); 3°
l'acide oxycinchoméronique (α carbocinchoméronique); 4° l'acide
quinolique, lequel a la constitution d'une nitrodioxyquinoléine.

La quinine ne fournit guère que de l'acide cinchoméronique.

CHAPITRE III

CINCHONINE $C^{19}H^{22}Az^2O$

La cinchonine à l'état impur fut isolée par le Dr Gomès, de Lisbonne, et désignée par lui sous le nom de *cinchonin*. Sa nature alcaline, soupçonnée par Houton-Labillardière neveu, fut définitivement établie par Pelletier et Caventou qui lui donnèrent le nom de cinchonine (*voir page 5*), étudièrent ses principales propriétés et préparèrent plusieurs de ses sels basiques. Elle fut analysée en 1831 par Liebig qui lui attribua la formule $C^{20}H^{22}Az^2O$. Regnault la représentait par l'expression atomique $C^{40}H^{48}Az^4O^2$. Pour Laurent cette formule était plus simple et devait s'écrire $C^{19}H^{22}Az^2O$. Selon Hlasiwetz la cinchonine avait bien la composition indiquée par Regnault, mais la formule de ce dernier devait être divisée par deux, ce qui donne $C^{20}H^{24}Az^2O$. Cette formule fut admise de 1831 à 1879, époque à laquelle Skraup démontra que la cinchonine parfaitement pure avait bien la composition représentée par la formule de Laurent.

Préparation. — La cinchonine se retire des eaux-mères de la fabrication du sulfate de quinine basique. Ce liquide qui est neutre au tournesol ou légèrement alcalin, est additionné de sel de Seignette ou de tartrate de soude en excès, de façon à précipiter la quinine et la cinchonidine.

La deuxième eau-mère, obtenue après séparation du précipité des tartrates de quinine et de cinchonidine, est précipitée par Az H^1. La base est transformée en sulfate basique qu'on purifie par plusieurs cristallisations dans l'eau. Le sulfate purifié est précipité en solution alcoolique, par Az H^3 ; et la cinchonine ainsi obtenue est amenée à l'état de pureté par des cristallisations réitérées dans l'alcool. Malgré le nombre des recristallisations, la cinchonine est presque toujours accompagnée de petites quantités d'une autre base qui en diffère par H^2 en plus, l'hydrocinchonine de E. Caventou et Willm. On obtient une cinchonine plus pure en transformant la base en sulfate neutre qu'on fait cristalliser plusieurs fois et dont on sépare la cinchonine par $Az\,H^3$.

PROPRIÉTÉS. — De ses solutions acides l'ammoniaque précipite la cinchonine en flocons blancs devenant granuleux.

L'ammoniaque concentrée en dissout une petite quantité.

En solution alcoolique elle bleuit le tournesol rouge, mais elle n'agit pas sur la phtaléine du phénol.

La solubilité de la cinchonine dans l'eau est presque nulle 1 : 3670 d'eau à 20°, 100 p. d'alcool absolu en dissolvent 0.781 à + 17° et 100 p. de chloroforme à la même température n'en prennent que 0,280. La présence d'une petite quantité d'alcool modifie beaucoup le pouvoir dissolvant du chloroforme pour la cinchonine.

C'est ainsi que la présence de 2 0/0 d'alcool dans le chloroforme lui permet de dissoudre six fois plus d'alcaloïde.

Un mélange de 4 p. d'alcool et de 1 p. de chloroforme dissout vingt fois plus de cinchonine que le choroforme pur. Elle est à peine soluble dans l'éther. 1 : 371 d'éther.

De l'alcool elle cristallise en petits prismes brillants anhydres.

La solubilité de la cinchonine dans les divers solvants varie suivant que la base est cristallisée, amorphe ou à l'état naissant, c'est-à-dire au moment où on la précipite d'un sel par $Az\,H^3$ (A. B. Prescott).

Un gramme de cinchonine exige pour être dissout :

	Ether	Chloroforme	Alcool almylique	Benzène
Cinchonine critallisée...	719	828	—	—
— amorphe....	563	—	40	53,1
— à l'état naissant......	526	178	42	37,6

La cinchonine fond à 260° (non corrigé), 268°,8 (corrigé).

Chauffée dans le vide ou dans un courant d'hydrogène, elle se sublime en partie sans altération. Les cristaux ainsi obtenus ont même forme cristalline que ceux qui se déposent des solutions (L. Bourgeois).

La cinchonine est dextrogyre :

$\alpha D = + 223°,3$ dans l'aclool absolu $p = 0,50 - 0,75$ $t = 17°$

$\alpha D = + 214°,8$ dans le chloroforme $p = 0,45$ $t = 17°$ (Oudemans)

$\alpha D = + 237°,27$ dans le mélange chloroformique de Hesse [1] $p = 1$ $t = 15°$ (Hesse).

En solution dans un excès de HCl dilué $\alpha D = + 233°,52$ $p = 3,33$ $t = 15°$ (Hesse) son pouvoir rotatoire dans les acides est du reste soumis aux règles générales énoncées page 13

Si on fait passer de l'acide CO_2 dans de l'eau tenant en suspension de la cinchonine fraîchement précipitée, la cinchonine se dissout ; mais, si on abandonne la solution à elle-même, le gaz CO_2 se dissipe et il se dépose des cristaux qui ne sont pas, comme lorsqu'on opère avec la quinine, constitués par un carbonate, mais bien par de la cinchonine (Langlois).

La cinchonine déplace à l'ébullition AzH_3 de son sulfate et de son chlorhydrate.

Chauffée plusieurs heures à 150° avec de l'eau et du brôme, elle donne du perbrométhane C_2Br_4 et du perbromanthracène $C_{14}Br_{10}$ ainsi que de l'acide carbonique (Fileti).

ACTION DES ALCALIS. — En 1843, Gerhardt vit qu'en chauffant la cinchonine dans une cornue avec de la potasse caustique en fusion, il se formait de l'acide CO_2 qui restait combiné à la potasse et il se dégageait de l'hydrogène, ainsi qu'une huile volatile qu'il nomma *quinoléine* [2]. Les expériences de Gerhardt reprises 12 ans plus tard par Gréville Wiliams amenèrent ce chimiste à cette conclusion que l'action des alcalis sur la cinchonine était plus complexe que ne l'avait cru Gerhardt.

Il constata qu'il se formait une quantité notable de pyrrol,

---

(1) 2 vol. Chloroforme. 1 vol. Alcool à 97°.
(2) *Annales de Chimie et de Physique* (3) t. VII p. 251.

puis des huiles basiques qui, soumises à la distillation frac-
tionnée fournirent deux bases pyridiques : 1° une lutidine $C^7 H^9 Az$
bouillant à 160° — 165° (¹); 2° une collidine $C^8 H^{11} Az$ bouillant à 177°—182°. Passaient ensuite à la distillation : la quinoline ou quinoléine de Gerhardt $C^9 H^7 Az$, puis son homologue
supérieur la lépidine ou γ méthylquinoléine $C^{10} H^9 Az$ bouillant
vers 260° et enfin des homologues supérieurs de la quinoléine
qu'on sépare par cristallisations fractionnées de leurs chloroplatinates. M. Gréville Willams a ainsi obtenu :

1° La dispoline	$C^{11} H^{11} Az$	4° L'isoline	$C^{14} H^{17} Az$
2° La tetrahiroline	$C^{12} H^{13} Az$	5° L'éttidine	$C^{15} H^{19} Az$
3° La pentahiroline	$C^{13} H^{15} Az$	6° La validine	$C^{16} H^{21} Az$

Les observations de Gréville Williams furent confirmées par
Wischnegradsky et Boutlerow qui reconnurent, en outre, que
dans la première phase de la réaction, c'est surtout la quinoline
qui prend naissance. Celle-ci est accompagnée d'un produit
solide qui se décompose ensuite en β éthylpyridine et en un
mélange d'acides volatils (acides acétique, butyrique ou isobu-
tyrique). Si dans le traitement de la cinchonine par la potasse on opère en présence d'oxyde de cuivre, il ne se dégage
pas d'hydrogène, mais il y a réduction de l'oxyde et le rende-
ment en quinoline est augmenté. De plus la quinoline obtenue
ne renferme pas de lépidine.

M. Œschner de Coninck s'est surtout occupé de rechercher
les produits à points d'ébullition moins élevés que celui de la
quinoline qui accompagnent cette base quand on traite la cinchonine par la potasse. Il a ainsi isolé : 1° la monométhylamine ;
2° deux lutidines ; 3° de l'acétate d'amyle ; 4° la β lutidine de
Dewar ; 5° l' α collidine bouillanl à 179°-180° ; 6° la β collidine
bouillant à 195°-196° ; 7° une tetrahydroquinoline bouillant à
212°-213° ; 8° la quinoline bouillant à 236°-237° (corrigé). Ce
point d'ébullition étant celui de la quinoline de synthèse et de
celle que fournit l'acide cinchoninique. La β collidine a la constitution d'une méthyléthylpyridine

$$C^5 H^3 Az < {CH^3 \atop C^2 H^5}$$

(1) Probablement la β éthylpyridine.

et la β lutidine celle d'une éthylpyridine $C^5 H^4 Az - C^2 H^5$ [1].
M. Œschner de Conink n'a pu retrouver le pyrrol signalé par
Gréville Williams.

ACTION DU CHLORE : *Bichlorocinchonine* $C^{19} H^{20} Cl^2 Az^2 O$. — Si on fait
passer du chlore dans une solution alcoolique concentrée et
chaude de chlorhydrate neutre de cinchonine, on obtient le bichlorhydrate de cinchonine bichlorée. La base chlorée isolée de
ce sel par $Az H^3$ cristallise de l'alcool en aiguilles microscopiques. Elle se combine avec $2 H Cl$ ou $2 H Br$ pour former des sels
cristallisés (Laurent)

Bichlorure de cinchonine $C^{19} H^{22} Az^2 O. Cl^2$. — En faisant passer
du chlore dans une solution *refroidie* de cinchonine dans $H Cl$,
on obtient un sel dont la base, purifiée en passant par l'azotate, ressemble beaucoup à la cinchonine bichlorée de Laurent.
L'analyse ne permet pas de décider si ces deux corps sont
différents ou identiques. Ce corps jouit de propriétés basiques.
Bouilli avec une solution de potasse dans l'alcool amylique, il
perd $2 H Cl$ pour donner une base presque exempte du chlore qui
se rapproche de la déhydrocinchonine.

Chlorure de cinchonine. $C^{19} H^{21} Az^2 Cl$. — Si on fait agir sur la
cinchonine, non plus le chlore libre, mais le perchlorure de
phosphore, il y a remplacement de l'hydroxyle de la cinchonine
par un atome de chlore et on obtient le chlorure de cinchonine.
Pour le préparer : 100 grammes de chlorhydrate de cinchonine
séché à 110° sont dissous à chaud dans 1200 grammes de chloroforme absolument pur et sec. La solution refroidie est versée
sur 134 grammes de pentachlorure de phosphore parfaitement
pulvérisé et recouvert de chloroforme ; on chauffe ensuite 1 h. à
1 h. 1/2 au bain-marie de façon à maintenir une faible ébullition
du chloroforme. L'opération est terminée quand une prise d'essai,
additionnée d'eau et débarrassée du chloroforme, donne, par
agitation avec $Az H^3$ et l'éther une liqueur limpide. A ce mo-

---

[1] β éthylpyridine.

ment on ajoute au produit de la réaction de l'eau peu à peu
en refroidissant énergiquement. On décante le chloroforme ;
et, de la solution acide obtenue, on précipite le chlorure de cinchonine par AzH^3. Après lavage, le produit est mis à cristalliser
dans l'éther sec. Le chlorure de cinchonine cristallise ainsi en
prismes rhombiques fondant à 72°. Il est susceptible de se
combiner aux acides. Bouilli longtemps avec une solution alcoolique de potasse, il se change en une base exempte d'oxygène et de chlore : le cinchène $C^{19} H^{20} Az^2$ ainsi nommé par
Kœnigs pour rappeler qu'il se forme aux dépens de la cinchonine comme le bornéocamphène aux dépens du bornéol. Le
chlorure de cinchonine mis en contact à froid avec de l'acide
HBr saturé à $-17°$ fixe une molécule de HBr pour donner le
composé $C^{19} H^{22} Br Az^2 Cl$ qu'on peut considérer comme le chlorure de l'hydrobromocinchonine, corps tout à fait comparable
au chlorure de cinchonine.

ACTION DU BROME. — Le brome donne avec la cinchonine des
dérivés de substitution et des dérivés d'addition.

Dérivés de substitution

La *Monobromocinchonine* $C^{19} H^{21} Br Az^2 O$ s'obtient selon Laurent,
en versant du brome sur le chlorhydrate neutre de cinchonine
humide. En même temps, il se forme de la cinchonine sesqui-
bromée. Le produit obtenu, formé d'un mélange de chlorhydrates et de bromhydrates neutres des deux bases, est traité par
un peu d'alcool bouillant qui ne dissout que les sels de monobromocinchonine.

Selon Kopp, on obtient aussi cette base en ajoutant à une
solution de chlorhydrate de cinchonine dans l'alcool dilué et
froid, un peu plus de brome que ne l'exige la théorie. Peu de
temps après, on ajoute AzH^3 jusqu'à ce que la couleur rouge
du liquide soit devenue jaune pâle. Peu à peu, il se dépose
des lamelles incolores de monobromocinchonine. Son chlorhydrate $C^{19} H^{21} Br Az^2 O, 2HCl$ cristallise en tables rhombiques.
Traitée par la potasse alcoolique, la base bromée échange son

brome contre l'hydroxyle en donnant la monoxycinchonine.

$$C^{19} H^{21} Br Az^2 O + K HO = KBr + C^{19} H^{22} Az^2 O^2$$

Sesquibromocinchonine $C^{38} H^{41} Br^3 Az^4 O^2$. — Nous avons vu que cette base se produisait, en même temps que la base mono-bromée, dans l'action du brome sur le chlorhydrate neutre de cinchonine (Laurent). On peut l'obtenir également en suivant la méthode de Kopp, mais en employant un excès de brome en solution alcoolique. On obtient ainsi un bromhydrate cris-tallisé dont on isole la base par $Az H^3$. Cette base semble dé-river d'une double molécule de cinchonine dont elle représen-terait le dérivé tribromé. Elle cristallise de l'alcool en très fines aiguilles. Ses sels renferment pour une molécule de base 4 mo-lécules d'un acide monobasique. Le chlorhydrate $C^{38} H^{41} Br^3 Az^4 O^2$, $4 H Cl$ cristallise en tables rhomboïdales. On connaît aussi un chlorobromhydrate $C^{38} H^{41} Br^3 Az^4 O^2$, $2 H Cl$, $2 H Br$ qui ressemble au chlorhydrate. Les chlorhydrates et bromhydrates de ces deux bases bromées sont isomorphes avec les chlorhydrates et bro-mhydrates correspondants de cinchonine. La potasse alcoolique transforme la sesquibromocinchonine en sesquioxycinchonine $C^{38} H^{44} Az^4 O^5$.

La *Bibromocinchonine* $C^{19} H^{20} Br^2 Az^2 O$ s'obtient en ajoutant un excès de brome à la solution du chlorhydrate de cinchonine. Après avoir chauffé quelque temps au bain-marie, on fait bouillir la masse résinoïde avec de l'eau, on filtre bouillant, on ajoute de l'alcool au liquide filtré, puis de l'ammoniaque. La bibromocinchonine cris-tallise par refroidissement en lamelles. La potasse alcoolique transforme ce corps en bioxycinchonine $C^{19} H^{22} Az^2 O^4$.

Dérivés d'addition

Bibromure de Cinchonine $C^{19} H^{22} Az^2 O Br^2$. — Deux composés de cette formule prennent naissance simultanément quand on ajoute du brome à une solution froide de cinchonine dans un mélange de chloroforme et d'alcool. Les deux bibromures sont ainsi obtenus à l'état de bromhydrates ; celui d'α bibromure de cinchonine étant peu soluble dans un excès de H Br, cristallise d'abord tandis que le bromhydrate de β bibromure de cinchonine reste dans les eaux-mères. Mis en liberté par AzH^3, les deux bibromures se ressemblent beaucoup. Ils se distinguent en ce que, si on les fait cristalliser d'un mélange de 1 p. d'alcool à 90° et de 3 p. de chloroforme, l'isomère α se dépose avec H^{2}O, tandis que l'isomère β est toujours anhydre. Ces deux bibromures se combinent aux acides comme de véritables bases. Traités par la potasse alcoolique, ils perdent 2 H Br pour donner un nouveau corps, la déhydrocinchonine (Comstock et Kœnigs).

Action de l'iode : *Biiodure de Cinchonine* C^{19}H^{22}Az^{2}O, HI^2 + 2H^{2}O. L'iode, donne avec la cinchonine, un composé mal défini, se déposant de l'alcool en lamelles jaune safran. En même temps il se forme de l'iodhydrate de cinchonine (Pelletier). En triturant 2 p. de cinchonine et 1 p. d'iode, Harry et Bauer ont obtenu le corps de Pelletier. Le produit brut est lavé à l'alcool pour enlever l'iodhydrate de cinchonine formé en même temps. Le résidu a la composition indiquée ci-dessus.

Le Triiodure de Cinchonine C^{19}H^{22}Az^{2}O, HI^3 s'obtient en ajoutant de l'iodure de potassium iodé à une solution de sulfate de cinchonine. Le précipité rouge brun formé est redissous par addition d'alcool à la liqueur. Cette solution, en s'évaporant, laisse déposer des prismes rouge brun du triiodure.

Ces deux composés semblent être plutôt des dérivés de l'iodhydrate basique de cinchonine que de la cinchonine elle-même. Le triiodure a été obtenu, en effet, par Jörgensen dans l'action de l'iode sur l'iodhydrate basique de cinchonine. D'après cet auteur, il aurait pour formule C^{19}H^{22}Az^{2}O, HI, I^2 + H^{2}O et fondrait à 90°-92°. Traité en solution alcoolique par Zn et Az H^3 il régénérerait la cinchonine.

ACTION DES HYDRACIDES

Action de l'acide chlorhydrique. — Ce que nous avons dit *page 18* de l'action de l'acide HCl sur les alcaloïdes des quinquinas, s'applique exactement à la cinchonine. Nous nous bornerons

à décrire ici les principaux corps obtenus dans cette réaction.
Avec l'acide H Cl fumant saturé à —17°, en opérant à chaud,
il se forme d'abord de l'apocinchonine qui, plus tard, fixe
3 H Cl pour donner le bichlorhydate d'hydrochlorapocinchonine.
Ce corps sera décrit en même temps que l'apocinchonine.

L'*Hydrochlorocinchonine* $C^{19} H^{23} Cl Az^2 O$ s'obtient en abandonnant
quelques semaines à la température de la cave, du chlorhydrate de
cinchonine en solution dans 10 fois son poids de H Cl saturé à — 17°.
La solution acide, étendue d'eau, laisse déposer des cristaux de
bichlorhydrate d'hydrochlorocinchonine que l'on purifie par cristallisation dans H Cl dilué. La base, isolée de ce sel par Az H³,
cristallise de l'alcool dilué en belles aiguilles blanches fondant
à 212°-213°. Chauffée à reflux avec de la potasse alcoolique,
elle perd H Cl et se change en d'autres bases exemptes de
chlore parmi lesquelles figure la cinchoniline (isocinchonine
de Comstock et Kœnigs). Ces caractères la différencient de
l'hydrochlorapocinchonine de Hesse (chlorocinchonide de Zorn)
qui n'est pas attaquée par la potasse alcoolique et fond selon
Hesse à 197°. Elle ne cède pas son chlore au nitrate d'argent.

On obtient la même base, selon Hesse, en chauffant à 85°
la cinchonine avec H Cl (densité 1,189) pendant 48 heures :
mais, dans ce cas, il se forme en même temps deux isomères
de la cinchonine : la pseudocinchonine de Hesse et la cinchoniline.

La pseudocinchonine et un autre isomère de la cinchonine :
l'homocinchonine, soumises au même traitement, se changent
aussi en hydrochlorocinchonine. Cette dernière base, traitée par
$SO^4 H^2$ concentré, se dissout en se transformant en un mélange
d'hydrochlorapocinchonine et d'un dérivé sulfoné : la sulfohydrochlorocinchonine. L'hydrochlorocinchonine donne avec H Cl,
H I, $SO^4 H^2$ des sels cristallisables.

La *Sulfohydrochlorocinchonine* $C^{19} H^{23} Cl Az^2 O SO^3$ s'obtient en dissolvant l'hydrochlorocinchonine ou son isomère l'hydrochlorapocinchonine dans $SO^4 H^2$ concentré à la température ordinaire.
Après 12 heures de contact, on étend d'eau, on refroidit et on neu-

tralise presque complètement par Na HO, ce qui donne lieu à une abondante cristallisation de sulfate de sulfohydrochloro-cinchonine. De ce sel, on isole la base sulfonée par Az H⁴.

Cristallisée de l'alcool faible, elle se sépare en beaux prismes incolores, fondant à 227°, peu solubles dans l'eau et l'alcool, insolubles dans l'éther. Ce corps est plutôt une base qu'un acide, car sa solution alcoolique est presque neutre et il se dissout à peine dans les alcalis. Par contre, il donne avec les acides des sels facilement cristallisables qui renferment pour une molécule de base 1 molécule d'acide monobasique ou 1/2 molécule d'acide bibasique.

Action de l'acide bromhydrique. — L'acide bromhydrique saturé à —17° agit sur la cinchonine comme l'acide chlorhydrique. Il se forme le bibromhydrate d'hydrobromocinchonine. Le même corps se produit, que l'on opère à chaud (Skraup), ou à froid (Comstock et Kœnigs). Il n'y a donc pas, comme avec H Cl, transformation moléculaire de la base.

L'*Hydrobromocinchonine* $C^{19}H^{21}BrAz^2O$ s'obtient en exposant 2 jours à la température ordinaire, un mélange de 20 grammes de bromhydrate neutre de cinchonine et de 100 c. c. de H Br saturé à —17°. Le liquide, étendu de 5 volumes d'eau, laisse déposer des cristaux de bibromhydrate de la base hydrobromée. La solution de ces cristaux, traitée à froid par Az H', fournit un précipité blanc d'hydrobromocinchonine.

La base, cristallisée de l'alcool fort, se présente en écailles blanches ; elle n'est pas attaquée à froid par l'azotate d'argent (Comstock et Kœnigs). Chauffée 12 heures à reflux avec une solution alcoolique de potasse, la base ou son bibromhydrate fournit de la cinchoniline, de la cinchonifine et de l'apocinchonine, mais il ne se régénère pas de cinchonine (Jungfleisch et Léger).

Chauffée 6 heures avec de l'alcool à 85° sans potasse, l'hydro-bromocinchonine se dédouble en partie en H Br et en un mélange d'apocinchonine, de cinchoniline et d'une nouvelle base : la δ cinchonine. Une partie de l'hydrobromocinchonine échappe à la réaction quelle que soit la durée de la chauffe. Il ne se produit pas de cinchonifine, comme lorsqu'on emploie la potasse alcoolique.

Chlorure d'hydrobromocinchonine $C^{19}H^{22}Br\,Az^2\,Cl$. — Nous avons vu sa formation *page 33*. Le produit de la réaction renferme ce composé à l'état de bromhydrate. On précipite le liquide par le carbonate de soude, ce qui fournit le chlorure d'hydrobromocinchonine que l'on transforme en nitrate facilement cristallisable et peu soluble dans $Az\,O^3\,H$ dilué. De ce nitrate, on précipite le chlorure d'hydrobromocinchonine par le carbonate de soude et on le fait cristalliser successivement dans l'alcool et dans l'éther. Ce corps, de même que le chlorure de cinchonine, se conduit comme une base. Il cristallise avec $2\,H^2\,O$.

ACTION DE L'ACIDE IODHYDRIQUE. — La connaissance des produits de l'action de HI sur la cinchonine est due à MM. Lippmann et Fleissner. Ces produits ont été étudiés également par MM. Skraup et Pum.

Le *Biiodhydrate d'hydroiodocinchonine* $C^{19}H^{23}I\,Az^2\,O$, $2\,H\,I$ s'obtient en chauffant 4 heures au bain-marie, 30 grammes de cinchonine sèche avec 150 grammes de HI (densité 1.7) décoloré au phosphore. Le mélange solide se liquéfie peu à peu presque complètement, puis il se dépose un précipité cristallin jaune. Après refroidissement, le produit est essoré et lavé à l'alcool absolu. Enfin on le fait cristalliser deux fois dans l'alcool à 50°. Il forme alors de gros cristaux jaunes assez sensibles à l'action de la lumière qui les brunit, très peu solubles dans l'alcool absolu et l'eau froide, fondant vers 230 degrés avec décomposition.

L'*Hydroiodocinchonine* $C^{19}H^{23}I\,Az^2\,O$ s'obtient en faisant digérer le sel précédent avec de l'ammoniaque diluée et faisant cristalliser la base obtenue dans l'alcool bouillant. Fines aiguilles soyeuses fondant à 158°-160° avec décomposition. Elle se combine avec $2\,HI$ pour régénérer le sel précédent. Avec une seule molécule de HI on obtient un autre sel. $H\,Cl$ et $Az\,O^1\,H$ donnent aussi des sels cristallisés qui renferment 2 molécules d'acide.

· **ACTION DE L'ACIDE SULFURIQUE** : 1° *Acide sulfurique fumant*. — Si on ajoute de la cinchonine sèche à de l'acide sulfurique fumant, la base se dissout et au bout d'une journée, le liquide a cessé de précipiter par AzH³. Il s'est formé un acide sulfoné C¹⁹H²¹ (SO³H) Az² O. On isole cet acide en profitant de la solubilité de son sel de baryum. Ce sel, traité par SO⁴H² fournit l'acide sulfoné. C'est une matière amorphe soluble dans l'eau en toutes proportions (Schützenberger). Pour M. Hesse, la production du dérivé sulfoné est précédée d'une transformation isomérique de la base, de telle sorte que ce que l'on obtient c'est l'acide iso-cinchonine sulfonique.

2° *Acide sulfurique* (densité 1.84) — Ce réactif, employé à froid, a pour effet de transformer la cinchonine en bases isomères parmi lesquelles se trouvent la cinchonigine et la cinchoniline. Il se forme, en outre, des bases insolubles dans l'éther dont l'étude n'a pas été faite. Peut-être se produit-il également dans cette réaction un dérivé sulfoné de propriétés basiques analogue à la sulfoquinine. A chaud, on obtient de la cinchonicine.

3° *Acide sulfurique étendu*. — Si l'on fait bouillir 48 heures la cinchonine ou son sulfate basique avec 4 fois son poids d'un mélange à parties égales d'eau et d'acide sulfurique (densité 1.84), on obtient simultanément 4 isomères de la cinchonine : la cinchonigine, la cinchoniline, la cinchonifine et l'apocinchonine ainsi que deux produits d'oxydation de la cinchonine : l'α oxycinchonine et la β oxycinchonine ; le tout accompagné d'autres corps basiques dont l'étude n'est pas achevée.

Pour séparer ces divers composés, on traite par le carbonate de soude et la soude caustique, le produit de la réaction préalablement étendu d'eau. Le mélange basique précipité est épuisé à l'éther qui dissout la cinchonigine et la cinchoniline. La partie insoluble dans l'éther est traitée par l'alcool fort. Dans les premières cristallisations se rassemble la cinchonifine, tandis que l'apocinchonine et les oxybases, plus solubles dans l'alcool, restent dans les derniers produits. Ce mélange est dissous dans l'alcool fort, puis on étend la solution de son volume d'eau ; l'apocinchonine peu soluble dans l'alcool faible, se précipite tandis que les oxybases restent dans les eaux-mères. Le produit initial se trouve donc séparé en 4 fractions : 1º un mélange de bases solubles dans l'éther renfermant la cinchonigine et la cinchoniline ; 2º la cinchonifine ; 3º l'apocinchonine ; 4º un mélange des deux oxybases α et β.

On sépare la cinchonigine à l'état de chlorhydrate basique peu soluble et, de l'eau-mère de ce sel, on précipite la cinchoniline sous forme de diiodhydrate. L' α oxycinchonine est séparée à l'état de chlorhydrate basique peu soluble. L'eau-mère de ce sel, précipitée par un alcali, donne une base qui, saturée par l'acide succinique fournit le succinate de β oxycinchonine. La base régénérée de ce sel n'est jamais pure. Pour l'obtenir ainsi, il faut la changer en diacétyl-β oxycinchonine, corps cristallisé, peu soluble dans l'éther, qui, saponifié par la potasse alcoolique, donne la β oxycinchonine que l'on fait cristalliser dans l'alcool (E. Jungfleisch et E. Léger).

ACTION DU COURANT ÉLECTRIQUE. — L'électrolyse du nitrate de cinchonine additionné d'acide AzO^3H en quantité suffisante pour rendre la solution conductrice, a été effectuée à 50º dans un vase séparé en deux parties par une cloison poreuse. Au pôle positif, le liquide ne paraît pas modifié. Au pôle négatif, il se dépose une matière résinoïde peu soluble dans l'eau, très soluble dans l'alcool. Le liquide prend une couleur brun rouge et renferme de l'ammoniaque, de la quinoline et de l'acide formique (Babo).

ACTION DES OXYDANTS

ACTION DE L'ACIDE AZOTIQUE. — Si l'on chauffe à reflux 500 grammes de cinchonine avec 8 - 10 fois son poids d'acide azotique (densité 1,4), la réaction devient vive, il se dégage des vapeurs rutilantes, puis elle finit par se calmer. Après 70 - 80 heures, le produit de la réaction est devenu soluble dans un excès d'AzH^3 ; il ne renferme plus de cinchonine, mais un mélange formé surtout de divers acides dont la séparation est longue et pénible. Ces acides sont :

L'acide *cinchoninique* ou γ quinolinomonocarbonique. Ce corps semble se former en premier lieu. Par l'action ultérieure de l'acide azotique, il se change en deux autres acides : l'acide *cinchoméronique* ou β. γ pyridinodicarbonique et l'acide *oxycinchoméronique* connu aujourd'hui sous le nom d'acide α. β. γ. pyridinotricarbonique. En plus de ces trois corps, il se forme un autre acide : l'acide quinolique qui n'est autre chose qu'une nitrodioxyquinoline. On obtient dans la même réaction une base $C^{16} H^{18} Az^2 O^5$ qui donne avec $H Cl$, $SO^4 H^2$ et $Az O^3 H$ des sels cristallisables très solubles dans l'eau. Cette base et ses sels réduisent la liqueur de Fehling à froid ou à chaud selon la concentration des solutions (Weidel).

ACTION DE L'ACIDE CHROMIQUE. — Oxydée à chaud, en solution sulfurique, par l'acide chromique, la cinchonine fournit environ 50 0/0 d'acide cinchoninique. Il se dégage de l'acide CO^2 (Kœnigs).

L'acide cinchoninique semble dériver d'une partie seulement de la molécule de la cinchonine. L'autre partie, *la seconde moitié de la molécule,* comme l'appelle M. Skraup, se trouve représentée dans le produit d'oxydation par une matière sirupeuse de laquelle on n'a pu, pendant longtemps, retirer aucun produit défini. MM. Weidel et Hazura, en distillant ce sirop avec de la poussière de zinc, ont obtenu une huile renfermant : 1º la pyridine ; 2º une lutidine bouillant à 165º, 9 (corrigé) laquelle donne à l'oxydation de l'acide nicotianique et paraît être identique avec la β lutidine de Gréville Williams (voir page 31). Cette base semble être la β éthylpyridine ; 3º de la quinoline ou du moins une base très voisine.

Le produit sirupeux qui se forme en même temps que l'acide cinchoninique dans l'oxydation chromique de la cinchonine a été, de la part de M. Skraup, l'objet d'une étude approfondie. Ce chimiste a pu en retirer par des méthodes trop compliquées pour être décrites ici :

1º Une base secondaire la *cincholœpone* $C^9 H^{17} Az O^2$;

2º Un acide nommé *cincholœponique* $C^8 H^{13} Az O^4$ pour indiquer qu'il se forme au moyen du reste encore inconnu de la cinchonine [1] ;

3° De la cynurine $C^9 H^7 Az O$ identique à celle que l'on obtient au moyen de l'acide cynurique de l'urine de chien.

Cincholæpone $C^9 H^{17} Az O^2$. — Cette base est difficile à obtenir à l'état de pureté, mais elle donne des sels qui cristallisent facilement. Les solutions très concentrées de potasse la séparent sous forme d'un produit huileux susceptible de se solidifier. Elle est soluble dans l'eau, fond à 236°, sa réaction est alcaline ; elle ne se combine pas à CO^2 et n'est attaquée que difficilement par le permanganate de potassium, l'acide azotique, les acides HI, HCl et $SO^4 H^2$. L'acide chromique l'oxyde cependant pour donner entre autres produits : l'acide cincholæponique. Distillée avec la poudre de zinc, elle fournit seulement de l'éthylpyridine sans mélange de pyridine ou de quinoline.

La cincholæpone donne un chlorhydrate caractéristique $C^{19} H^{17} Az O^2 HCl$ qui forme des cristaux rhombiques jaune pâle très volumineux, très solubles dans l'eau et l'alcool, beaucoup moins solubles dans l'eau chargée de HCl et dont la solution est très faiblement lévogyre.

On connaît également une acétyl et une nitrosocincholæpone ainsi que divers dérivés alkylés.

L'acétyl et la nitrosocincholæpone se conduisant comme des acides monobasiques, doivent renfermer un groupe COOH qui doit se rencontrer aussi dans la cincholæpone. Cependant ce dernier corps ne donne pas de sels. Il y a là une anomalie que l'on peut expliquer, selon Skraup, si l'on considère que la cincholæpone, étant une amine secondaire, son caractère acide peut se trouver complètement effacé, mais il apparaît dès que l'entrée dans la molécule d'un groupement électro-négatif vient affaiblir les propriétés basiques qu'il doit à sa fonction d'amine secondaire. La transformation de la cincholæpone en β éthylpy-

---

(1) De λοιπον le reste. Cet acide a été nommé dans les recueils français cincholeuponique et cincholoiponique. En tenant compte de la racine du mot et en se fondant sur les analogies, on voit que l'orthographe que nous indiquons est la seule exacte; la syllabe grecque οι étant toujours traduite en français par œ comme dans œ lème, œsophage, etc.

ridine indique qu'elle renferme un groupe éthyle. La production
d'un dérivé pyridique aux dépens de la cincholœpone et la grande
stabilité de cette base permettent de lui attribuer une formule
cyclique. M. Skraup la représente par la formule

$$
\begin{array}{c}
H^2 \\
H^2 \diagup \quad \diagdown \begin{matrix} H \\ C^2H^5 \end{matrix} \\
H^2 \diagdown \quad \diagup \begin{matrix} CO\,OH \\ CH^4 \end{matrix} \\
Az\,H
\end{array}
$$

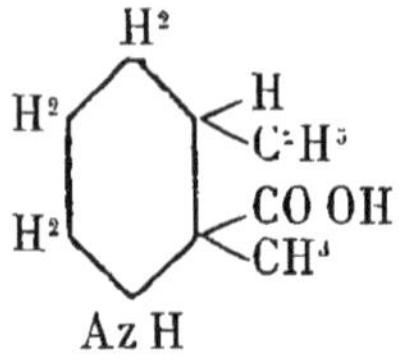

qui en fait un dérivé de la pipéridine.

Selon Kœnigs, la cincholœpone ne serait pas un dérivé de la
cinchonine, mais bien de l'hydrocinchonine que cette base renferme souvent comme impureté.

Acide cincholœponique $C^8 H^{13} Az O^4$. — Ce corps cristallise en gros
prismes d'apparence rhombique, facilement solubles dans l'eau
bouillante ou même froide, fondant, après dessiccation à 225°-226°.
Il cristallise avec H^2O. Vis-à-vis des bases, il se comporte comme
un acide monobasique. Il est dextrogyre $\alpha D = + 30°,10'$ $p = 4$;
$t = 20°$. Distillé avec la poudre de zinc, il fournit de la pyridine
sans mélange d'éthylpyridine. Son extrême stabilité permet de
le considérer comme un dérivé pipéridique. Skraup le représente
par la formule

$$
\begin{array}{c}
H^2 \\
H^2 \diagup \quad \diagdown\; H - CO\,OH \\
H^2 \diagdown \quad \diagup \begin{matrix} CO\,OH \\ CH^3 \end{matrix} \\
Az\,H
\end{array}
$$

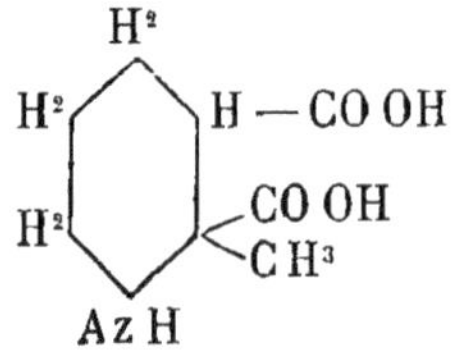

L'acide cincholœponique, comme les acides dérivés de la pyridine, se combine à la fois aux acides et aux bases. Il fournit
avec HCl un chlorhydrate $C^8 H^{13} Az O^4, HCl$ bien cristallisé. Avec
l'acide nitreux, il donne un dérivé nitrosé, ce qui établit sa nature
de base secondaire. Avec l'anhydride acétique ou le chlorure
de benzoyle, il donne des dérivés acétylés ou benzoylés. Ces
derniers, ainsi que le dérivé nitrosé, se conduisent comme des

acides bibasiques. Nous avons vu plus haut que l'acide lui-même
est monobasique. Cette anomalie s'explique comme pour la cincholœpone. Comme conséquence de cette interprétation, l'acide
cincholœponique doit être considéré comme renfermant 2 carboxyles, bien que monobasique, l'un des groupes $COOH$ ayant son
caractère acide annulé par la présence du groupe AzH. L'autre
carboxyle s'étant formé par oxydation du groupe C^2H^5 de la cincholœpone, l'acide aura par suite la formule indiquée plus haut.

Cette formule se trouve vérifiée par l'existence d'un éther
diéthylique $C^8H^{11}(C^2H^3)^2AzO^4$, obtenu par Skraup dans l'action
de l'alcool chargé de HCl sur l'acide cincholœponique.

Dans les mêmes circonstances, la cincholœpone ne donne qu'un
éther monoéthylique, ce qui s'accorde avec la formule de ce
corps.

MÉROQUINÈNE $C^9H^{14}AzO^2$

Par fixation de $2H^2O$, le cinchène peut se dédoubler en
méroquinène et lépidine (*page 48*). Le quinène subit le même
dédoublement, mais fournit de la méthoxylépidine au lieu de
lépidine.

Le méroquinène forme de petites aiguilles incolores fondant à 222°, solubles dans l'eau en donnant une liqueur neu
tre. Il présente de grandes analogies avec la cincholœpone
dont il diffère par H^2 en moins. Ses dérivés nitrosés et acétylés
sont des acides monobasiques bien caractérisés. Il s'éthérifie
facilement et ses éthers méthylique et éthylique, qui sont
oléagineux, fournissent des chlorhydrates bien cristallisés. Ces
faits conduisirent Kœnigs à donner au méroquinène une formule analogue à celle de la cincholœpone, c'est-à-dire renfermant un carboxyle dont les propriétés acides seraient neutra-
lisées par la présence dans ce corps d'une fonction alcaline.

Le méroquinène se forme aussi à côté de l'acide cinchoninique, dans l'oxydation de la cinchonine par l'acide chromique
(Kœnigs).

Il donne avec HBr un composé d'addition, ce que ne fait
pas la cincholœpone. On peut donc admettre qu'il y a, entre

ces deux corps, les mêmes relations que celles qui existent entre la cinchonine et l'hydrocinchonine.

Le méroquinène, oxydé par l'acide chromique, se change en acide cincholœponique, avec production d'acide formique

$$C^9 H^{15} Az O^2 + O^4 = C^8 H^{13} Az O^5 + CH^2 O^2$$
méroquinène   acide cincholœponique.

Cette transformation qui rappelle celle de la cinchonine en cinchoténine, a conduit M. Skraup à admettre dans le méroquinène, comme dans la cinchonine, l'existence d'un groupe vinyle. Sa formule pourrait être ainsi représentée.

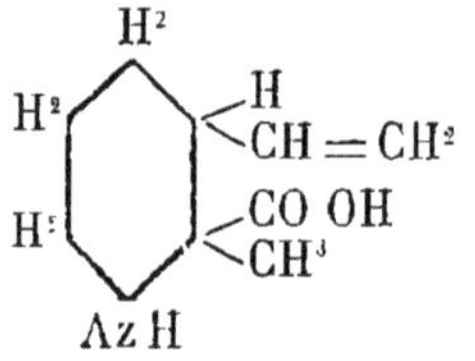

$$
\begin{array}{c}
H^2 \\
H^2 \diagup\diagdown \overset{H}{\underset{CH=CH^2}{<}} \\
H^2 \diagdown\diagup \overset{CO\,OH}{\underset{CH^3}{<}} \\
Az\,H
\end{array}
$$

ACTION DU PERMANGANATE DE POTASSIUM. — A froid, la cinchonine se dédouble en partie sous l'influence du permanganate en acide formique et en une nouvelle base : la cinchoténine découverte par MM. E. Caventou et Willm.

$$C^{19} H^{22} Az^2 O + O^4 = C^{18} H^{20} Az^2 O^3 + C H^2 O^2$$

A chaud on obtient surtout de l'acide α carbocinchoméronique.

ACTION DE L'HYDROGÈNE NAISSANT. — L'hydrogène naissant, dégagé de Zn et SO⁴H², en agissant sur la cinchonine, ne donne pas lieu à une fixation d'hydrogène, mais bien à une hydratation.

Bihydrate de Cinchonine. $C^{19} H^{22} Az^2 O, 2H^2 O$. — Le produit de la réaction du zinc et de l'acide sulfurique dilué sur la cinchonine est traité par un excès d'Az H³ ; l'oxyde de zinc se dissout et la nouvelle base se précipite. C'est un corps résinoïde, sans amertume, très soluble à froid dans l'alcool et l'éther et qui donne avec les acides des sels très solubles. Cet hydrate est stable jusqu'à 120°. A 140° il se change en un autre hydrate $2 (C^{19} H^{22} Az^2 O) 3 H^2 O$ et à 150° en un troisième hydrate $C^{19} H^{22} Az^2 O,$

H^2O. Ce dernier corps est stable et se transporte dans les combinaisons salines (Schützenberger).

La cinchonine, traitée par l'amalgame de sodium, fixe de l'hydrogène pour donner une hydrocinchonine $C^{19}H^{24}Az^2O$ et une dihydrocinchonine $C^{19}H^{26}Az^2O$. Le premier de ces corps se produit en quantité prédominante quand on opère en solution acétique, et le second, au contraire, quand on laisse la liqueur devenir alcaline (Zorn).

<h2 style="text-align:center">CINCHÈNE $C^{19}H^{20}Az^2$</h2>

On a vu, *page 32*, que la cinchonine, traitée par le perchlorure de phosphore échangeait son hydroxyle contre un atome de chlore. Le composé ainsi obtenu $C^{19}H^{21}ClAz^2$ nommé chlorure de cinchonine, traité par la potasse alcoolique à l'ébullition, perd une molécule de HCl pour donner un nouveau corps $C^{19}H^{20}Az^2$ que M. Kœnigs a nommé *cinchène* pour rappeler qu'il se forme aux dépens de la cinchonine, comme le bornéocamphène aux dépens du borneol et du chlorure de borneol,

Le *Cinchène* $C^{19}H^{20}Az^2$ s'obtient en chauffant à reflux le chlorure de cinchonine avec son poids de potasse caustique et 5-6 parties d'alcool absolu jusqu'à ce qu'un échantillon du produit, précipité par l'eau et agité avec de l'éther, cède à ce dissolvant une matière exempte de chlore; ce qui exige environ 24 heures. On évapore alors l'alcool, on décompose le résidu par l'eau et on agite avec de l'éther qui s'empare du cinchène. Celui-ci est combiné à l'acide tartrique et, du tartrate convenablement purifié, on l'isole à l'aide du carbonate de soude. Finalement on le fait cristalliser d'abord dans l'éther, puis dans la ligroïne.

Le cinchène ainsi obtenu cristallise en belles lamelles rhombiques fondant à 123°-125°, solubles dans l'alcool et l'éther, insolubles dans l'eau. La réaction qui lui donne naissance peut se représenter par l'équation suivante:

$$C^{19}H^{21}Az^2Cl + KOH = C^{19}H^{20}Az^2 + KCl + H^2O$$

Le cinchène présente les propriétés d'une base tertiaire, il se combine aux acides pour donner des sels et forme avec le chlorure de platine un chloroplatinate ; ses réactions principales sont les suivantes :

1° Oxydé par l'acide chromique, il donne, comme la cinchonine, de l'acide cinchoninique ;

2° Les iodures alcooliques s'y combinent pour donner des composés d'addition tels que l'iodométhylate de cinchène $C^{19}H^{20}Az^2$, CH^3I, lequel cristallise de l'alcool méthylique en tables carrées, incolores, biréfringentes, peu solubles ;

3° Le brome, en solution chloroformique, donne avec le cinchène deux composés isomères $C^{19}H^{20}Az^2Br^2$ susceptibles de se combiner aux acides. L'un de ces isomères l' α, bibromure de cinchène donne un bromhydrate cristallisé peu soluble dans l'eau chargée de HBr ; quant à l'isomère β, son bromhydrate plus soluble reste dans les eaux-mères du bromhydrate de l'isomère α.

La potasse alcoolique transforme ces deux isomères en un même corps : le déhydrocinchène $C^{19}H^{18}Az^2$ avec perte de $2\,HBr$;

4° Traité à froid par une solution de HBr saturée à — 17° le cinchène fixe 3 molécules d'hydracide pour donner le bibromhydrate d'une base $C^{19}H^{21}BrAz^2$ qui représente le cinchène plus HBr et que l'on nomme hydrobromocinchène. Sous ce rapport, le cinchène se comporte donc comme la cinchonine ;

5° Chauffé à 200° avec de l'eau et un peu d'acide acétique, le cinchène donne lieu à une production abondante de lépidine ;

6° La réaction la plus intéressante du cinchène est celle que lui fait subir l'acide HCl ou mieux l'acide HBr. Chauffé en tubes scellés à 190° avec ce réactif, il perd une molécule d'AzH^3 et fixe une molécule d'eau en se changeant en un autre corps l'*apocinchène*.

$$C^{19}H^{20}Az^2 + H^2O = C^{19}H^{19}AzO + AzH^3$$

7° Le cinchène chauffé 8 - 10 heures en tubes scellés à 170° 180° avec une solution d'acide phosphorique à 25 0/0 se décompose, avec fixation de $2H^2O$, en lépidine et en un nouveau corps, le méroquinène (Kœnigs).

$$\underset{\text{Cinchène}}{C^{19}H^{20}Az^2} + 2H^2O = \underset{\text{Lépidine}}{C^{10}H^9Az} + \underset{\text{Méroquinène}}{C^9H^{13}AzO^2}$$

L'*Oxycinchène* $C^{19}H^{20}Az^2O$ est plutôt un dérivé de la quinine que de la cinchonine, nous y reviendrons à propos de la quinine.

, L'*Octohydrocinchène* $C^{19}H^{28}Az^2$ (?) s'obtient par l'action de HI sur le chlorure d'hydrobromocinchonine $C^{19}H^{22}BrAz^2Cl$. Cette base est amorphe mais elle fournit un chlorocadmiate et un chloroplatinate cristallisés.

Le *Déhydrocinchène* $C^{19}H^{18}Az^2$ s'obtient : 1° en traitant le chlorure de déhydrocinchonine par la potasse alcoolique

$$- C^{19}H^{19}Az^2Cl + KHO = C^{19}H^{18}Az^2 + K.Cl + H^2O$$

2° En traitant les bibromures de cinchène α et β par le même réactif

$$C^{19}H^{20}Az^2Br^2 + 2K HO = C^{19}H^{18}Az^2 + 2K Br + 2H^2O$$

La première réaction est la même que celle qui permet d'obtenir le cinchène en partant du chlorure de cinchonine.

Le déhydrocinchène est un corps basique donnant avec l'acide tartrique un sel acide peu soluble.

Il fond à 60° et cristallise de l'alcool dilué en longues aiguilles qui renferment $3H^2O$. Il peut fixer Br^2 pour donner le bibromure de déhydrocinchène $C^{19}H^{18}Az^2Br^2$.

Le *Dihydrocinchène* $C^{19}H^{22}Az^2$ fut trouvé par Kœnigs dans les eaux-mères de l'apocinchène. C'est un corps cristallisable qui fond à 145°. Bouilli avec HBr il ne donne pas d'apocinchène. Chauffé à 170° - 180° avec l'acide phosphorique à 25 0/0, il fixe $2H^2O$ et se dédouble en lépidine et cincholœpone par une réaction semblable à celle qui fournit la lépidine et le méroquinène en partant du cinchène. Ce corps, ainsi que la cincholœpone, semble se rattacher plutôt à l'hydrocinchonine (cinchotine) qu'à la cinchonine (Kœnigs).

CONSTITUTION DU CINCHÈNE. — La production de l'acide cinchoninique et de la lépidine ou γ méthylquinoline au moyen du
cinchène montre que ce corps renferme un noyau quinolique
auquel se trouve fixé dans la position γ le groupement encore mal connu $C^{10}H^{14}Az$. La production d'un iodométhylate
de cinchène démontre, en outre, que c'est une base tertiaire.
On peut donc le représenter par la formule

$$C^{10}H^{14}Az$$

$$Az$$

APOCINCHÈNE $C^{19}H^{19}AzO$

PRÉPARATION. — On chauffe 8 heures en tubes scellés à 190°,
8-10 grammes de cinchène avec 40 c. c. - 50 c. c. d'acide HBr
(densité 1,49). On obtient ainsi un bromhydrate que l'on purifie
par cristallisation dans HBr dilué. L'apocinchène est isolé de
ce sel par AzH'. On le fait cristalliser dans l'alcool bouillant.

L'apocinchène peut encore être obtenu en partant de l'apoquinène (*voir page 124*) en chauffant ce dernier corps à 240°-250° avec
du chlorure de zinc ammoniacal et du sel ammoniac. On obtient
ainsi le remplacement de l'OH du groupe quinolique de l'apoquinène par AzH^2. Le dérivé diazoïque du corps amidé ainsi obtenu,
traité en solution alcoolique additionnée de SO^4H^2, par la poudre
de cuivre (1), fournit l'apocinchène. Ce dernier corps dérive donc
de l'apoquinène par remplacement de l'OH du groupe quinolique
par H.

PROPRIÉTÉS. — L'apocinchène cristallise en aiguilles incolores
fondant à 209° et pouvant se volatiser sans décomposition quand
on chauffe avec précaution. C'est une base faible qui possède le
caractère d'un amidophénol. Il se dissout indifféremment dans les
acides ou les alcalis en donnant des solutions jaunes, mais ses sels

(1) Cu, réduit par Zn selon Gattermann (Berichte, t. XXIII, p. 1218).

sont dissociés par l'eau, et ses solutions dans les alcalis sont précipitées par CO_2.

Il présente les réactions suivantes :

1° L'acide chromique l'oxyde pour donner de l'acide cinchoninique, de l'acide carbonique et des acides volatils parmi lesquels se trouve l'acide acétique.

2° La potasse fondante l'oxyde pour donner l'oxyapocinchène $C^{19}H^{19}AzO^2$, corps cristallisé, à peine basique, fondant vers 267°, sublimable et soluble dans les lessives alcalines d'où CO^2 le précipite. Insoluble dans les acides dilués, ce corps est isomère avec l'apoquinène.

3° Traité par les iodures alcooliques en présence des alcalis, l'apocinchène s'éthérifie à la façon des phénols ; on obtient ainsi le méthylapocinchène et l'éthylapocinchène. Ces éthers conservent la fonction basique, ils se combinent aux acides et donnent des chloroplatinates. L'acide nitrique les oxyde pour donner des acides dans lesquels un groupe éthyle est remplacé par un groupe carboxyle.

$$C^9H^6Az$$
$$|$$
$$C^6H^2 <\begin{matrix} O\,C^2H^5 \\ C^2H^5 \\ C^2H^5 \end{matrix}$$

Éthylapocinchène

$$C^9H^6Az$$
$$|$$
$$C^6H^2 <\begin{matrix} OC^2H^5 \\ C^2H^5 \\ COOH \end{matrix}$$

Acide éthylapocinchènique

4° Les iodures alcooliques, en agissant sur l'apocinchène en l'absence des alcalis, donnent des produits d'addition tels que l'iodométhylate d'apocinchène.

5° L'anhydride acétique donne l'éther acétique de l'apocinchène ou acétylapocinchène.

6° Le brome peut se substituer à un atome d'hydrogène pour donner le monobromapocinchène $C^{19}H^{18}BrAzO$.

Éthylapocinchéne. — Ce corps, dont nous venons de voir le mode de formation, donne, quand on l'oxyde par le bioxyde de manganèse et l'acide sulfurique, non seulement l'acide éthylapocinchènique, mais encore deux autres corps cristallisés ; une acétone,

l'éthylapocinchènecétone et la lactone d'un acide éthyloxyapocinchènique

$$C^9H^6Az$$
$$| \quad \diagup OC^2H^5$$
$$C^6H^2 \diagdown\!\!\!\!\diagup CO . CH^3$$
$$\diagdown C^2H^5$$

Éthylapocinchènecétone

$$C^9H^6Az$$
$$| \quad \diagup OC^2H^5$$
$$C^6H^2 \diagdown\!\!\!\!\diagup CH . CH^3$$
$$\diagdown CO \, O$$

Lactone éthyloxyapocinchénique

L'acide éthylapocinchènique bouilli avec H Br se change en un
homologue inférieur de l'apocinchène : l'homapocinchène avec
départ de C^2H^5Br et de CO^2.

L'éthylapocinchènecétone traitée de même, donne également de
l'homapocinchène et du bromure d'éthyle ; mais ces corps sont
accompagnés d'acide acétique.

$$C^9H^6Az \qquad\qquad C^9H^6Az$$
$$| \quad \diagup OC^2H^5 \qquad\qquad |$$
$$C^6H^2\diagdown\!\!\!\!\diagup CO.CH^3+H^2O+HBr = C^6H^3 \diagup OH \atop \diagdown C^2H^5 \;+CO^2H-CH^3+C^2H^5Br$$
$$\diagdown C^2H^5$$

Éthylapocinchènecétone   homapocinchène

La lactone, traitée par les alcalis, donne les sels alcalins de
l'acide éthyloxyapocinchénique. Chauffée en tubes scellés avec HI,
elle donne lieu aussi à une production d'homapocinchèue, en même
temps qu'il se forme C^2H^5I et CO^2,

$$C^9H^6Az \qquad\qquad C^9H^6Az$$
$$| \quad \diagup OC^2H^5 \qquad\qquad |$$
$$C^6H^2 \diagdown\!\!\!\!\diagup CH.CH^3+HI+H^2 = C^6H^3 \diagup OH \atop \diagdown C^2H^5 \;+ C^2H^5I+CO^2$$
$$\diagdown CO\,O$$

Le radical C^2H^5 qui remplace l'hydrogène de l'hydroxyle, est éliminé sous forme de C^2H^5I ; quant au groupe CH. CH^3 il fixe H pour
donner CH^2—CH^3, c'est-à-dire, C^2H^5.

Avec l'acide H Br, la réaction est plus simple ; il y a saponifica-
tion et formation de la lactone de l'acide oxyapocinchénique.

La lactone éthyloxyapocinchènique est caractérisée par sa
grande résistance aux agents d'oxydation ordinairement employés :
acide nitrique, permanganate, acide chromique, etc. L'hypobro-
mite de soude l'oxyde cependant et la change en un acide bibasique, l'acide phénétolquinolinedicarbonique.

L'*Acide phénétolquinolinedicarbonique* fond à 230°-240°. Il est peu soluble dans l'eau, mais il se dissout en présence des acides miné-raux avec lesquels il forme des sels cristallisables que l'eau dis-socie. Il se combine aussi aux bases pour donner des sels qui ren-ferment deux atomes des métaux monovalents. Ce corps est donc à la fois une base et un acide bibasique. Bouilli avec le chlorure d'acétyle, il se change en un anhydride.

$$C^9H^6Az - C^6H^2 \begin{cases} OC^2H^5 \\ COOH \\ COOH \end{cases} = C^9H^6Az - C^6H^2 \begin{cases} OC^2H^5 \\ \begin{matrix} CO \\ CO \end{matrix} \end{cases} O + H^2O$$

La production de cet anhydride semble indiquer que les deux carboxyles se trouvent dans la position ortho. Il doit en être de même des deux chaînes latérales de la lactone d'où cet acide dérive. Cet anhydride se combine à la résorcine pour donner un corps dont les solutions sont fluorescentes comme celles de la fluorescéine. Le reste quinolique de l'acide est intact, car l'oxyda-tion change ce corps en acide cinchoninique.

HOMAPOCINCHÉNE $C^{17}H^{15}AzO$

PRÉPARATION. — On chauffe 5 à 6 heures à reflux l'acide éthyla-pocinchènique *pur* avec 20 parties de HBr (densité 1.49). Le produit est traité par un excès de lessive de soude et la so-lution obtenue, précipitée par CO^2. L'homapocinchène brut est purifié par cristallisation dans l'alcool à 66°.

PROPRIÉTÉS. — L'homapocinchène forme des cristaux incolo-res qui, desséchés, fondent à 184° - 185°. A peine soluble dans l'eau, très soluble dans l'éther sec, la benzine, l'alcool bouillant, ce corps a les mêmes propriétés que l'apocinchène dont il dérive. Il se conduit aussi comme un amido-phénol, Il forme des éthers alcooliques tels que l'éthylhomapocinchène, lesquels sont doués de propriétés basiques et peuvent, par con-séquent, se combiner aux acides.

Ethylhomapocinchéne. — Ce corps, oxydé par le bioxyde de manganèse et $SO_4 H_2$ dilué, fournit l'éthylhomapocinchènecétone et l'acide éthylhomapocinchènique ; deux corps qui ont leurs dérivés correspondants dans le groupe de l'apocinchène.

$$\begin{array}{c} C_9 H_6 Az \\ | \\ C_6 H_3 \end{array} < \begin{array}{l} OC_2 H_5 \\ C_2 H_5 \end{array} \qquad \begin{array}{c} C_9 H_6 Az \\ | \\ C_6 H_3 \end{array} < \begin{array}{l} OC_2 H_5 \\ CO . CH_3 \end{array} \qquad \begin{array}{c} C_9 H_6 Az \\ | \\ C_6 H_3 \end{array} < \begin{array}{l} OC_2 H_5 \\ CO\,OH \end{array}$$

Éthylhomapocinchène   Éthylhomapocinchènecétone   Acide éthylhomapocinchenique

Phénétolquinoline. — L'éthylhomapocinchénate d'argent chauffé à 280°-290° perd CO_2 et se change en phénétolquinoline base cristallisable fondant à 80°-81°

$$\begin{array}{c} C_9 H_6 Az \\ | \\ C_6 H_3 \end{array} < \begin{array}{l} OC_2 H_5 \\ COO\,H \end{array} = \begin{array}{c} C_9 H_6 Az \\ | \\ C_6 H_4 . O\,C_2 H_5 \end{array} + CO_2$$

Phénolquinoline. — La phénétolquinoline bouillie avec HBr est saponifiée et transformée en phénolquinoline

$$\begin{array}{c} C_9 H_6 Az \\ | \\ C_6 H_4 OH \end{array}$$

corps cristallisé, incolore, fondant à 208°, soluble dans les acides ou les alcalis. Ses solutions alcalines sont précipitées par CO_2. Ce corps donne avec $HCl, HBr, PtCl_4$ des composés cristallisables. Par voie synthétique, MM. E. Besthorn et G. Jæglé ont démontré qu'il représente la γ orthoxyphénylquinoliœ et lui attribuent la formule suivante

CONSTITUTION DE L'APOCINCHÈNE ET DE L'HOMAPOCINCHÈNE. — Les réactions précédentes indiquent que ces deux corps sont des dérivés de la γ orthoxyphénylquinoline, ce sont des homologues de ce dernier corps renfermant leurs chaînes latérales dans le résidu phénolique. Cette opinion est, du reste, fondée sur la grande analogie de propriétés que l'on observe entre l'apocinchène, l'homapocinchène et les γ oxyphénylquinolines synthétiques.

L'ensemble de ces considérations a conduit M. Kœnigs à envisager l'apocinchène et l'homapocinchène comme les homologues de la γ orthoxyphénylquinoline ; c'est ainsi qu'il représente l'apocinchène par la formule

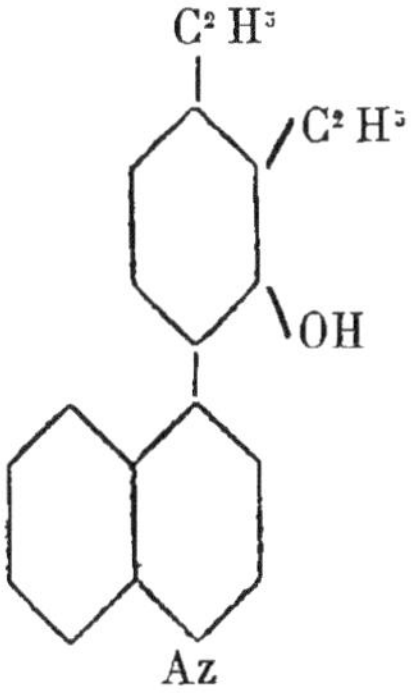

$$C^2 H^5$$
$$/ C^2 H^5$$
$$\backslash OH$$
$$Az$$

dans laquelle les deux groupes $C^2 H^5$, tout en étant voisins, conservent une position douteuse.

Dérivé de deshydrogénation de la Cinchonine

La *Déhydrocinchonine* $C^{19} H^{20} Az^2 O$ dont nous avons déjà signalé la production aux dépens des bibromures de cinchonine (*voir page 35*) s'obtient en chauffant 16-20 heures à reflux un mélange de 1 p. de l'un des bromures de cinchonine, de 2 p. de K H O et de 30 p. d'alcool. On distille les 3/4 de l'alcool et on étend le résidu d'eau. La déhydrocinchonine se dépose en aiguilles que l'on purifie en les dissolvant dans H Cl, précipitant la solution par Az H³ et faisant cristalliser la base précipitée dans l'alcool. Cette base fond à 202°-203°. Chauffée avec précaution, elle peut se sublimer ; elle est très soluble dans l'alcool, l'acétone et le chloroforme, moins dans l'éther et la benzine ; elle donne avec les acides, des sels cristallisés. Sa formation peut se représenter par l'équation :

$$C^{19} H^{22} Az^2 O Br^2 + 2 K HO = 2 K Br + 2 H^2 O + C^{19} H^{20} Az^2 O$$

Mise en contact pendant 8 jours avec une solution de $H Br$ saturée à — 17°, elle donne le bromhydrate d'une base hydrobromée : l'hydrobromodéhydrocinchonine : $C^{19} H^{21} Br Az^2 O$ facilement cristallisable de l'alcool faible.

Traitée par le perchlorure de phosphore. la déhydrocinchonine échange, comme la cinchonine, son hydroxyle contre un atome de chlore pour donner le chlorure de déhydrocinchonine $C^{19} H^{19} Az^2 Cl$, corps cristallisé, fondant à 148°-149°, très soluble dans la benzine, l'alcool et l'éther. Ce chlorure présente les mêmes propriétés que le chlorure de cinchonine. Il forme avec les acides des sels cristallisables. La potasse alcoolique lui fait perdre $H Cl$ et le change en un dérivé correspondant au cinchène : le déhydrocinchène $C^{19} H^{18} Az^2$.

Le déhydrocinchène qui cristallise en longues aiguilles fusibles vers 60°, jouit, comme le cinchène, de propriétés basiques ; son bromhydrate $C^{19} H^{18} Az^2, 2 H Br$ et son chloroplatinate $C^{19} H^{18} Az^2$, $Pt Cl^6 H^2$ sont des corps cristallisés. Le déhydrocinchène peut, comme le cinchène, fixer Br^2 pour donner un bibromure $C^{19} H^{18} Az^2 Br^2$ jouissant de propriétés basiques et qui, traité par la potasse alcoolique, perd son brome pour se changer en tétradéhydrocinchène $C^{19} H^{16} Az^2$ (?)

La déhydrocinchonine peut aussi fixer Br^2. On obtient ainsi le bibromure de déhydrocinchonine $C^{19} H^{20} Br^2 Az^2 O$, corps cristallisable de l'alcool bouillant en petits prismes brillants fondant à 172° et jouissant de propriétés basiques comme les autres bibromures. Avec $H Br$ on obtient seulement le composé $C^{19} H^{20} Az^2 O Br^2, H Br$ quel que soit l'exces d'acide employé.

En résumé, la déhydrocinchonine fournit des dérivés tout à fait analogues à ceux de la cinchonine et qui ne diffèrent de ces derniers que par H^2 en moins. C'est ce que met en relief le tableau suivant :

Cinchonine......	$C^{19} H^{22} Az^2 O$	Déhydrocinchonine........	$C^{19} H^{20} Az^2 O$
Bibromure de cinchonine	$C^{19} H^{22} Az^2 O Br^2$	Bibromure de déhydrocinchonine...........	$C^{19} H^{20} Az^2 O Br^2$
Chlorure de cinchonine	$C^{19} H^{21} Az^2 Cl$	Chlorure de déhydrocinchonine.	$C^{19} H^{19} Az^2 Cl$
Hydrobromocin - chonine	$C^{19} H^{23} Br Az^2 O$	Hydrobromodé - hydrocinchonine	$C^{19} H^{21} Br Az^2 O$
Cinchène........	$C^{19} H^{20} Az^2$	Déhydrocinchène.	$C^{19} H^{18} Az^2$
Bibromure de cinchène.........	$C^{19} H^{20} Az^2 Br^2$	Bibromure de déhydrocinchène.	$C^{19} H^{18} Az^2 Br^2$

Dérivés alkylés

Si, à de la cinchonine mise en suspension dans un alcool, on ajoute un chlorure, bromure ou iodure de cet alcool, les deux corps se combinent. L'opération s'effectue à froid ou à chaud selon les cas. Les dérivés renfermant du chlore ou du brome peuvent aussi s'obtenir en faisant agir le chlorure ou le bromure d'argent sur les dérivés iodés. Les dérivés alkylés de la cinchonine sont nombreux, nous ne citerons que les principaux :

Le *Monoiodométhylate* $C^{19} H^{22} Az^2 O$, $CH^3 I$ cristallise de l'eau en aiguilles incolores. Il se combine à l'iode pour donner $C^{19} H^{22} Az^2 O$, $CH^3 I$, I^2. Les alcalis lui enlèvent HI et il se forme de la méthylcinchonine.

La *Méthylcinchonine* $C^{19} H^{21} (CH^3) Az^2 O$ s'obtient plus facilement en faisant bouillir quelques heures une solution de bromométhylate de cinchonine dans de l'eau rendue alcaline par la potasse ou la baryte. Il se dépose un produit visqueux que l'on dissout dans l'éther. La solution éthérée, séchée par agitation avec de la potasse concassée, abandonne par évaporation la méthylcinchonine. C'est une base tertiaire comme la cinchonine. Elle est cristallisable, fond à 74°, se dissout dans l'éther, et fournit des dérivés correspondant à ceux de la cinchonine. Dans la production de ce corps, il y a donc transposition du groupe méthyle qui se sépare de l'azote pour se fixer au carbone de la molécule. Les sels de la méthylcinchonine sont incristallisables. Comme la cinchonine elle se combine à $CH^3 I$ pour donner un iodométhylate $C^{19} H^{21} (CH^3) Az^2 O, CH^3 I$. Ce dernier composé renferme donc deux groupes méthyles dont un seul est fixé à l'azote. En adoptant la nomenclature des composés de l'ammonium, il devrait recevoir le nom d'iodure de méthyl-méthylcinchoninium. C'est un corps cristallisé en aiguilles fondant à 201°. Selon Miller et Rohde, cette base dériverait de la cinchonicine et non de la cinchonine, une transformation moléculaire accompagnerait donc la production de la base méthylée. Les mêmes auteurs, ayant obtenu la cinchonicine cristallisée, ont constaté, en outre que son dérivé méthylé était en tous points semblable à la méthylcinchonine.

L'*Iodéthylate de Cinchonine* $C^{19} H^{22} Az^2 O, C^2 H^5 I$ cristallise de l'eau en belles aiguilles soyeuses incolores, groupées autour d'un centre.

Ethylchloroplatinate de Cinchonine $C^{19} H^{22} Az^2 O, C^2 H^5, H Pt Cl^6$. — Ce composé se précipite quand on traite la solution du chloréthylate par le chlorure de platine. C'est un précipité orangé pâle, cristallin, peu soluble.

L'*Ethylcinchonine* $C^{19} H^{21} (C^2 H^5) Az^2 O$ s'obtient comme la méthylcinchonine. C'est un corps le plus souvent huileux, rarement cristallisé qui présente les propriétés du dérivé méthylé. L'éthylcinchonine donne un chloroplatinate $C^{19} H^{21} (C^2 H^5) Az^2 O, Pt Cl^6 H^2 + 2 H^2 O$ cristallisé en lamelles microscopiques d'un beau jaune qui est isomérique avec l'éthychloroplatinate décrit plus haut. L'éthylcinchonine se combine à $C^2 H^5 I$ pour donner l'iodéthylate d'éthylcinchonine ou iodure d'éthyl-éthylcinchoninium $C^{19} H^{21} (C^2 H^5) Az^2 O, C^2 H^5 I$ qui cristallise en aiguilles incolores soyeuses.

On connaît encore un chlorobenzylate de cinchonine, une benzylcinchonine $C^{19} H^{21} (C^7 C^7) Az^2 O$ et un benzylhydrate de cinchonine ou hydroxylbenzylcinchoninium $C^{19} H^{22} Az^2 O, C^7 H^7 OH$.

Les dérivés alkylés précédents ne renferment qu'un radical alcoolique lié à l'azote. On connaît d'autres dérivés alkylés renfermant deux radicaux alcooliques liés à l'azote. Nous citerons comme exemple :

Le *Diiodéthylate de Cinchonine* ou *Diiodure de diéthylcinchoninium* $C^{19} H^{22} Az^2 O, 2 C^2 H^5 I + H^2 O$. Gros prismes jaunes très solubles dans l'eau bouillante, fondant vers 267°.

Les dérivés dichloralkylés fournissent des chloroplatinates tels que le corps $C^{19} H^{22} Az^2 O, (C^2 H^5)^2 Pt Cl^6 + H^2 O$ que l'on obtient à l'aide du dichloréthylate de cinchonine.

Non seulement un atome d'hydrogène de la cinchonine peut être remplacé par un radical alcoolique, mais on connaît des corps qui sont formés par substitution de 2 radicaux alcooliques à 2 atomes d'hydrogène. Tel est le cas de la diméthylcinchonine.

La *Diméthylcinchonine* $C^{19} H^{20} (CH^3)^2 Az^2 O$ s'obtient en faisant bouillir avec de la potasse une solution aqueuse d'iodométhylate de méthylcinchonine. Cette base est incristallisable, soluble dans l'éther. Elle donne avec H Cl, H Br et H I des sels cristallisés.

La diméthylcinchonine peut fixer $CH^3 I$ pour donner un iodométhylate $C^{19} H^{20} (CH^3)^2 Az^2 O, CH^3 I$ qui cristallise en aiguilles peu solubles dans l'eau, fusibles à 175°-177°. Ce dernier corps présente une propriété remarquable : chauffé avec K HO à l'ébullition, il fournit de la triméthylamine et une base huileuse dont les sels sont amorphes ; le chloroplatinate, également amorphe, a pour formule $C^{19} H^{19} AzO, Pt Cl^6 H^2$ (Freund Martin et Rosenstein W.).

Nous avons vu *page 25* qu'en faisant agir les iodures alcooliques sur les iodhydrates basiques des alcaloïdes des quinquinas, Skraup et Konek von Norwall avaient obtenu des dérivés monoiodalkylés jaunes, isomères des dérivés monoiodalkylés incolores. Nous décrirons ici un de ces dérivés.

Isoiodéthylate de Cinchonine $C^{19} H^{22} Az^2 O, C^2 H^5 I$. — Ce composé s'obtient à l'état de combinaison avec HI quand on chauffe 2 heures en tubes scellés 40 p. d'iodhydrate basique de cinchonine, 10-15 p. d'alcool et 15 p. de $C^2 H^5 I$. Le sel obtenu fournit l'isoiodéthylate quand on le triture avec Az H³. De l'eau, ce corps cristallise en aiguilles fines, rouge orangé fondant vers 184°, anhydres, très altérables, même à l'obscurité. Traité par $C^2 H^5 I$, il donne le diiodéthylate décrit plus haut.

L'azotate obtenu par l'action de $Az O^3 Ag$ sur l'isoiodéthylate de cinchonine ou sur son iodhydrate, donne par oxydation au permanganate l'iodéthylate de l'acide cinchoninique. La production de ce composé prouve que, dans l'isoiodéthylate, le groupe C^2H^3I est fixé au noyau quinolique de la cinchonine; dans la formation de l'iodéthylate incolore, le groupe C^2H^3I se fixe au contraire, à l'azote non quinolique (Skraup).

Dérivés acides

L'*Acétylcinchonine* $C^{19}H^{21}(C^2H^3O)Az^2O$ s'obtient comme on l'a indiqué *page 17*. C'est un corps amorphe, facilement soluble dans l'éther, l'alcool et le chloroforme. En solution dans l'alcool à 97°, $\alpha D = +114°,1$; $p = 2$; $t = 15°$ (Hesse). L'acétylcinchonine donne avec les acides des sels amorphes.

La *Benzoylcinchonine* $C^{19}H^{21}(C^7H^5O)Az^2O$ s'obtient comme l'acétylcinchonine, mais en remplaçant l'anhydride acétique par le chlorure de benzoyle. La solution éthérée de benzoylcinchonine, évaporée à sec sur l'acide sulfurique, laisse un résidu qu'on reprend par l'éther absolu. Cette deuxième solution, convenablement concentrée, laisse déposer du jour au lendemain la benzoylcinchonine sous forme de prismes anhydres incolores, à éclat gras, accolés les uns aux autres, très solubles dans l'alcool ou l'éther aqueux, fondant à 105°-106° en un liquide incolore. Elle fournit, comme la cinchonine, deux séries de sels, mais ses propriétés basiques sont plus faibles. Son pouvoir rotatoire, inverse de celui de la cinchonine, est, dans l'alcool absolu, $\alpha D = -22°,26$; $p = 1$; $t = 24°$; il augmente avec la concentration. Avec l'iodure et le bromure de méthyle, ainsi qu'avec l'iodure d'éthyle, elle donne des dérivés monoalkylés cristallisables. Traitée par les alcalis en solution alcoolique, elle régénère la cinchonine (E. Léger).

Sels de Cinchonine

Ces sels sont très nombreux ; nous ne décrirons que les principaux ;

Chlorhydrate basique $C^{19}H^{22}Az^2O, HCl + 2H^2O$. — Aiguilles prismatiques minces, fusibles à 130°, solubles à 10° dans 24 p. d'eau ; sel légèrement dissociable par l'eau. Sa solution chlorhydrique additionnée de KI iodé fournit le composé $2C^{19}H^{22}Az^2O, HCl, 3HI, I^4$ cristallisable en prismes bruns très solubles dans l'alcool.

Le *Chlorhydrate neutre* $C^{19}H^{22}Az^2O, 2HCl$ s'obtient en ajoutant un excès de HCl à la solution aqueuse du sel précédent ou en faisant passer du gaz HCl dans sa solution dans l'alcool absolu. Tables rhombiques très solubles.

Bromhydrate basique $C^{19}H^{22}Az^2O, HBr+H^2O.$ — Longues aiguilles brillantes, solubles à 15° dans 33,5 p. d'eau, plus solubles dans l'alcool.

Bromhydrate neutre $C^{19}H^{22}Az^2O, 2HBr.$ — Gros cristaux rhomboidriques anhydres, très solubles dans l'eau. 100 p. d'eau à 15° dissolvent 70 p. de ce sel. Il est moins soluble dans l'alcool.

Iodhydrate basique $C^{19}H^{22}Az^2O, HI+H^2O.$ — Cristaux blancs déliés.

Iodhydrate neutre $C^{19}H^{22}Az^2O, 2HI+H^2O.$ — Lamelles ou prismes jaune d'or.

Sulfate basique $(C^{19}H^{22}Az^2O)^2SO^4H^2+2H^2O.$ — Prismes compacts qui peuvent atteindre presque un centimètre de longueur si les solutions sont légèrement acides. Quelquefois les cristaux affectent la forme de tables ou d'aiguilles. Ce sel est soluble à 13° dans 65,5 p. d'eau. Sec, il fond à 196° (non corrigé) ; il est alors très hygroscopique. Avec l'iode il fournit des composés analogues à l'hérapathite.

    I. $8 C^{19}H^{22}Az^2O, 6SO^4H^2, 6HI, I^{10}+12H^2O.$

    II. $4 C^{19}H^{22}Az^2O, SO^4H^2, 4HI, I^{10}.$

    III. $2 C^{19}H^{22}Az^2O, SO^4H^2, 2HI, I^6.$ (Jörgensen)

Sulfate neutre $C^{19}H^{22}Az^2O, SO^4H^2+3H^2O.$ — Gros prismes incolores très solubles, donnant souvent des solutions sursaturées.

Nitrate basique $C^{19}H^{22}Az^2O, AzO^3H+H^2O.$ — Longues aiguilles monocliniques, souvent groupées, solubles à 12° dans 26,4 p. d'eau.

Chloroplatinate $C^{19}H^{22}Az^2O$, $PtCl^6H^2$. — Précipité jaune pâle amorphe, qui se change peu à peu, si on chauffe le liquide, en lamelles grandes et minces, de couleur jaune d'or.

Chloroplatinate basique $(C^{19}H^{22}Az^2O)^2 PtCl^6H^2$. — Grains cristallins, jaune orangé.

Chloroaurate $C^{19}H^{22}Az^2O$, $2 AuCl^4H$. — Poudre jaune d'or.

Tartrate basique $(C^{19}H^{22}Az^2O)^2, C^4H^6O^6 + 2H^2O$. — Cristaux solubles dans 33 p. d'eau. Le sel sec est très hygroscopique.

Tartrate neutre droit $C^{19}H^{22}Az^2O$, $C^4H^6O^6 + 4H^2O$. — Cristaux groupés en étoiles et dérivant d'un prisme droit à base rhombe avec facettes hémiédriques. Soluble dans 101 p. d'eau à 16° en donnant une liqueur acide. La solution alcoolique est neutre et dextrogyre. Si pour une molécule de cinchonine, on prend une ou deux molécules de $C^4H^6O^6$, c'est le même tartrate neutre que l'on obtient ; mais si, pour une molécule de cinchonine on prend quatre molécules d'acide, il se dépose des cristaux transparents très nets (Pasteur).

Le *Tartrate neutre gauche* $C^{19}H^{22}Az^2O$, $C^4H^6O^6 + H^2O$ s'obtient comme le sel précédent. Il est soluble dans 100 p. d'eau à 16°, extrêmement peu soluble dans l'alcool ; cette dernière solution est neutre et dextrogyre, bien que le sel ait été préparé avec l'acide tartrique gauche. En employant 4 molécules d'acide pour 1 molécule de base, on obtient un autre sel cristallisant en houppes nacrées formées de très fines aiguilles (Pasteur).

Sulfocyanate basique $C^{19}H^{22}Az^2O$, $CAzSH$. — Prismes ou lamelles hexagonales solubles à 20° dans 474 p. d'eau.

Succinate neutre $C^{19}H^{22}Az^2O$, $C^4H^6O^4 + H^2O$. — Longues aiguilles ou cristaux épais facilement solubles dans l'eau froide.

Oxalate basique $(C^{19}H^{22}Az^2O)^2 C^2H^2O^4 + 2H^2O$. — Gros prismes peu solubles.

Nous ne pouvons que citer les composés suivants : chlorostannate, chloromercurate, platinocyanure, etc.

ALCALOIDES DÉRIVÉS DE LA CINCHONINE

1° Isomères de la Cinchonine $C^{19} H^{22} Az^2 O$

CINCHONICINE $C^{19} H^{22} Az^2 O$.

En 1847, Winckler observa que la cinchonine, chauffée avec de l'acide sulfurique concentré en excès, perdait son pouvoir de cristalliser et prenait les propriétés de la quinoïdine (Jahresbericht, t. I, p. 619). En 1853, Pasteur, ayant chauffé avec de l'acide sulfurique concentré, le sulfate basique de cinchonine mouillé d'un peu d'eau, reconnut que la cinchonine s'était transformée en une nouvelle base ayant la même composition que cette dernière.

Il lui donna le nom de cinchonicine. Cette base peut s'obtenir encore par les procédés suivants :

1° En chauffant le sulfate neutre de cinchonine en tubes scellés vers 140° avec de la glycérine (Howard);

2° En chauffant vers 130° le sulfate neutre de cinchonine seul ;

3° En chauffant à 130° pendant 1 heure un mélange d'une molécule de sulfate basique de cinchonine et d'une molécule de $SO^4 H^2$. La masse se colore en brun et ne renferme plus que du sulfate de cinchonicine (Hesse). On redissout le produit dans l'eau et on extrait la base en agitant la solution avec de l'éther, après addition d'$Az H^3$. La solution éthérée est évaporée et le résidu transformé en oxalate basique que l'on purifie par cristallisations successives dans le chloroforme bouillant, puis dans l'eau.

De ce sel on extrait la base par KHO et l'éther.

La solution éthérée incolore donne par évaporation le composé cherché sous forme d'une masse amorphe visqueuse légèrement jaunâtre.

En évaporant à basse température (45°) et dans un courant d'hydrogène, la solution éthérée de la base séchée sur KHO, M. Ferdinand Roques a obtenu la cinchonicine cristallisée.

Les cristaux sont anhydres, légèrement jaunâtres et fondent à 49°-50°. Ils constituent des prismes longs souvent de plus de dix millimètres, présentant des faces courbes qui leur donnent dans certaines directions, une apparence lenticulaire. Leur forme est triclinique (Wyrouboff).

Exposés à l'air, ils se liquéfient en absorbant l'humidité. $\alpha D = +48°25$ en solution à 1 0/0 dans l'alcool absolu ; $+28°72$ dans l'eau avec $2\,HCl$. Hesse a trouvé pour la base amorphe, $\alpha D = +48°$ dans l'alcool à 95° ; $p = 1$; $t = 15°$.

La cinchonicine est très soluble dans l'alcool et l'éther, plus soluble dans l'eau que la cinchonine. Ses solutions alcooliques sont fortement basiques.

Elle chasse AzH^3 de ses sels et se combine à CO^2 ; c'est donc une base plus énergique que la cinchonine. Beaucoup de ses sels sont amorphes, cependant l'oxalate basique, l'iodhydrate basique et le tartrate neutre cristallisent bien.

Il en est de même du chlorozincate, du chlorocadmiate. La cinchonicine donne aussi des dérivés alkylés cristallisables tels que le chlorométhylate, l'iodométhylate, le bromométhylate.

Pasteur explique la formation de cette base en admettant que la cinchonine est formée de deux groupements : l'un fortement dextrogyre qui deviendrait inactif par l'action de la chaleur et de l'acide, l'autre faiblement dextrogyre qui résisterait à l'action de ces agents et persisterait seul dans la cinchonicine.

La cinchonicine traitée successivement par le permanganate de potassium à froid et par l'acide chromique à chaud donne de l'acide cinchoninique et de l'acide cincholœponique (Pum).

Nous verrons plus loin que la cinchonidine peut également se changer en cinchonicine.

Presque en même temps que M. Roques, MM. Miller et Rohde ont extrait de la cinchonicine brute une base cristallisée dont les propriétés rappellent celles de la cinchonicine cristallisée de M. Roques, mais qui fondrait à 58°-59°.

CINCHOTOXINE

Les auteurs précédemment nommés, en faisant bouillir la cinchonine avec de l'acide acétique étendu, ont transformé ce corps en un produit basique cristallisable auquel ils ont donné le nom de *cinchotoxine* et qui ressemble tellement à la cinchonicine cristallisée obtenue par eux, que l'on peut, pour ainsi dire, considérer ces deux produits comme identiques. En effet, la cinchotoxine se dépose quelquefois en cristaux isolés présentant la forme de coins et possédant des faces courbes. Ses sels ressemblent à ceux de la cinchonicine. Son dérivé méthylé présente les plus grandes analogies avec la méthylcinchonine de Claus et Müller. Avec la phénylhydrazine elle donne une hydrazone et avec l'acide nitreux plusieurs dérivés nitrosés. Les dérivés correspondants de la cinchonicine ne peuvent être distingués de ceux de la cinchotoxine (Miller et Rohde).

APOCINCHONINE $C^{19}H^{22}Az^2O$

L'apocinchonine a été obtenue d'abord par M. Hesse. Elle prend naissance :

1º Dans l'action de l'acide sulfurique étendu de son poids d'eau sur la cinchonine (*voir page 39*).

2º Dans l'action de la potasse alcoolique sur l'hydrobromocinchonine (*voir page 37*) Jungfleisch et Léger.

3º Dans l'action de H Cl (densité 1,125) sur la cinchonine (Hesse) (*voir page 35*).

Dans ces réactions, l'apocinchonine ne se forme jamais seule. Pour l'isoler on précipite le mélange basique par un alcali et on l'épuise par l'éther après dessiccation. L'apocinchonine insoluble dans l'éther reste comme résidu, mélangée de cinchonifine. Par des cristallisations réitérées dans de grandes masses d'alcool fort, on sépare la cinchonifine, tandis que l'apocinchonine se concentre dans les eaux-mères. Cette dernière base est transformée en oxalate basique, sel peu soluble, qui fournit la base quand on le décompose par un alcali. On termine par des cristallisations dans l'alcool.

L'apocinchonine cristallise de l'alcool bouillant en petits prismes incolores, fondant à 228°. Elle est peu soluble dans l'éther et le chloroforme. L'alcool la dissout assez facilement surtout à chaud. Dextrogyre $\alpha D = +197°,5$ dans le mélange chloroformique de Hesse $p = 3$; $t = 15°$. Dans l'alcool absolu $\alpha D = +159°,7$; $t = 16$; $p = 1,56$ (Oudemans). Ce pouvoir rotatoire est plus considérable si la base est dissoute dans les acides; il est soumis aux règles générales qui régissent le pouvoir rotatoire des bases diacides (*voir page 12*).

L'apocinchonine cristallise anhydre. Ses sels basiques sont peu solubles dans l'eau et cristallisent bien; l'oxalate basique se fait surtout remarquer par sa faible solubilité; le succinate basique forme de gros prismes hexagonaux tout à fait caractéristiques qui renferment $6 H^2 O$. Chauffée à 130°-140° avec une molécule de $SO^4 H^2$, l'apocinchonine se change en une base amorphe voisine de la cinchonicine : l'apocinchonicine, qui diffère de cette dernière en ce qu'elle est inactive et fournit un oxalate basique amorphe.

L'anhydride acétique change l'apocinchonine en acétylapocinchonine $C^{19} H^{21} (C^2 H^3 O) Az^2 O$, corps amorphe, soluble dans l'éther et dextrogyre.

Chauffée 6 heures en tubes scellés à 140° avec H Cl fumant saturé à — 17°, l'apocinchonine donne l'hydrochlorapocinchonine (Hesse). Après réaction, le liquide étendu de son volume d'eau, donne lieu à un abondant précipité cristallin de bichlorhydrate d'hydrochlorapocinchonine.

Le même corps se produit si l'on remplace, dans cette réaction, l'apocinchonine par la cinchonine.

L'*Hydrochlorapocinchonine* $C^{19} H^{23} Cl Az^2 O$ s'obtient en traitant par $Az H^3$ la solution chaude de son bichlorhydrate dans l'alcool dilué. Par refroidissement la base cristallise en aiguilles fines, anhydres fondant à 197° (non corrigé) peu solubles dans l'éther et le chloroforme. Cette base, identique avec le chlorocinchonide de Zorn, est isomère avec l'hydrochlorocinchonine (*voir page 36*). Elle se combine avec les acides pour donner deux séries de sels faciles à obtenir cristallisés. Son pouvoir rotatoire dans l'alcool absolu $\alpha D = +211°$; $t = 18°$; $p = 0,4747$, est plus considérable en solution acide ; il est soumis aux mêmes règles que celui des autres bases diacides des quinquinas.

Son dérivé acétylé est amorphe.

ISOAPOCINCHONINE $C^{19} H^{22} Az^{2} O$

Cette base fut obtenue par M. Hesse en chauffant 6 heures à 140° le bichlorhydrate d'hydrochlorocinchonine ou celui d'hydrochlorapocinchonine avec de l'eau. Elle cristallise de l'alcool dilué bouillant en prismes incolores déliés fondant à 232°-234°. Facilement soluble dans l'alcool, surtout à chaud, peu soluble dans l'éther. Son pouvoir rotatoire $\alpha D = +186°,2$ dans l'alcool absolu $p = 3$; $t = 15°$. Son chlorhydrate basique et son sulfate basique sont très solubles et cristallisent difficilement. Le sulfate dissout dans $SO^{4}H^{2}$ concentré se change au bout de 12 heures, en grande partie, en sulfate de cinchonigine.

CINCHONIGINE $C^{19} H^{22} Az^{2} O$

Isocinchonine. — β Isocinchonine. — La cinchonigine se forme :

1° En faisant agir 24 heures à froid l'acide $SO^{4}H^{2}$ (densité 1,84) sur la cinchonine (Hesse) ou le même acide à chaud en présence d'acide oxalique (E. Caventou et Ch. Girard).

2° En chauffant 48 heures à reflux le sulfate basique de cinchonine avec 4 fois son poids de $SO^{4}H^{2}$ étendu de son poids d'eau. (Jungfleisch et Léger).

3° En chauffant quelques instants à 60°-80° la solution de cinchoniline dans $SO^{4}H^{2}$ concentré. (Hesse).

4° En chauffant 6 heures la cinchonine en tubes scellés avec HCl (densité 1,125) (Jungfleisch et Léger) ou bien en chauffant dans les mêmes conditions la cinchoniline pendant 1 heure seulement. (Hesse).

5° En dissolvant la pseudocinchonine de Hesse dans $SO^{4}H^{2}$ concentré (Hesse).

6° En chauffant 5-6 heures à 150°-160° le diiodhydrate d'hydroiodocinchonine avec de l'eau (Ed. Lippmann et F. Fleissner).

Dans la plupart de ces réactions, la cinchonigine est accompagnée d'autres bases formées en même temps qu'elle. Nous avons vu *page 40* comment on l'isolait à l'état de chlorhydrate basique. La solution de ce sel dans HCl dilué étant agitée avec Na HO et de l'éther, la base passe en solution dans l'éther. On la purifie par cristallisation dans l'éther absolu. Elle forme des prismes volumineux, incolores, extrêmement réfringents, anhydres, fusibles à 129° (125° selon Hesse).

Par évaporation spontanée de sa solution dans l'éther sec, cette base cristallise en prismes clinorhombiques ; au contraire, de sa solution éthérée sèche saturée à l'ébullition, la cinchonigine se dépose en prismes orthorhombiques ; c'est le seul exemple connu d'un corps dimorphe possédant le pouvoir rotatoire moléculaire spécifique (E. Jungfleisch et E. Léger; Wyrouboff).

Elle est volatile dans le vide ou dans un courant d'hydrogène ; lévogyre $\alpha D = -60°,1$; $p = 1$; $t = 17°$ dans l'alcool à 97°. Hesse indique $-53°$ dans l'alcool absolu $p = 1$; $t = 15°$. Dans l'eau acidulée de HCl, ce pouvoir rotatoire est plus faible, ce qui constitue une exception à ce qu'on observe en général pour les bases des quinquinas. La cinchonigine est très soluble dans l'alcool, la benzine, le chloroforme. Traitée par HI elle fixe 3 molécules de cet acide pour donner le composé $C^{19}H^{22}Az^2O, 3HI$ (Pum).

La cinchonigine, bien que fusible à 129°, peut se liquéfier quand on la plonge dans l'eau bouillante. Il se forme ainsi un hydrate renfermant $2H^2O$ fusible à 69°,3 (corrigé). De l'éther humide cet hydrate se dépose par évaporation spontanée en prismes orthorhombiques hémièdres volumineux. Chauffée 6 heures avec H Cl (densité 1,125) elle se change en un nouvel isomère : l'apocinchonigine (apoisocinchonine de Hesse) lequel est souvent accompagné d'un peu d'hydrochlorapocinchonigine. Cette dernière base $C^{19}H^{23}ClAz^2O$ se forme surtout quand, dans l'opération précédente, on remplace l'acide HCl (densité 1,125) par le même acide saturé à 0°.

La cinchonigine forme deux séries de sels bien cristallisés dont le plus caractéristique est le chlorhydrate basique qui est peu soluble et cristallise en aiguilles. Elle donne aussi deux séries de dérivés alkylés cristallisables.

APOCINCHONIGINE $C^{19}H^{22}Az^2O$ (*Apoisocinchonine de Hesse*).

Nous venons de voir son mode de formation par l'action de HCl (densité 1,125) sur la cinchonigine. La cinchoniline, traitée de même, la fournit également. Dans ce dernier cas, la cinchoniline est d'abord changée en cinchonigine [1]. L'apocinchonigine se trouve aussi en petite quantité dans les produits de l'action de HCl (densité 1,125) sur la cinchonine. Elle cristallise en aiguilles blanches, déliées, anhydres, fondant à 216°, assez solubles dans l'alcool, peu dans l'éther. Son pouvoir rotatoire $\alpha D = +166°,8$ dans l'alcool absolu $p = 3$; $t = 15°$.

L'hydrochlorapocinchonigine (hydrochlorapoisocinchonine) $C^{19}H^{23}ClAz^2O$, dont nous avons vu plus haut le mode de formation aux dépens de la cinchonigine se produit également dans l'action de HCl saturé à 0° sur la cinchoniline ou sur l'apocinchonigine. Isolée de son chlorhydrate par AzH^3, cette base hydrochlorée cristallise de l'alcool dilué en aiguilles blanches déliées fondant à 203°, assez solubles dans l'alcool, peu solubles dans l'éther. Elle donne avec les acides des sels neutres et des sels basiques.

CINCHONILINE $C^{19}H^{22}Az^2O$

Isocinchonine, α Isocinchonine. — Cette base se forme :

1° En dissolvant à froid la cinchonine dans l'acide sulfurique concentré (densité 1,84) et abandonnant la solution 24 heures (Jungfleisch et Léger) ou en opérant de même avec la pseudocinchonine (Hesse).

2° En chauffant la cinchonine ou son sulfate basique pendant

---

(1) L'action de SO^4H^2 et de HCl, ayant d'abord pour effet de transformer la cinchoniline en cinchonigine, nous croyons plus correct de considérer les produits de l'action prolongée de ce dernier acide, tels que l'apoisocinchonine et l'hydrochlorapoisocinchonine de Hesse comme des dérivés de la cinchonigine.

48 heures à reflux avec 4 fois son poids de SO^4H^2 étendu de son poids d'eau (Jungsfleisch et Léger).

3° En chauffant 6 heures la cinchonine en tubes scellés à 140°-150° avec HCl (densité 1,125) (Jungfleisch et Léger) ou 48 heures à 85° avec de l'acide HCl (densité 1,189) (Hesse).

4° En chauffant 12 heures à reflux l'hydrobromocinchonine ou ses sels avec de la potasse alcoolique (Comstock et Kœnigs).

5° En chauffant 6 heures à 140° le sulfate de cinchonine avec de l'acide SO^4H^2 à 25 0/0 (Hesse).

Dans toutes ces réactions, la cinchoniline est accompagnée d'autres bases formées en même temps qu'elle. On a vu *page 40* comment on pouvait l'isoler à l'étal d'iodhydrate neutre. Ce sel fournit la base libre quand on le traite par la soude et l'éther.

La cinchoniline se dépose de l'éther sec en magnifiques prismes rhomboïdaux droits, incolores, anhydres, fondant à 130°,4 (corrigé); 125°-127° selon Comstock et Kœnigs ; 126° selon Hesse. De l'éther aqueux, elle se dépose en aiguilles soyeuses renfermant $3 H^2O$. Elle est distillable dans le vide. Son pouvoir rotatoire $\alpha D = +53°,22$; $p = 1$; $t = 15°$ dans l'alcool à 97°. En solution aqueuse avec $2HCl$, cette valeur augmente. La cinchoniline se dissout abondamment dans l'éther, l'alcool, la benzine, un peu dans l'eau. Cette dernière solution bleuit le tournesol rouge et rougit la phénolphtaléine. C'est une base diacide dont les sels sont souvent très solubles dans l'eau et cristallisent avec facilité. Il en est de même de ses dérivés alkylés qui renferment soit une, soit deux molécules alcooliques.

Chauffée une heure en tubes scellés à 140°-150° avec HCl (densité 1,125) elle se transforme en partie en cinchonigine et si on prolonge la durée de l'action de HCl, cette dernière base disparaît à son tour et il se forme de l'apocinchonigine. Avec HCl fumant, il y a fixation de HCl et formation simultanée des bichlorhydrates d'hydrochlorocinchoniline et d'hydrochlorocinchonigine (Hesse)·

L'*Hydrochlorocinchoniline* $C^{19}H^{23}ClAz^2O$ (hydrochloro α isocinchonine) existe à l'état de bichlorhydrate dans les eaux-mères du bichlorhydrate d'hydrochlorocinchonigine. On l'isole à l'état de diiodhydrate peu soluble. Cette base forme des prismes incolores épais, anhydres, très solubles dans l'éther et l'alcool.

CINCHONIFINE $C^{19}H^{22}Az^2O$.

La cinchonifine se forme :

1° Dans l'action de la potasse alcoolique sur l'hydrobromocinchonine et ses sels (Jungfleisch et Léger).

2° En chauffant le sulfate basique de cinchonine 48 heures à reflux avec 4 fois son poids de SO^4H^2 étendu de son poids d'eau (Jungfleisch et Léger).

3° En chauffant 6 heures en tubes scellés la cinchonine avec HCl (densité 1,125) (Jungfleisch et Léger).

La cinchonifine, dans tous les cas, est accompagnée d'autres bases.

Nous avons vu *page 39* que ce corps se trouvait dans la portion des bases qui est insoluble dans l'éther. Elle est caractérisée par sa très faible solubilité dans l'alcool, même à chaud. De ce dissolvant, elle se dépose en prismes allongés très réfringents. Peu soluble dans le chloroforme et l'éther, elle se dissout bien dans le chloroforme alcoolisé. Elle fond à 273°,6 (corrigé) et se sublime en partie. Son pouvoir rotatoire $\alpha D = +201°,4$ dans l'alcool à 97° ; $p = 0,75$; $t = 17°$. Dans l'eau avec $2HCl$ $\alpha D = +228°,9$; $p = 1$; $t = 13°$.

Elle donne facilement avec l'apocinchonine une combinaison moléculaire que l'on obtient en faisant cristalliser dans une quantité modérée d'alcool parties égales de ses deux composants. Le succinate basique de cette combinaison, qui est très caractéristique, prend naissance quand on sature poids égaux des deux bases par l'acide succinique ; il se dépose alors en gros cristaux hexagonaux isomorphes avec ceux de succinate d'apocinchonine et renfermant les deux bases en quantités égales. La combinaison moléculaire des deux alcaloïdes n'est pas détruite par plusieurs recristallisations dans des quantités limitées d'alcool, mais un grand excès de ce solvant la dissocie ; la cinchonifine se concentre dans les premiers cristaux déposés.

La cinchonifine forme deux séries de sels et de dérivés alkylés qui cristallisent avec facilité.

δ CINCHONINE $C^{19} H^{22} Az^2 O$

La δ cinchonine se forme en même temps que la cinchoniline et l'apocinchonine, si l'on chauffe 5 heures à reflux 100 grammes d'hydrobromocinchonine avec 1 litre d'alcool à 85°. On l'isole en profitant de sa solubilité dans l'éther et de la faible solubilité dans l'eau de son chlorhydrate basique. Dans cette réaction, une partie de l'hydrobromocinchonine échappe toujours à la décomposition.

La δ cinchonine extraite de son chlorhydrate basique en traitant ce sel par la soude et l'éther, forme des prismes très allongés à extrémités fusiformes, très solubles dans l'alcool, la benzine, le chloroforme. L'éther qui la dissout facilement au moment où on la sépare d'un de ses sels, dissout assez peu la base cristallisée.

La δ cinchonine fond à 150°. Son pouvoir rotatoire dans l'alcool à 97°, $\alpha D = +125°,2$; $p=1$; $t=17°$; dans l'eau avec $2\,H\,Cl$; $\alpha D = +176°,9$; $p=1$.

Les sels de δ cinchonine sont, en général, très solubles dans l'eau à l'exception du chlorhydrate, du bromhydrate et de l'oxalate basiques qui sont peu solubles et cristallisent avec facilité (Jungfleisch et Léger).

PSEUDOCINCHONINE (Hesse) $C^{19} H^{22} Az^2 O$

La pseudocinchonine se forme en chauffant 48 heures à 85° la cinchonine avec de l'acide $H\,Cl$ (densité 1,189). Elle est alors accompagnée de la cinchoniline et de l'hydrochlorocinchonine. De l'alcool, elle cristallise en petites aiguilles blanches fondant à 252°, très peu solubles dans l'alcool bouillant, à peine solubles dans l'alcool froid, presque insolubles dans l'éther et le chloroforme, mais se dissolvant bien dans le mélange chloroformique. Son pouvoir rotatoire dans ce dissolvant $\alpha D = +198°,8$; $p=3$; $t=15°$.

Dissoute dans $SO^4 H^2$ concentré, elle se change peu à peu en un mélange de cinchoniline et de cinchonigine. Chauffée avec

H Cl fumant à 85° elle donne de l'hydrochlorocinchonine et de la cinchoniline.

C'est une base diacide qui donne des sels cristallisés.

DICINCHONINE $C^{19} H^{22} Az^2 O$

La *Dicinchonine* a été trouvée par M. Hesse dans les écorces de Cinchona Rosulenta, ainsi que dans celles des rameaux du Succirubra. Elle est accompagnée d'autres alcaloïdes : cinchonidine, cinchonine, quinine, quinamine, conquinamine.

Des alcaloïdes mixtes transformés en sulfates basiques, on sépare la quinine et la cinchonidine par le sel de Seignette. Les eaux-mères sont traitées par $Az H^3$ et l'éther puis les bases solubles dans l'éther sont transformées en acétates basiques.

La solution des acétates est soumise à des précipitations fractionnées par le sulfocyanate de potassium. La dicinchonine se concentre surtout dans les fractions moyennes. Ces fractions sont traitées par la soude et l'éther. La dicinchonine soluble dans l'éther est purifiée en passant par le chlorhydrate basique.

Isolée de ce sel par la soude et l'éther, la dicinchonine forme un produit jaunâtre amorphe.

Elle se dissout facilement dans l'éther, l'acétone, l'alcool, le chloroforme, la benzine. Elle possède une forte réaction alcaline. Son pouvoir rotatoire $\alpha D = + 91°,7$ dans l'alcool à 97° ; $p = 1,516$; $t = 15°$.

Le chlorhydrate, l'iodhydrate et l'oxalate basiques sont des sels cristallisables, le chloroplatinate et le sulfocyanate sont amorphes.

M. Hesse crut d'abord devoir représenter la dicinchonine par une formule double de celle de la cinchonine ; mais l'étude cryoscopique de cette base lui a montré que son poids moléculaire était en réalité le même que celui de la cinchonine et que, par conséquent, ces deux alcaloïdes devaient être représentés par la même formule.

Nous ne pouvons que signaler l'existence des deux bases suivantes: l'homocinchonine (Hesse) et l'allocinchonine (Lippmann et Fleissner). Ces corps ont été jusqu'à présent très peu étudiés. Leur existence même reste douteuse.

ALCALOIDES DÉRIVÉS DE LA CINCHONINE

2. Non isomères de la cinchonine

Cette classe peut se diviser en deux sections : 1° les alcaloïdes formés par l'oxydation de la cinchonine; 2° les alcaloïdes formés par réduction de la même base.

La 1re section comprend : la cinchoténine et les diverses oxycinchonines.

La 2e section comprend : les hydrocinchonines de Zorn et l'hydrocinchonine de MM, E. Caventou et Willm.

CINCHOTÉNINE $C^{18} H^{20} Az^2 O^3$

Cette base a été découverte par MM. E. Caventou et Willm qui l'obtinrent en oxydant la cinchonine par le permanganate de potassium.

PRÉPARATION. — 200 grammes de cinchonine sont dissous dans de l'eau à l'aide de 90 grammes de $SO^4 H^2$ et le volume est amené à deux litres. Cette liqueur est additionnée d'une solution de permanganate à 5 0/0. Il est nécessaire d'ajouter le permanganate peu à peu et de refroidir dans de l'eau le vase où s'effectue l'opération. On ajoute le liquide oxydant jusqu'à ce que la décoloration cesse de se produire rapidement. Avec les doses ci-dessus 5.700 c. c. de solution de permanganate sont nécessaires pour obtenir ce résultat. Le liquide, débarrassé par filtration de l'oxyde de manganèse, est additionné de lessive de soude jusqu'à réaction fortement alcaline. Il se précipite de l'hydrocinchonine de Caventou et Willm, mélangée d'un peu d'oxyde de manganèse. On filtre. Le liquide alcalin est neutralisé presque complètement par $SO^4 H^2$, puis saturé par CO^2 et évaporé au bain-marie jusqu'à 1 litre 1/2. Ce liquide épais, fortement coloré, qui souvent a laissé déposer du sulfate de potassium est additionné de 1 volume 1/2 d'alcool ; ce qui détermine la précipitation d'une quantité abondante du même sel. Celui-ci est séparé après refroidissement du liquide. La solution est débarrassée de l'alcool par distillation, puis évaporée au bain-marie. Par refroidissement on obtient une cristallisation de cinchoténine brute. Les eaux-mères évaporées fournissent de nouveaux cristaux. 200 grammes de cinchonine donnent environ 30 grammes d'hydrocinchonine et 98 grammes de cinchoténine.

La cinchoténine brute se purifie difficilement par simple cristallisation. Pour effectuer cette purification, on ajoute à la solution aqueuse bouillante un peu de carbonate de plomb pur, on sature le liquide par H^2S. On chasse l'excès de H^2S par un courant d'air et on filtre. La cinchoténine pure cristallise par refroidissement (Skraup).

PROPRIÉTÉS. — Ainsi obtenue, la cinchoténine se présente en aiguilles incolores, soyeuses, souvent groupées autour d'un centre quand les solutions sont modérément concentrées. Avec des solutions très concentrées, on n'obtient que des agrégats lamelleux. Cette base fond à 197°-198° (corrigé) en se décomposant. Elle est assez soluble dans l'eau froide ou chaude, presque insoluble dans l'alcool absolu ; mais elle se dissout très bien dans l'alcool étendu d'eau. L'acide sulfurique concentré la dissout sans se colorer. Il en est de même de l'acide azotique. Le permanganate de potassium ne l'attaque qu'à chaud. Séchée à l'air, elle renferme des quantités d'eau variables mais voisines de 3 H^2O. Elle paraît être légèrement efflorescente. Chauffée à 140-150° avec une molécule de SO^4H^2 elle se change en une base isomère : la cinchoténicine. Son pouvoir rotatoire $\alpha D = + 115°,5$ (base hydratée) dans le mélange, chloroformique $p = 2$; $t = 15°$. Dans l'eau additionnée de 2 SO^4H^2, $\alpha D = + 175°,5$ les autres conditions restant les mêmes.

La production de la cinchoténine étant accompagnée de celle de l'acide formique, la génération de cette base peut être représentée par l'équation suivante ;

$$C^{19} H^{22} Az^2 O + O^4 = C^{18} H^{20} Az^2 O^3 + C H^2 O^2$$

La cinchoténine, qui a conservé l'hydroxyle de la cinchonine, donne, comme cette dernière, un dérivé acétylé et un dérivé benzoylé.

L'acide H I ne donne pas, avec la cinchoténine, de base hydroiodée, ce qui indique que ce corps ne renferme plus la double liaison qui existe dans la cinchonine.

Le perchlorure de phosphore additionné de chloroforme, agit sur la cinchoténine pour donner un chlorure $C^{18} H^{19} Az^2 O^2 Cl$ qui se comporte comme un chlorure d'acide (Fortner Paul) en ce sens qu'il régénère la cinchoténine quand on le traite par l'eau ou $Az H^3$ et donne avec l'alcool l'éthylcinchoténine. Ces faits ont conduit M. Skraup à considérer la cinchoténine comme un corps saturé renfermant l'hydroxyle de la cinchonine et un groupe carboxyle. Cet auteur la représente par la formule

$$C^{17} H^{18} Az^2 : \begin{matrix} COO H \\ O H \end{matrix}$$

Ces considérations peuvent s'appliquer aux bases analogues à la cinchoténine : aux *ténines* lesquelles doivent avoir une constitution semblable.

Peu de sels de cinchoténine ont été préparés jusqu'à présent.

Le *Chloroplatinate* $C^{18} H^{20} Az^2 O^3$, $Pt Cl^6 H^2$ est soluble et cristallise en gros prismes jaune orangé.

Le *Chloroaurate* $C^{18} H^{20} Az^2 O^3$, $2 Au Cl^4 H$ est soluble et cristallise en aiguilles jaunes.

Benzyldioxycinchoténine $C^{18} H^{19} (C^7 H^7) Az^2 O^5$. — Cette base s'obtient en oxydant par le permanganate, le chlorobenzylate de cinchonine comme on a oxydé la cinchonine. Elle cristallise en très fines aiguilles fondant à 278°, et donne avec H Cl, $Az O^3 H$ et $SO^4 H^2$ des sels cristallisables. Son diiodométhylate cristallise en aiguilles jaunes ou en gros prismes de couleur plus foncée, son bibrométhylate cristallise en aiguilles jaune clair (Ad. Claus).

Ethylcinchoténine $C^{18} H^{19} (C^2 H^5) Az^2 O^3$. — La cinchoténine peut être éthérifiée par les alcools en présence de H Cl. Florian Ratz a ainsi obtenu l'éthylcinchoténine à l'état de chlorhydrate cristallisé. Ce sel, décomposé par le carbonate de sodium, fournit l'éthylcinchoténine que l'on fait cristalliser dans l'alcool. Ce corps fond à 210°. Traité par le chlorure de benzoyle, il donne la benzoyléthylcinchoténine. L'anhydride acétique donne le dérivé acétylé correspondant. Avec C^2H^5I on obtient un iodéthylate et un diiodéthylate.

Cinchoténicine $C^{18}H^{20}Az^2O^3$. — Cette base dont nous avons vu plus haut le mode de formation est amorphe, de couleur brun foncé, soluble dans l'eau, neutre au tournesol, presque inactive. Son pouvoir rotatoire $\alpha D = + 0°,9$; $p = 2,614$; $t = 15°$. Ses sels doubles d'or et de platine sont amorphes.

MONOXYCINCHONINES $C^{19}H^{22}Az^2O^2$.

Oxycinchonine de Kopp. — Ce corps s'obtient en faisant bouillir la monobromocinchonine (*voir page 33*) avec une solution alcoolique de potasse, jusqu'à enlèvement total du brome.

$$C^{19}H^{21}BrAz^2O + KHO = KBr + C^{19}H^{22}Az^2O^2$$

On laisse refroidir, on précipite l'oxybase par l'eau et on la purifie en la dissolvant dans l'alcool et laissant la solution cristalliser dans le vide sur SO^4H^2.

Prismes incolores, jaunissant à l'air, réunis en étoiles, très solubles dans l'alcool, moins dans l'éther, insolubles dans l'eau. Ses sels cristallisent difficilement à l'exception du sulfate basique et de l'oxalate basique. Son chloroplatinate est amorphe ainsi que son dérivé acétylé. Son pouvoir rotatoire dans le mélange chloroformique de Hesse $\alpha D = + 193°,93$; $p = 0,825$; $t = 15°$ (Ad. Kopp).

Oxycinchonine de Strecker. — Cet auteur a obtenu une monoxycinchonine en traitant la bromocinchonine de Laurent [1]

---

(1) La bromocinchonine employée par Strecker renfermait 33,2 0/0 de Br, c'est-à-dire beaucoup plus de brome que n'en exige la formule $C^{19}H^{21}BrAz^2O$; aussi l'auteur la représente-t-il comme une bibromocinchonine. On se demande alors comment il a pu obtenir en partant de ce corps une monoxycinchonine ; c'est une bioxycinchonine qui aurait dû se former. D'autre part la formule $C^{19}H^{20}Br^2Az^2O$ exigeant 35,39 0/0 de Br, il est certain que la bromocinchonine employée par Strecker n'était pas pure.

soit par K H O soit par Ag HO. Après enlèvement total du brome, on sature le liquide par CO^2, on sépare le carbonate de potasse formé, on évapore à sec le liquide filtré, on épuise le résidu par l'eau de façon à enlever les sels minéraux, puis on dissout ce résidu dans l'alcool bouillant. Par refroidissement, la solution abandonne l'oxycinchonine en lamelles incolores. Les sels de cette base cristallisent difficilement à l'exception du sulfate basique et de l'oxalate basique.

L'*Oxycinchonine de M. Schützenberger* fut obtenue par ce savant en traitant la cinchonine par l'acide azoteux. Ce corps est peu connu, on sait seulement que ses propriétés sont voisines de celles de la cinchonine.

Oxycinchonines de MM. Jungfleisch et Léger. — Dans l'action de $SO^4 H^2$ sur la cinchonine (*voir page 39*) il se forme deux oxycinchonines que ces chimistes ont désigné par les lettres α et β.

Oxycinchonine α. — Cette base se retire des produits de la réaction sous forme de chlorhydrate basique peu soluble. Ce sel, décomposé par un alcali, fournit la base que l'on fait cristalliser dans l'alcool.

Elle se dépose en prismes incolores, aplatis, fondant vers 252°. Son pouvoir rotatoire, $\alpha D = + 182^o,56$, dans l'alcool à $97^o p = 1$; $t = 18^o$. En solution aqueuse avec 2 HCl, cette valeur devient $+ 210^o,76$. Cette base est facilement soluble dans l'alcool, la benzine, le chloroforme. Elle bleuit le tournesol rouge et rougit la phénolphtaléine. Ses solutions salines précipitent par $Az H^3$, mais un grand excès de réactif redissout le précipité. L'oxycinchonine α est diacide. Contrairement à ce que l'on observe avec les trois bases décrites ci-dessus, les sels d'oxycinchonine α cristallisent facilement. Le plus caractéristique de ces composés est le chlorhydrate basique $C^{19} H^{22} Az^2 O^2, H Cl + H^2 O$ qui se dépose de ses solutions aqueuses en longues aiguilles mates à aspect cotonneux, fort peu solubles dans l'eau, même à chaud.

L'oxycinchonine α donne des dérivés alkylés qui cristallisent très facilement et souvent en très beaux cristaux. L'anhydride acétique la change en un dérivé diacétylé $C^{19}H^{20}(C^2H^3O)^2Az^2O^2$ qui est amorphe, mais dont le chloroplatinate cristallise en aiguilles orangées foncées.

Oxycinchonine β. — Nous avons fait connaître *page 40* la préparation de ce corps. Purifié par cristallisation dans l'alcool, il forme des aiguilles incolores, fondant à 273° (corrigé), très solubles dans l'alcool fort, assez solubles dans l'alcool à 50°, insolubles dans l'eau et l'éther.

Son pouvoir rotatoire $\alpha D = +188°,8$; $p = 1$; $t = 17°$ dans l'alcool absolu. Cette base est diacide ; elle a une grande tendance à former avec d'autres bases telles que l' α oxycinchonine et l'apocinchonine, des combinaisons moléculaires difficilement dissociables. Il en est de même de ses sels. Ceux-ci cristallisent très facilement, ainsi que ses dérivés mono et dialkylhalogénés.

L'anhydride acétique la change en un dérivé diacétylé : la diacétyl β oxycinchonine $C^{19}H^{20}(C^2H^3O)^2Az^2O^2$, cristallisable en aiguilles incolores aplaties en forme de lamelles brillantes peu solubles dans l'éther froid, un peu plus à chaud, très solubles dans l'alcool. L'eau ne trouble pas immédiatement cette dernière solution ; mais peu à peu il se dépose des fines aiguilles de base acétylée. La potasse alcoolique saponifie ce dérivé acétylé en régénérant la β oxycinchonine. La diacétyloxycinchonine β donne un monoiodométhylate cristallisé en longues aiguilles brillantes incolores et un diiodométhylate qui affecte la forme de petits prismes jaunes.

SESQUIOXYCINCHONINE $C^{38}H^{44}Az^4O^5$

Cette base s'obtient comme la monoxycinchonine de Kopp, mais en partant de la sesquibromocinchonine. Elle se purifie de même. Ses cristaux ont l'apparence de plumes. Cette base présente toutes les propriétés de la monoxycinchonine de Kopp. Son pouvoir rotatoire dans le mélange chloroformique de Hesse $\alpha D = +271°,14$; $p = 0,4418$; $t = 15°$ (Ad. Kopp).

BIOXYCINCHONINE $C^{19}H^{22}Az^2O^3$

Cette base, préparée par Kopp, s'obtient comme la monoxycinchonine et la sesquioxycinchonine du même auteur, mais en partant de la bibromocinchonine. Ses propriétés sont tout à fait les mêmes que celles des deux premières bases. Son pouvoir rotatoire dans le mélange chloroformique de Hesse $\alpha D = + 214°,34$ $p = 0,825$; $t = 15°$.

HYDROCINCHONINES

Les hydrocinchonines comprennent des corps obtenus par l'action des agents réducteurs sur la cinchonine, et en même temps une base qui diffère de la cinchonine par H^2 en plus et qui existe naturellement dans les écorces de quinquina. Nous nous occuperons en premier lieu des hydrocinchonines artificielles obtenues d'abord par Zorn :

HYDROCINCHONINE DE ZORN $C^{19}H^{24}Az^2O$
DIHYDRODICINCHONINE DE SKRAUP $(C^{19}H^{22}Az^2O)^2H^2$

PRÉPARATION. — La cinchonine, en solution dans un grand excès d'acide acétique, est traitée par l'amalgame de sodium. Le liquide s'échauffe peu à peu, puis le dégagement d'hydrogène devient tumultueux. En même temps, il se sépare un produit oléagineux qui surnage et dont la quantité augmente pendant le refroidissement; cette quantité devient plus considérable encore si l'on ajoute au liquide de l'acétate de sodium. On sépare le liquide huileux qui est formé d'un mélange d'acétate d'hydrocinchonine et d'acétate de dihydrocinchonine, on le dissout dans l'eau et on précipite la solution par AzH^3. Le précipité est épuisé par l'éther, de façon à lui enlever la dihydrocinchonine, puis repris par l'alcool bouillant. La solution alcoolique laisse déposer, par refroidissement, l'hydrocinchonine sous forme d'écailles cristallines anhydres, incolores, brillantes. De nouvelles cristallisations dans l'alcool permettent de l'obtenir complètement pure.

PROPRIÉTÉS. — L'hydrocinchonine donne avec SO^4H^2 un sulfate

$C^{19}H^{24}Az^2O$, SO^4H^2 cristallisable en longues aiguilles anhydres (Zorn). Skraup considère cette base comme une dihydrodicinchonine et la représente par la formule indiquée plus haut. Un excès d'amalgame de sodium ne la transforme pas en dihydrocinchonine de Zorn. Elle est très facilement attaquée par le permanganate. Selon Skraup, son sulfate renfermerait $2\,H^2O$.

DIHYDROCINCHONINE $C^{19}H^{26}Az^2O$ (*Hydrocinchonine amorphe de Zorn.*)

Ce composé accompagne toujours l'hydrocinchonine qui vient d'être décrite. Il se forme même en plus grande quantité que celle-ci, surtout si on laisse le liquide devenir alcalin. Après réaction, on étend d'eau, il se précipite un produit oléo-résineux que l'on reprend par l'éther, qui dissout presque toute la matière, à l'exception d'un peu d'hydrocinchonine. La solution éthérée qui possède une belle fluorescence violette est évaporée à siccité. On obtient ainsi la dihydrocinchonine à l'état d'une matière amorphe, jaunâtre et cassante. Ses sels et autres dérivés sont amorphes. C'est une base plus énergique que la cinchonine, qui se dissout dans les acides avec élévation de température. Si l'on fait passer du chlore dans sa solution chlorhydrique, il y a production de dihydrocinchonine hexachlorée $C^{19}H^{20}Cl^6Az^2O + 1/2\,H^2O$ ainsi que d'un corps cristallisable en fines aiguilles incolores, d'une odeur aromatique particulière, ayant la composition $C^{11}H^7Cl^4Az$ d'une cryptidine hexachlorée.

M. Skraup a obtenu la dihydrocinchonine de Zorn à l'état cristallin. Pour cela il précipite sa solution chlorhydrique étendue par KHO. Après quelque temps, les parois du vase se recouvrent de tables jaunes épaisses, terminées en pointes. Ces cristaux présentent toutes les propriétés du corps amorphe.

La fixation de l'hydrogène sur la cinchonine peut aussi être réalisée par le zinc et l'acide sulfurique. Les produits obtenus sont les mêmes que lorsqu'on emploie l'amalgame de sodium. Ajoutons que dans tous les cas, la moitié au moins de la cinchonine échappe à la réaction (Skraup) [1].

(1) Il est bon de rappeler que dans ces conditions, M. Schützenberger a obtenu non des hydrocinchonines, mais un hydrate de cinchonine (*Voir page 45*).

HYDROCINCHONINE de MM. E. Caventou et Willm (*Cinchotine de H. Hlasivetz*).

Cette base accompagne la cinchonine dont il est impossible de la séparer par cristallisation. Si l'on essaie de faire la séparation des sulfates basiques ou des tartrates basiques, on se heurte aux mêmes difficultés. En somme, pour obtenir cette base, il est nécessaire de recourir à l'emploi du permanganate de potassium qui oxyde la cinchonine et n'attaque pas sensiblement l'hydrocinchonine. C'est par cette méthode qu'elle a été obtenue à l'origine par MM. E. Caventou et Willm.

Pour la retirer de la cinchonine commerciale qui n'en renferme jamais plus de 10 0/0, on commence par faire cristalliser la base dans l'alcool. L'hydrocinchonine s'accumule dans les fractions les plus solubles. Le mélange basique est ensuite dissous dans SO^4H^2 dilué, puis on ajoute à la solution, lentement et en refroidissant, une solution de permanganate jusqu'à ce que le liquide présente une coloration rouge persistante. Pour 17 parties de sulfate de cinchonine, il faut 19 parties de permanganate. Le liquide débarrassé par filtration de l'oxyde de manganèse, est précipité par AzH^3. L'hydrocinchonine ainsi obtenue est purifiée par cristallisation dans l'alcool.

M. Pum l'a obtenu sans avoir recours au permanganate. Pour cela, on transforme la cinchonine commerciale en sulfate neutre (bisulfate). Les eaux-mères de ce sel sont traitées par $NaHO$. On transforme la base précipitée en iodhydrate neutre peu soluble à froid. De ce sel, purifié par cristallisation dans l'alcool, on extrait l'alcaloïde que l'on fait cristalliser dans l'alcool.

L'hydrocinchonine ne donne pas de base hydroïodée (Pum). Ses propriétés sont très voisines de celles de la cinchonine. Elle cristallise en prismes ou en écailles anhydres qui fondent à 277°,3 (corrigé). Elle peut cristalliser par sublimation dans le vide (L. Bourgeois). Sa solubilité dans l'alcool est presque la même que celle de la cinchonine : 100 p. d'alcool à 90° en dissolvent, à 15°, 0 gr. 735 ; à chaud la solubilité est beaucoup plus grande. Elle se dissout à 20° dans 534 p. d'éther. Peu soluble dans l'eau froide, elle se dissout notablement dans l'eau bouillante. L'acide chromique l'oxyde en donnant de l'acide cinchoninique et de la cincholœpone, mais elle résiste à la solution froide de permanganate de potassium. Ce dernier caractère la différencie nettement de l'hydrocinchonine de Zorn. MM. Caventou et Willm admettaient que cette base existait toute formée dans la cinchonine commerciale. Cette opinion fut d'abord combattue ; mais aujourd'hui, on admet généralement la préexistence de l'hydrocinchonine. Comme la cinchonine cette base est diacide.

Les réactifs agissent sur l'hydrocinchonine comme sur la cinchonine, avec cette différence que les dérivés obtenus avec la première de ces bases renferment H^2 en plus que ceux fournis par la cinchonine ; c'est ainsi que le perchlorure de phosphore donne le chlorure d'hydrocinchonine $C^{19} H^{23} Cl Az^2$, corps cristallisable, fusible à 85°-87° que la potasse alcoolique change en dihydrocinchène $C^{19} H^{22} Az^2$ (W. Kœnigs et J. Hœrlin).

$$C^{19} H^{23} Cl Az^2 + K HO = K Cl + H^2 O + C^{19} H^{22} Az^2$$

Sels d'Hydrocinchonine

Sulfate basique $(C^{19} H^{24} Az^2 O)^2 S O^4 H^2 + 12 H^2 O.$ — Prismes aplatis, efflorescents, solubles à 13° dans 30,5 p. d'eau.

Chlorhydrate basique $C^{19} H^{24} Az^2 O$, $H Cl + 2 H^2 O.$ — Fines aiguilles solubles, à 10°, dans 47,2 p. d'eau.

Chlorhydrate neutre $C^{19} H^{24} Az^2 O$, $2 H Cl$. Cristaux brillants, très solubles dans l'eau, peu solubles dans l'alcool.

Bromhydrate basique $C^{19} H^{24} Az^2 O$, $H Br + 2 H^2 O.$

Bromhydrate neutre $C^{19} H^{24} Az^2 O$, $2 H Br.$ — Aiguilles prismatiques très solubles dans l'eau, peu solubles dans l'alcool.

Iodhydrate basique $C^{19} H^{24} Az^2 O$, $H I + H^2 O.$ — Prismes incolores facilement solubles dans l'eau et l'alcool.

Nitrate basique $C^{19} H^{24} Az^2 O$, $Az O^3 H + H^2 O,$ — Tables transparentes.

Chloroplatinate C^{19} H^{24} Az^2 O, Pt Cl^6 H^2. — Cristaux grenus jaune orangé.

Sulfocyanate basiqne — C^{19} H^{24} Az^2 O, C Az S H — Longues aiguilles peu solubles.

Oxalate basique $(C^{19}$ H^{24} Az^2 O)^2 C^2 H^2 O^4 + H^2 O. — Houppes soyeuses ou aiguilles fines peu solubles.

Tartrate basique $(C^{19}$ H^{24} Az^2 O)^2 C^4 H^6 O^6 + 2 H^2 O. — Aiguilles solubles à 16° degrés dans 56,8 p. d'eau.

Tartrate neutre C^{19} H^{24} Az^2 O, C^4 H^6 O^6 + 4 H^2 O. — Aiguilles solubles à 16° dans 78 p, d'eau.

Benzoate C^{19} H^{24} Az^2 O, C^7 H^6 O^2. — Petites aiguilles légères peu solubles.

CHAPITRE IV

CINCHONIDINE $C^{19} H^{22} Az^2 O$

La cinchonidine a été découverte en 1847, par Winckler, dans une écorce ressemblant au quinquina Huamalies, ainsi que dans l'écorce de Maracaïbo. Il a régné, à l'origine, une grande incertitude sur la nature de cette base. Winckler croyait qu'elle avait la même composition que la quinine et lui donnait le nom de quinidine, c'est-à-dire le même nom que celui qui avait servi à Henry et Delondre à désigner un autre alcaloïde existant dans les quinquinas. La découverte de la base de Henry et Delondre date de 1833; et, l'année suivante, ces auteurs, trompés par les analogies existant entre la quinidine et la quinine, révoquérent en doute l'existence de la quinidine qu'ils ne considérèrent plus que comme un hydrate de quinine. Le nom de quinidine, étant devenu libre, Winckler le donna à la base qu'il venait de découvrir.

Les deux alcaloïdes : quinidine et cinchonidine furent pendant longtemps confondus l'un avec l'autre. Cependant, en 1852, il arriva en Europe de grandes quantités d'une écorce nommée Quina Bogota (1). Cette écorce, traitée pour la fabrication du sulfate de quinine, avait fourni de grandes quantités d'une base que Leers reconnut comme étant identique à la base de Winckler et nomma, comme ce dernier, quinidine. Dans l'intervalle, en 1849, van Heyningen avait retiré de la quinoïdine un alcaloïde qu'il avait nomme β quinine et reconnu comme ayant la même composition que la quinine. Tel était l'état de la question lorsqu'en 1853, Pasteur, exa-

____

(1) Variété de *cinchona lancifolia* désignée sous le nom de quinquina à quini dine. Il serait plus exact de dire quinquina à cinchonidine.

minant divers échantillons de sulfate de quinidine du commerce, s'aperçut que ceux-ci renfermaient deux bases bien distinctes : l'une identique avec la véritable quinidine de Henry et Delondre et avec la β quinine de van Heyningen ; l'autre présentant toutes les propriétés de la base découverte par Winckler et étudiée avec soin par Leers. A la première, Pasteur conserva le nom de quinidine, après avoir constaté qu'elle avait la même composition que la quinine, dont elle différait par le pouvoir rotatoire, qui était droit au lieu de gauche comme l'est celui de la quinine. Quant à la seconde base qui avait la même composition que la cinchonine et dont le pouvoir rotatoire était gauche, c'est-à-dire inverse de celui de la cinchonine, il l'appela *cinchonidine*.

La question paraissait ainsi tout à fait résolue et le travail si intéressant de Pasteur aurait dû faire cesser immédiatement toutes les confusions. Il n'en a rien été cependant. Plusieurs auteurs, parmi lesquels M. Hesse, continuèrent à appeler la cinchonidine, quinidine ; ce dernier proposa même de donner à la véritable quinidine le nom peu justifié de *conquinine*. Cependant, en 1873, M. Hesse renonça à désigner la cinchonidine sous le nom de quinidine et adopta le nom de cinchonidine qui est aujourd'hui admis par tout le monde.

Un certain nombre de bases d'origines diverses, telles que l'α et la β cinchonidine de Kerner, la cinchonidine de Wittstein, la paltoquine de Howard, la carthagine de Gruner, la pseudoquinine de Mengadurque ne seraient, d'après M. Hesse, que de la cinchonidine plus ou moins pure.

La cinchonidine est très abondante dans certains quinquinas cultivés aux Indes et à Java, tels que le succirubra, ainsi que dans certains quinquinas de la Nouvelle Grenade tels que les variétés du cinchona lancifolia.

PRÉPARATION. — L'obtention de la cinchonidine pure est une opération assez délicate. Pour la réaliser, on traite par le sel de Seignette ou le tartrate neutre de soude, les eaux-mères du sulfate de quinine, lesquelles doivent être neutres au tournesol. Il se dépose un mélange des tartrates basiques de cinchonidine et de quinine peu solubles. Ces tartrates sont lavés à l'eau froide, puis décomposés par Az H³. Le mélange basique obtenu est d'abord soumis à quelques cristallisations dans l'alcool fort, puis transformé en sulfate acide (tétrasulfate) en employant pour une molécule de base, 2 molécules de SO^4H^2. De ce sulfate, purifié par cristallisation dans l'alcool à 90°, on isole la base à l'aide de l'Az H³ et on achève la purification par quelques cristallisations dans l'alcool fort.

On peut encore, selon Carl. A. Schuster, transformer la base isolée des tartrates en iodhydrate basique et décomposer ce sel par Az H³. Après quelques cristallisations dans l'alcool, la cinchonidine obtenue par cette seconde méthode serait tout à fait pure.

PROPRIÉTÉS. — Leers représentait la cinchonidine par la formule $C^{18}H^{22}Az^2O$. A la suite des recherches de Pasteur on lui donna la même formule que celle que l'on donnait alors à la cinchonine : $C^{20}H^{24}Az^2O$. Sa véritable composition fut établie par MM. Skraup et Vortmann qui lui assignèrent la formule $C^{19}H^{22}Az^2O$ et confirmèrent son isomérie avec la cinchonine annoncée par Pasteur.

La cinchonidine est peu soluble dans l'éther 1 : 188 d'éther (densité 0,720). A 13° elle se dissout dans 16,3 p. d'alcool à 97° ; elle est donc beaucoup plus soluble que la cinchonine dans ce dernier solvant.

Elle se dépose de l'alcool en prismes brillants, anhydres fondant à 210°,5 (corrigé) (Skraup et Vortmann) ; 206°,5 (Hesse). Complètement pure, elle fond sans décomposition ; et, par refroidissement, elle se solidifie en une masse incolore d'un blanc de neige.

Chauffée dans le vide à 200°, elle se sublime et les cristaux ainsi obtenus sont, selon M. L. Bourgeois, identiques à ceux qui se déposent des solutions.

Son pouvoir rotatoire dans l'alcool absolu $\alpha D = -109°,6$ $p = 1,54$; $t = 17°$ (Oudemans). Cette valeur change peu avec la concentration et la température, mais elle augmente rapidement avec l'hydratation de l'alcool. En solution acide, ce pouvoir rotatoire est plus considérable et il suit les lois générales énoncées *page 13*.

ACTION DU CHLORE. — L'action du chlore libre sur la cinchonidine n'a fourni jusqu'à présent aucun produit défini.

Il n'en est pas de même du perchlorure de phosphore. Si l'on traite par cet agent la cinchonidine, comme on a traité la cinchonine *(voir page 32)*, on obtient un composé correspondant au chlorure de cinchonine : le chlorure de cinchonidine.

Chlorure de Cinchonidine $C^{19} H^{21} Az^2 Cl$. — Pour purifier ce corps on le transforme en chlorhydrate. Le chlorure est extrait de ce sel par $Az H^3$ et l'éther; puis la solution éthérée, séchée sur KHO, filtrée et concentrée, est additionnée de ligroïne jusqu'à trouble persistant. Au bout de quelque temps, le chlorure de cinchonidine se dépose en très beaux cristaux qu'on purifie en les redissolvant dans l'éther et en ajoutant à cette solution de la ligroïne. Ce chlorure de cinchonidine jouit de propriétés basiques; il fond à $108°$ - $109°$. Traité par la potasse alcoolique, il fournit un corps qui possède toutes les propriétés du cinchène, bien qu'ayant un point de fusion un peu différent.

Le cinchène de la cinchonidine se change, comme celui de la cinchonine, en apocinchène quand on le traite par H Cl (Comstock et Kœnigs).

ACTION DU BROME. — *Bibromhydrate de bibromocinchonidine* $C^{19} H^{20} Br^2 Az^2 O, 2 H Br$. — Ce composé s'obtient en ajoutant à de la cinchonidine, mise en suspension dans le sulfure de carbone, 4 atomes de brome. Il cristallise en fines aiguilles jaunes facilement solubles dans l'alcool (Skalweit).

ACTION DE L'ACIDE CHLORHYDRIQUE. — La cinchonidine, chauffée plusieurs heures en tubes scellés à 140 - $150°$ avec de l'acide H Cl fumant se change en bichlorhydrate d'hydrochlorapocinchonidine, réaction tout à fait comparable à celle que subit la cinchonine dans les mêmes circonstances. Nous décrirons ce corps en même temps que l'apocinchonidine.

En remplaçant l'acide fumant par l'acide (densité 1,125) il se forme de l'apocinchonidine.

Chauffée 48 heures à 85° avec H Cl fumant (densité 1,189) la cinchonidine se change en hydrochlorocinchonidine, base qu'il n'est pas possible de distinguer de l'hydrochlorapocinchonidine. De l'eau-mère du bichlorhydrate d'hydrochlorocinchonidine, on peut extraire une base ayant de grandes analogies avec l'apocinchonidine et l'isocinchonidine (Hesse).

ACTION DE L'ACIDE IODHYDRIQUE. — La cinchonidine, traitée par HI, fixe 3 HI pour donner le biiodhydrate d'hydroiodocinchonidine.

Biiodhydrate d'hydroiodocinchonidine $C^{19} H^{23} I Az^2 O$, 2 HI. — Ce composé s'obtient en chauffant au bain-marie pendant 2 heu‑res et demie la cinchonidine avec 5 p. de HI (densité 1,7) dé‑coloré par le phosphore. On évapore ensuite le liquide dans le vide, puis le résidu jaune orangé est lavé à l'alcool absolu et enfin redissous à chaud dans l'alcool à 50°. La solution refroidie abandonne le biiodhydrate en cristaux jaunes fondant vers 216°.

Hydroiodocinchonidine $C^{19} H^{23} I Az^2 O$. — Cette base s'obtient en traitant par $Az H^3$ la solution du corps précédent dans l'alcool à 50°. Il se forme un précipité cristallin que l'on purifie par cris‑tallisation dans l'alcool fort. Très peu soluble dans l'alcool, même à chaud, cette base fond à 166°. Elle se combine avec $SO^4 H^2$ pour donner le sulfate $C^{19} H^{23} I Az^2 O$, $SO^4 H^2$ cristallisa‑ble de l'alcool à 25° en lamelles blanches. Chauffée pendant 4 heures avec une solution alcoolique de potasse, l'hydroiodo‑cinchonidine perd HI et se change en une base cristallisable, insoluble dans l'éther, isomère de la cinchonidine : la β cincho‑nidine. Le nitrate d'argent enlève aussi HI à l'hydroiodocin‑chonidine, mais la base exempte d'iode qui se forme n'est pas la même que dans le cas de KHO. Elle est isomère avec cette dernière et a reçu le nom de γ cinchonidine (Neumann).

ACTION DE L'ACIDE SULFURIQUE. — La cinchonidine, chauffée à 130°-140° avec de l'acide sulfurique, se change en cinchonicine, cette dernière base étant identique à la cinchonicine provenant de la cinchonine. Pasteur explique cette formation par les mêmes

hypothèses que celles qui ont été indiquées à propos de la cinchonine ; seulement, dans la cinchonidine, il existerait un groupement
fortement lévogyre à côté d'un groupement faiblement dextrogyre;
et, ce serait le premier qui deviendrait inactif, tandis que le dernier, c'est-à-dire le groupement faiblement dextrogyre, résisterait
seul à l'action de la chaleur et de l'acide et se retrouverait dans la
cinchonicine.

L'acide sulfurique fumant dissout la cinchonidine et la transforme peu à peu en un composé très soluble doué de propriétés
acides, amorphe, dextrogyre, répondant à la formule $C^{19} H^{11} (SO^3H)$
$Az^2 O$. M. Hesse, qui a obtenu ce composé, suppose que sa formation est précédée d'une transformation isomérique de la cinchonidine et lui donne le nom d'acide isocinchonidine sulfonique.

La *Sulfocinchonidine* $C^{19} H^{21} (SO^3 H) Az^2 O + H^2 O$ isomère du
corps précédent, s'obtient comme la sulfoquinine (*Voir page 122*),
en partant du tétrasulfate de cinchonidine. Petites aiguilles blanches, peu solubles dans l'eau bouillante et l'alcool. Desséché, ce
corps fond à 225°. Il se conduit comme une base et donne avec plusieurs acides des sels très bien cristallisés (Hesse).

ACTION DES OXYDANTS. — La cinchonidine se conduit vis-à-vis des
oxydants, tout à fait comme la cinchonine.

Traitée par $Az O^3 H$, elle a fourni à Weidel exactement les mêmes produits que la cinchonine (*voir page 40*).

Le permanganate de potassium, à froid, la dédouble partiellement
en acide formique et en une nouvelle base : la cinchoténidine, laquelle est isomérique avec la cinchoténine.

$$C^{19} H^{22} Az^2 O + 4 O = C^{18} H^{20} Az^2 O^3 + CH^2 O^2$$

En opérant à chaud, on obtient de l'acide α carbocinchoméronique.

L'acide chromique donne avec la cinchonidine, les mêmes produits qu'avec la cinchonine, c'est-à-dire de l'acide cinchoninique et
un sirop incristallisable qui renferme de l'acide cincholœponique
(Skraup, Schniderschitsch).

COMBINAISONS DE LA CINCHONIDINE AVEC LES PHÉNOLS ET LES HYDROCARBURES

La cinchonidine peut se combiner au phénol pour donner les deux composés suivants :

La *Semiphénolcinchonidine* $2(C^{19}H^{22}Az^2O)\ C^6H^6O$. — Prismes incolores brillants, stables à l'air, dégageant du phénol quand on les chauffe. Ce corps peut se combiner avec SO^4H^2 pour donner le sulfate $2(C^{19}H^{22}Az^2O)\ SO^3, C^6H^6O + 5H^2O$ qui est beaucoup plus stable que la base, car celle-ci perd son phénol quand on essaie de la faire recristalliser.

La *Sesquiphénolcinchonidine* $(C^{19}H^{22}Az^2O)^2\ 3C^6H^6O$ forme des cristaux brillants, incolores. Ce composé est plus stable que le précédent. Des cristallisations répétées dans l'alcool lui enlèvent cependant tout son phénol (Hesse).

La cinchonidine peut se combiner aussi à la benzine pour donner le composé $C^{19}H^{22}Az^2O, C^6H^6$ cristallisable en aiguilles. Cette combinaison s'obtient en agitant avec de la benzine une solution de sulfate de cinchonidine additionnée de soude (Wood et Barret).

Sels de Cinchonidine

Nous ne décrirons que les principaux :

Chlorhydrate basique $C^{19}H^{22}Az^2O, HCl$. — Ce sel est très caractéristique. Il cristallise en prismes monocliniques renfermant H^2O si le sel se dépose à basse température. La solution chaude et concentrée laisse, au contraire, déposer un sel en cristaux rayonnés asbestiformes, renfermant $2H^2O$; qui, abandonnés dans leur eau-mère, disparaissent peu à peu pour faire place aux cristaux compacts à un H^2O. De l'alcool, ce sel se dépose toujours en prismes déliés renfermant $2H^2O$. Il se combine au phénol pour donner le composé $C^{19}H^{22}Az^2O, HCl, C^6H^6O + H^2O$, décomposable à 100° avec perte de phénol.

Chlorhydrate neutre C^{19} H^{22} Az^2 O, 2 H Cl $+$ H^1 O. — Gros prismes monocliniques très solubles dans l'eau et l'alcool.

Le *Bromhydrate basique* C^{19} H^{22} Az^2 O, H Br $+$ H^2 O se prépare comme l'iodhydrate correspondant. Houppes fines, incolores, fondant à 232°-234°. S'obtient aussi en saturant la base par H Br. Peu soluble dans l'eau, plus soluble dans l'alcool.

L'*Iodhydrate basique* C^{19} H^{22} Az^2 O, HI $+$ H^2 O s'obtient en ajoutant KI à la solution aqueuse chaude du chlorhydrate basique. Le produit résinoïde qui se dépose est redissous dans l'alcool chaud. A cette solution, on ajoute un volume d'eau chaude et on filtre. Le liquide filtré, ensemencé avec quelques cristaux, laisse déposer le sel en aiguilles incolores, altérables par la lumière et la chaleur, peu solubles dans l'eau.

L'*Iodhydrate neutre* C^{19} H^{22} Az^2 O, 2 HI $+$ H^2 O s'obtient en ajoutant KI à la solution du chlorhydrate dans H Cl dilué et tiède. Il se produit un trouble laiteux qui fait place à un dépôt de cristaux prismatiques jaune citron.

Nitrate basique C^{19} H^{22} Az^2 O, AzO^3 H $+$ H^2 O. — De l'alcool faible, ce sel se dépose en gros prismes allongés et, de l'eau, en fines aiguilles réunies en rosaces.

Le *Sulfate basique* $(C^{19}$ H^{22} Az^2 O$)^2$ SO^4 H^2 $+$ aq. s'obtient en saturant, par la cinchonidine, l'acide SO^4 H^2 étendu et chaud. Par refroidissement on obtient très rarement des cristaux isolés, mais, en général, un conglomérat gélatineux formé d'aiguilles extrèmement fines. Le produit desséché prend une apparence cornée. En cet état, si on l'arrose de chloroforme, il se gonfle en prenant un aspect gélatineux. Nous verrons plus loin que ces propriétés sont caractéristiques pour le sulfate basique d'un alcaloïde que l'on a considéré, à tort, comme distinct de la cinchonidine et nommé homocinchonidine (Skraup et Vortmann).

Le sulfate basique de cinchonidine renferme généralement $6H^2$ O ; cependant, des solutions chaudes et concentrées, il se dépose en aiguilles fines efflorescentes qui, exposées à l'air, ne retiennent que $2 H^2$ O. Cet hydrate se dépose principalement quand on trouble la cristallisation par agitation ; il se forme encore quand on fait cristalliser le sel dans l'alcool ou bien en exposant à l'air le sel séché à 100° (Hesse). Cristallisé de grandes quantités d'eau, le sulfate de cinchonidine retient $6H^2O$, mais les cristaux perdent rapidement H^2O pour donner un hydrate à $5H^2O$. Un hydrate à $3H^2O$ cristallisé en prismes épais se dépose dans des conditions mal déterminées des solutions chaudes et concentrées mises à l'abri de l'agitation (Hesse). Le sel sec exposé au-dessus de l'eau reprend $3H^2O$ qui se dégagent par exposition à l'air (Skraup et Vortmann). Le sel à $6H^2O$ est soluble, à 12°, dans 97,5 p. d'eau, son pouvoir rotatoire dans l'alcool absolu $\alpha D = -118°7$; $t = 17°$; $p = 2$ (sel à $6H^2O$).

Si l'on fait cristalliser le sulfate basique de cinchonidine dans de l'eau phéniquée à 4 0/0, il fixe une molécule de phénol pour donner le sulfate de semiphénolcinchonidine $2 C^{19}H^{22}Az^2O, SO^3, C^6H^6O + 5H^2O$ qui cristallise en prismes brillants, inodores, décomposables par les acides et les alcalis avec séparation de phénol. Lorsque le sulfate de cinchonidine renferme du sulfate de quinine, ce qui est le cas général pour le sel commercial, il cristallise en longues aiguilles brillantes isolées renfermant $6H^2O$. Quelques centièmes de sulfate de quinine suffisent pour donner au sulfate de cinchonidine cette apparence.

Il existe plusieurs iodosulfates de cinchonidine. Ces composés, analogues à l'hérapathite, ont été obtenus par Jörgensen

$$\text{i. } 12 C^{19}H^{22}Az^2O, 9 SO^4H^2, 8 HI, I^{24} + 8 H^2O$$
$$\text{ii. } 4 C^{19}H^{22}Az^2O, 2 SO^4H^2, 3 HI, I^6 + 4 H^2O$$
$$\text{iii. } 8 C^{19}H^{22}Az^2O, 5 SO^4H^2, 6 HI, I^2 + 6 H^2O$$
$$\text{iv. } 2 C^{19}H^{22}Az^2O, \quad SO^4H^2, \quad HI, I^4 + \quad H^2O$$

Ces corps forment des cristaux dont la couleur varie du jaune d'or au brun foncé, en passant par le vert olive.

Le *Sulfate neutre* $C^{19}H^{22}Az^2O, SO^4H^2 + 5H^2O$ s'obtient en ajoutant au sel précédent autant de SO^4H^2 qu'il en renferme et évaporant la solution, d'abord au bain-marie puis dans le vide sur SO^4H^2. Longs prismes incolores, efflorescents, très solubles dans l'eau et l'alcool.

Sulfate acide (Tétrasulfate) $C^{19}H^{22}Az^2O, SO^4H^2 + SO^4H^2 + 2H^2O$.
— Ce sel se prépare en dissolvant le sulfate neutre dans SO^4H^2 étendu et abandonnant la solution dans l'exsiccateur. Au bout d'un certain temps, il se dépose des prismes incolores qui ne se dissolvent que lentement dans l'eau froide. On peut donc essorer le sel et laver les cristaux avec un peu d'eau froide. On le purifie en le faisant recristalliser dans l'alcool à 90° qui le laisse déposer en prismes incolores. Ce sel est très caractéristique pour la cinchonidine. Nous avons vu que sa formation permettait de séparer cette base des autres alcaloïdes des quinquinas et principalement de la quinine.

Chloroplatinate $C^{19}H^{22}Az^2O, PtCl^6H^2 + H^2O$. — Préparé à chaud, il forme une poudre cristalline et plus rarement de petits prismes jaune orangé, aplatis presque insolubles dans l'eau froide.

Le *Sel basique* $(C^{19}H^{22}Az^2O)^2 Pt Cl^6H^2 + 2H^2O$ cristallise en petits prismes orangés.

Le *Chloroaurate* $C^{19}H^{22}Az^2O, 2AuCl^4H$ est amorphe et pulvérulent.

Tartrate basique $(C^{19}H^{22}Az^2O)^2 C^4H^6O^6 + 2H^2O$. — Fines aiguilles très peu solubles. 1 partie exige, à 10°, 1265 p. d'eau.

Le *Tartrate acide (Bitartrate)* $C^{19}H^{22}Az^2O, 2C^4H^6O^6 + 3H^2O$ s'obtient en versant sur le sel basique 10 fois son poids d'eau bouillante et ajoutant assez d'acide tartrique pour dissoudre presque tout le sel. Après filtration, il se dépose, par refroidissement, du bitartrate en beaux prismes incolores allongés. L'eau décompose ce sel; et, si l'eau est bouillante, il se sépare de l'acide tartrique et du tartratre basique qui cristallise par refroidissement.

Il ne paraît pas exister de tartrate neutre de cinchonidine (Hesse).

Succinate basique $(C^{19}H^{22}Az^2O)^2 C^4H^6O^4 + 2H^2O$ — Petits prismes incolores, solubles, à 10°, dans 582,5 p. d'eau.

Le *Sulfocyanate* $C^{19}H^{22}Az^2O, CAzSH$ s'obtient comme celui de quinine. Prismes fins, incolores ; solubles, à 20°, dans 305 p. d'eau, plus solubles à chaud.

Dérivés Alkylés

La plupart de ces dérivés ont été obtenus par M. Ad. Claus et ses nombreux collaborateurs MM. Buchler, Dannenbaum, Bock, Bätcke, Weller, Merck, Kemperdick.

Iodométhylate $C^{19} H^{22} Az^2 O, CH^3 I$, — La cinchonidine, mise en contact avec $CH^3 I$, donne un mélange qui s'échauffe par suite de la combinaison des deux corps. En opérant en présence d'alcool méthylique, la réaction est moins vive. Cristallisé de l'eau, l'iodométhylate se présente en fines aiguilles incolores (Stahlschmidt).

L'iodométhylate de cinchonidine se combine à HI pour donner un corps cristallisable en tables jaune pâle, épaisses, solubles dans l'eau, répondant à la formule $C^{19} H^{24} Az^2 O, CH^3 I, HI$ et dont la solution, traitée par $Az H^3$, régénère l'iodométhylate incolore.

Cet iodhydrate se forme comme produit secondaire dans la préparation du diiodométhylate de cinchonidine.

La solution de l'iodométhylate de cinchonidine, traitée successivement par l'azotate d'argent et par $Na Cl$, fournit le chlorométhylate de cinchonidine, corps cristallisable en fines aiguilles soyeuses.

Méthylcinchonidine $C^{19} H^{21} (CH^3) Az^2 O + H^2 O$. — Ce composé s'obtient en chauffant avec précaution une solution aqueuse d'iodométhylate de cinchonidine additionnée de KHO. Tables presque incolores, rougissant rapidement à la lumière, fondant à 75°-76°. Cette base donne des sels extrêmement solubles dans l'eau et difficilement cristallisables. Son chloroplatinate $C^{19} H^{21} (CH^3) Az^2 O, Pt Cl^6 H^2 + 3 H^2 O$ est un précipité cristallin jaune clair, soluble dans l'eau additionnée de $H Cl$ et décomposable par l'eau bouillante. La méthylcinchonidine peut fixer $CH^3 I$ pour donner l'iodométhylate de méthylcinchonidine $C^{19} H^{21} (C H^3) Az^2 O, CH^3 I + 2 H^2 O$ cristallisable en prismes incolores.

L'*Iodéthylate* $C^{19} H^{22} Az^2 O, C^2 H^5 I$ s'obtient en abandonnant une journée un mélange de base, d'alcool et de C^2H^5I et purifiant le produit par cristallisation dans l'eau. Longues aiguilles incolores fondant vers 261°, peu solubles dans l'eau froide. Ce corps se comporte vis-à-vis de l'oxyde d'argent ou des sels de ce métal, comme tous les composés du même ordre : c'est-à-dire qu'il se produit dans le premier cas une base ammonium hydroxylée et dans le second les sels de cette base.

Avec $AgCl$, notamment on obtient un chloréthylate susceptible de se combiner à $PtCl^4$ pour donner un composé $C^{19}H^{22}Az^2O$, C^2H^5, $HPtCl^6 + 2H^2O$: l'éthylchloroplatinate de cinchonidine, cristallisable en prismes jaunes.

L'iodhydrate de l'iodéthylate de cinchonidine $C^{19}H^{22}Az^2O$, C^2H^5I, $HI + H^2O$ s'obtient comme produit secondaire dans l'action de C^2H^5I sur l'iodéthylate de cinchonidine en solution alcoolique. Il reste dans les eaux-mères du diiodéthylate formé. Cet iodhydrate cristallise en prismes jaune foncé, facilement solubles dans l'eau et l'alcool.

L'*Éthylcinchonidine* $C^{19}H^{21}(C^2H^5)Az^2O$ s'obtient en chauffant 6-8 heures l'iodéthylate avec une solution concentrée de KHO. Il se dépose une huile que l'on reprend par l'éther. La solution éthérée abandonne l'éthylcinchonidine au bout de plusieurs jours sous forme cristalline. On la purifie par cristallisation dans l'alcool faible avec addition de noir animal.

Insoluble dans l'eau, cette base se dissout facilement dans l'alcool, l'éther, la benzine, le chloroforme et cristallise de ces divers solvants en longues aiguilles incolores, brillantes, anhydres, fondant à 90°-91°. Ses sels sont très solubles et incristallisables.

Son chloroplatinate $C^{19}H^{21}(C^2H^5)Az^2O$. $PtCl^6H^2 + H^2O$, isomère avec l'éthylchloroplatinate décrit ci-dessus, cristallise en lamelles microscopiques d'un beau jaune clair. Elle se combine lentement avec C^2H^5I pour donner l'iodéthylate d'éthylcinchonidine $C^{19}H^{21}(C^2H^5)Az^2O$, C^2H^5I. Il suffit pour cela d'ajouter de l'iodure d'éthyle à sa solution alcoolique froide.

Ce dernier corps cristallise en longues aiguilles anhydres incolores. L'éthylcinchonidine peut aussi se combiner à l'iodure de méthyle pour donner un iodométhylate $C^{19} H^{21} (C^2 H^5) Az^2 O$, $CH^3 I$ qui ressemble à l'iodéthylate.

Le *Brométhylate* $C^{19} H^{22} Az^2 O, C^2 H^5 Br$ se prépare comme l'iodéthylate en substituant $C^2 H^5 Br$ à $C^2 H^5 I$. Cristaux cubiques incolores facilement solubles dans l'alcool.

D'autres dérivés alkylés moins importants ont encore été préparés, tels sont : 1º le cyanéthylate $C^{19} H^{22} Az^2 O, C^2 H^5 C Az$; 2º le chlorobenzylate $C^{19} H^{22} Az^2 O, C^7 H^7 Cl + H^2 O$ et . ses dérivés parmi lesquels il convient de citer la benzylcinchonidine $C^{19} H^{21} (C^7 H^7) Az^2 O$; 3º le chloramylate et l'amylcinchonidine ; 4º les phénylcinchonidines α et β.

Les composés précédents ne renferment qu'un seul radical alcoolique lié à l'azote. Ceux qui suivent en renferment deux,

Le *Diiodométhylale* $C^{19} H^{22} Az^2 O, 2 CH^3 I + 2 H^2 O$ s'obtient en chauffant **5** heures au bain-marie le monoidométhylate avec un excès de $CH^3 I$. Gros prismes jaune d'ambre, peu solubles dans l'alcool absolu, très solubles dans l'eau.

Le *Diiodéthylate* $C^{19} H^{22} Az^2 O, 2 C^2 H^5 I$ s'obtient en abandonnant longtemps dans un vase fermé un mélange de base et de $C^2 H^5 I$ en excès. Cristaux transparents, jaune d'or, anhydres ou renfermant $2 H^2 O$, très solubles dans l'eau, fondant à 255º.

L'*Iodéthylate d'iodométhylcinchonidine* $(C^{19} H^{22} Az^2 O, C H^3 I) C^2 H^5 I + 2 H^2 O$ représente le produit de l'action de $C^2 H^5 I$ sur le monoiodométhylate de cinchonidine. Tables rhombiques, jaune rouge vif, fondant après dessiccation, à 243º-245º, en se décomposant.

L'*iodométhylate d'iodéthylcinchonidine* $(C^{19} H^{22} Az^2 O, C^2 H^5 I) C H^3 I$ qui est isomère du corps précédent se forme par l'action de $C H^3 I$ sur le monoiodéthylate de cinchonidine. Il cristallise en tables minces, jaune citron, légèrement verdâtres, toujours anhydres.

Dérivés acides

L'*Acétylcinchonidine* $C^{19} H^{21} (C^2 H^3 O) Az^2 O$ s'obtient par la méthode générale décrite *page 17.* Corps amorphe, incolore, fondant à 42°, très soluble dans l'éther, l'alcool et le chloroforme. Son pouvoir rotatoire en solution dans l'alcool à 97° $\alpha D = -38°,4$ pour $p = 2$; $t = 15°$. Cette base donne un chloroplatinate cristallisant confusément et un chloroaurate amorphe.

La *Benzoylcinchonidine* $C^{19} H^{21} (C^7 H^5 O) Az^2 O$ s'obtient par l'action du chlorure de benzoyle sur la cinchonidine. On obtient ainsi un chlorhydrate cristallisé qui, traité par $Az H^3$, fournit la base sous forme d'une masse molle qui, lavée et séchée, a une apparence résinoïde. Les sels de cette base cristallisent difficilement. L'iodométhylate, l'iodéthylate cristallisent nettement. Le méthylhydrate forme de petites aiguilles difficiles à obtenir (G. F. Henning).

ALCALOIDES DÉRIVÉS DE LA CINCHONIDINE

1° Isomères de la cinchonidine

APOCINCHONIDINE $C^{19} H^{22} Az^2 O$

Cette base s'obtient en chauffant 5-6 heures en tubes scellés à 140°-150°, la cinchonidine avec de l'acide H Cl (densité 1.125). Cristallisée de l'alcool, elle forme de petites lamelles brillantes très peu solubles dans l'alcool dilué, l'éther ou le chloroforme, presque insolubles dans l'eau. Elle fond à 225° (non corrigé) en se décomposant. Son pouvoir rotatoire, dans l'alcool à 97° $\alpha D = -129°,2$; $p = 0,8$ $t = 15°$ et dans l'eau, additionnée de 3 H Cl. $\alpha D = -160°,4$; les autres conditions restant les mêmes. La solution de ses sels basiques ne précipite pas par le sel de Seignette, contrairement à ce qu'on observe avec les sels basiques de cinchonidine. Ses sels sont le plus souvent amorphes et très solubles. L'anhydride acétique la change en un dérivé acétylé.

L'*Acétylapocinchonidine* $C^{19} H^{21} (C^2 H^3 O) Az^2 O$ s'obtient d'après la méthode générale décrite *page 17*. C'est un corps amorphe, soluble dans l'éther et l'alcool, lévogyre et dont le chloroplatinate ainsi que le chloroaurate sont amorphes.

7

Hydrochlorapocinchonidine C^{19} H^{23} Cl Az^2 O. — En remplaçant dans la préparation de l'apocinchonidine l'acide H Cl (densité 1.125) par l'acide H Cl fumant, on obtient à l'état de bichlorhydrates un mélange d'hydrochlorapocinchonidine et d'apocinchonidine. Le résultat est le même si l'on traite l'apocinchonidine par H Cl fumant.

Cristallisée de l'alcool bouillant, l'hydrochlorapocinchonidine forme des lamelles incolores, soyeuses, peu solubles dans l'éther, le chloroforme, l'alcool froid et chaud. Elle ne sature pas les acides, fond à 200° (non corrigé). Elle est lévogyre α D $= -142°,2$; $p = 2$; $t = 15°$ dans l'eau additionnée de 3 H Cl. Son bichlorhydrate, contrairement à celui d'hydrochlorapocinchonine, est très soluble. L'anhydride acétique la change en un dérivé acétylé C^{19} H^{22} (C^2 H^3 O) Cl Az^2 O cristallisable en prismes incolores, brillants, solubles dans l'éther, l'alcool et le chloroforme, saponifiable par K H O en régénérant l'hydrochlorapocinchonidine (Hesse).

HOMOCINCHONIDINE C^{19} H^{22} Az^2 O

En 1877, Koch (*Pharmaceutische Post* t. X p. 207) signala l'existence d'une variété de cinchonidine qui différait de la quinidine de Winckler (cinchonidine vraie). M. Hesse crut reconnaître dans la base de Koch un homologue inférieur de la cinchonidine. Il lui donna le nom d'homocinchonidine ([1]) et la formule C^{19} H^{22} Az^2 O. Cette base présente de très grandes analogies avec la cinchonidine. Une seule différence mérite d'être signalée. Tandis que le sulfate basique de cinchonidine était alors toujours obtenu sous forme d'aiguilles brillantes isolées, celui d'homocinchonidine formait, au contraire, des amas d'aiguilles très fines qui, en se desséchant, donnaient lieu à des masses cornées. Mais M. Skraup a reconnu qu'il suffisait d'ajouter au sulfate d'homocinchonidine 1 0/0 seulement de sulfate de quinine pour lui donner la propriété de cristalliser en aiguilles isolées. Ainsi tombe le seul caractère sur

---

([1]) La cinchonidine était, à cette époque, représentée par la formule C^{20} H^{24} Az^2 O.

lequel on se fondait pour différencier les deux bases. Aujourd'hui la soi-disant homocinchonidine est considérée par la plupart des chimistes comme la forme la plus pure de la cinchonidine.

2º Dérivés non isomères de la cinchonidine

CINCHOTÉNIDINE $C^{18} H^{20} Az^2 O^7$

La cinchonidine, traitée en solution sulfurique, par le permanganate de potassium, se change en une base correspondant à la cinchoténine : la cinchoténidine. La préparation de cette base s'effectue comme celle de la cinchoténine. On la purifie en la faisant cristalliser successivement dans l'alcool absolu et dans l'eau. De l'alcool absolu, dans lequel elle est très peu soluble, elle se dépose en cristaux filiformes ressemblant aux filaments mycéliens de certaines moisissures. De l'alcool légèrement aqueux, elle se dépose en prismes allongés, assez épais, qui sont transparents lorsqu'ils sont mouillés, mais deviennent opaques par dessiccation. De l'eau, elle cristallise avec $3 H^2 O$ qu'elle perd en partie après une longue exposition à l'air. Cependant, à l'état anhydre elle est très hygroscopique. Elle fond à 256º (corrigé). Son pouvoir rotatoire $\alpha D = -189º$. C'est une base très faible qui ne sature pas les acides. Elle se dissout dans les alcalis en donnant des solutions décomposables par CO^2 ; ce dernier caractère la rapproche des phénols. Ses sels sont très solubles et difficilement cristallisables à l'exception du chloroplatinate basique $(C^{18} H^{20} Az^2 O^7)^2 Pt Cl^6 H^2$ qui forme soit des tables minces, soit, plus rarement, des cristaux compacts jaune orangé (Skraup et Vortmann).

La *Benzyldioxycinchoténidine* $C^{18} H^{19} (C^7 H^7) Az^2 O^7$ s'obtient en oxydant par le permanganate, à froid, le chlorobenzylate de cinchonidine. Elle cristallise en fines aiguilles incolores, insolubles dans l'eau et l'éther, facilement solubles dans l'alcool, fondant à 248º. Ses sels cristallisent difficilement (Ad. Claus).

BIOXYCINCHONIDINE $C^{19} H^{22} Az^2 O^3$

Cette base s'obtient en chauffant à reflux la bibromocinchonidine avec une solution alcoolique de potasse, jusqu'à enlèvement total du brome. On la purifie par cristallisation dans l'alcool. Ses deux sulfates : le basique $(C^{19}H^{22}Az^2O^7)^2 SO^4H^2 + 2H^2O$ et le neutre $C^{19}H^{22}Az^2O^7, SO^4H^2$ cristallisent facilement (Skalweit).

HYDROCINCHONIDINE $C^{19}H^{24}Az^2O$

Cette base fut d'abord décrite par M. Hesse sous le nom de cinchamidine. Sa nature fut établie par MM. C. Forst et Ch. Bohringer. Ces auteurs reconnurent qu'elle existait toute formée dans les quinquinas et qu'elle accompagnait souvent la cinchonidine dans le sulfate commercial. Ils l'obtinrent en même temps que la cinchoténidine en oxydant ce sel par le permanganate à froid (*voir cinchoténine*).

M. Hesse l'obtint par deux procédés qui montrent bien la préexistence de cette base dans les écorces.

1° Il la sépara des eaux-mères du sulfate de cinchonidine en passant par le tartrate basique et le chlorhydrate basique.

2° Il chauffa 10-12 heures en tubes scellés à 160°, le mélange basique renfermé dans les eaux-mères du sulfate de cinchonidine. Il se forma ainsi de l'apocinchonidine, tandis que l'hydrocinchonidine resta inaltérée. En transformant le mélange de ces deux bases en tartrates basiques, le sel d'apocinchonidine très soluble, reste dans les eaux-mères, tandis que celui d'hydrocinchonidine cristallise.

L'hydrocinchonidine cristallise de l'alcool dilué en lamelles hexagonales et de l'alcool fort en prismes courts anhydres. Elle est notablement moins soluble dans l'alcool que la cinchonidine. Dans le chloroforme, l'éther et l'eau, elle est presque insoluble. Elle fond à 229°-230°. Son pouvoir rotatoire $\alpha D = -98°,4$; $p = 2$; $t = 15°$, dans l'alcool à 97°. L'hydrocinchonidine, oxydée par l'acide chromique, donne de l'acide cinchoninique en abondance. C'est une base diacide qui neutralise bien les acides. Ses sels, dont beaucoup ont été obtenus, cristallisent facilement. Elle fournit un dérivé acétylé $C^{19}H^{23}(C^2H^3O)Az^2O$ incolore, amorphe, très soluble dans l'alcool et l'éther.

CHAPITRE V

CUPRÉINE $C^{19} H^{22} Az^2 O^2$

Le *Quinquina à cupréine*. — Vers 1870, il arriva dans le commerce
une fausse écorce de quinquina dans laquelle M. Hesse reconnut
la présence de la quinine. Cette écorce, récoltée d'abord au nord
de Bogota et à l'est de Bucaramanga dans l'Etat colombien de
Santander, fut exploitée avec une telle activité, qu'en 1883 la
source en était presque épuisée ; mais, de nouveaux explorateurs
découvrirent le même arbre en grande quantité dans le sud de
Bogota, aux environs de Tolima.

L'écorce de ces arbres fut désignée par MM. Hesse et Flückiger
sous le nom de *quina cuprea* à cause de sa couleur cuivrée. Celle
qui se récoltait au sud de Bogota fut examinée par M. Triana et
rapportée par lui au Remijia pedunculata. Le genre Remijia qui
appartient, comme le genre cinchona, à la tribu des cinchonées, a
été créé par de Candolle, en mémoire du chirurgien Remijia auquel
on doit l'emploi de ces plantes comme fébrifuges. Les écorces de
Remijia renferment, non seulement de la cupréine, mais encore
de la cinchonine, de la quinidine et de la quinine. Elles furent
pendant un certain temps, employées en très grande quantité pour
la fabrication du sulfate de quinine, et, ce qui les rendait surtout
précieuses pour cet usage, c'est qu'elles sont à peu près exemptes
de cinchonidine, alcaloïde difficile à séparer de la quinine.

L'étude chimique des écorces de Remijia pedunculata fut entreprise en 1881 par MM. Paul et Cownley qui y signalèrent la présence d'un alcaloïde particulier, voisin de la quinine. Ce nouvel
alcaloïde fut examiné également, la même année, par M. Whiffen
qui le nomma *ultraquinine* ; et, l'année suivante, par MM. David

Howard et John Hodgkin qui changèrent le nom d'ultraquinine en celui d'*homoquinine* parce qu'ils considéraient le nouvel alcaloïde comme un homologue inférieur de la quinine. M. Hesse se rangea à cet avis et le représenta par la formule $C^{19} H^{22} Az^2 O^2$. Cependant, en 1884, MM. Paul et Cownley reprirent l'étude de l'homoquinine. Il reconnurent qu'en traitant par la soude en excès un sel d'homoquinine et en agitant avec de l'éther, une partie seulement du produit passait en solution dans l'éther et que l'alcaloïde soluble dans ce dissolvant n'était autre que la quinine. Quant à la solution alcaline, si on l'acidulait faiblement par SO^4, H^2 on pouvait en obtenir un sulfate d'un alcaloïde différent de la quinine, alcaloïde qu'ils nommèrent *cupréine*. Ces auteurs arrivèrent donc à cette conclusion que l'homoquinine était une combinaison de quinine et de cupréine.

PRÉPARATION DE LA CUPRÉINE. — La cupréine est un produit secondaire de la fabrication du sulfate de quinine avec les écorces de cuprea. Le sulfate de quinine chargé de cupréine est dissous dans $SO^4 H^2$ et la solution est traitée par un excès de soude caustique qui précipite la quinine et redissout la cupréine. La solution sodique, lavée à l'éther pour lui enlever la quinine, est saturée à chaud par $SO^4 H^2$. Le sulfate basique de cupréine cristallise par refroidissement. De ce sel, on isole la base en traitant sa solution par $Az H^3$ et l'éther chaud. La cupréine se dépose par refroidissement de la solution éthérée. On la purifie par des lavages au chloroforme et par cristallisation dans l'alcool bouillant (Hesse).

Pour lui enlever les dernières traces de quinine, MM. Grimaux et Arnaud la transforment en sulfate neutre dont ils troublent la cristallisation. La poussière cristalline est essorée et lavée puis dissoute dans l'eau. Cette solution est additionnée d'un excès de soude qui précipite puis redissout la cupréine. On l'épuise par agitation avec de l'éther ou du chloroforme. La solution sodique, ainsi débarrassée de quinine, est acidifiée par $H Cl$ employé en quantité suffisante pour redissoudre le précipité qui se forme au moment de la neutralisation, puis versée dans une assez grande quantité d'eau ammoniacale. La cupréine se précipite à l'état de pureté.

Propriétés. — La cupréine cristallise de l'éther en prismes groupés autour d'un centre, renfermant 2 H^2 O (tables rhombiques selon Paul et Cownley). Desséchée à 140°, elle fond à 197°-198°. Peu soluble dans l'éther et le chloroforme, elle se dissout facilement dans l'alcool. Sa solution alcoolique chaude, additionnée d'eau, la laisse déposer à l'état d'hydrate 3 (C^{19} H^{22} Az^2 O^2) H^2 O formant une poudre cristalline. La cupréine est lévogyre α D $= -$ 175°,5 ; $p =$ 0,2354 ; $t =$ 17° dans l'alcool absolu. Cette valeur varie peu avec la concentration. Son pouvoir rotatoire en solution acide est soumis aux règles générales énoncées *page 13* (Oudemans).

La cupréine présente une réaction fortement alcaline. Ses solutions se colorent en rouge brun par le perchlorure de fer et en vert foncé par le chlore et l'ammoniaque. Ce dernier caractère la rapproche de la quinine, cependant sa solution sulfurique n'est pas fluorescente. Ses solutions salines donnent avec la soude, la potasse et l'ammoniaque, un précipité soluble dans un excès de réactif ; mais, tandis que la solution ammoniacale cède facilement sa base à l'éther, les solutions sodique et potassique la retiennent énergiquement. C'est une base forte, diacide. La solution aqueuse de ses sels basiques est souvent colorée en jaune, celle de ses sels neutres est incolore. Chauffée en tubes scellés à 140° pendant quelques heures avec H Cl (densité 1.125), elle se change intégralement en apoquinine, un de ses isomères.

La cupréine renferme deux hydroxyles, car l'anhydride acétique la change en un dérivé diacétylé. Un de ces hydroxyles semble être de nature phénolique ; la cupréine, en effet, se colore avec le perchlorure de fer et donne des combinaisons avec les métaux.

Sels de Cupréine

Chlorhydrate basique C^{19} H^{22} Az^2 O^2, H Cl $+$ H^2 O. — Petites aiguilles incolores, solubles dans 53,5 p. d'eau à 16°.

Chlorhydrate neutre C^{19} H^{22} Az^2 O^2, 2 H Cl. — Prismes gros et courts, incolores, assez solubles dans l'eau froide, moins solubles en présence de H Cl. Les cristaux déposés au-dessous de 15° sont très volumineux et rhombiques, ils renferment $2 H^2 O$.

Bromhydrate basique $C^{19} H^{22} Az^2 O^2$, H Br $+ H^2 O$. — Aiguilles blanches, solubles, à 16°, dans 122 p. d'eau.

Bromhydrate neutre $C^{19} H^{22} Az^2 O^2$, 2 H Br. — Selon la température à laquelle il se dépose, ce sel est anhydre ou renferme $2 H^2 O$. Il est soluble, à 16°, dans 12,5 p. d'eau.

Iodhydrate basique $C^{19} H^{22} Az^2 O^2$, HI. — Soluble, à 16°, dans 106,6 p. d'eau.

Iodhydrate neutre $C^{19} H^{22} Az^2 O^2$, 2 HI. — Cristaux mammelonnés, jaune orangé, renfermant $H^2 O$ ou prismes orangé foncé, assez volumineux, renfermant $2 H^2 O$; solubles, à 16°, dans 15 p. d'eau.

Azotate basique $C^{19} H^{22} Az^2 O^2$, Az O^3 H $+ 2 H^2 O$. — Aiguilles ténues ; solubles, à 16°, dans 86 p. d'eau.

Azotate neutre $C^{19} H^{22} Az^2 O^2$, 2 Az O^3 H $+ H^2 O$. — Gros cristaux jaune clair ; solubles, à 17°, dans 12,2 p. d'eau.

Sulfate basique $(C^{19} H^{22} Az^2 O^2)^2$ SO^4 H^2 $+ 6 H^2 O$. — Aiguilles blanches déliées ; solubles, à 17°, dans 813 p. d'eau.

Sulfate neutre $C^{19} H^{22} Az^2 O^2$, SO^4 H^2. — Prismes épais ; solubles, à 16°, dans 73,4 p. d'eau, qui renferment $2 H^2 O$ selon Oudemans et $H^2 O$ selon Hesse.

Sulfate acide $C^{19} H^{22} Az^2 O^2$, 2 SO^4 $H^2 + 3 H^2 O$. — Aiguilles soyeuses, très solubles dans l'eau, moins solubles dans l'alcool ou l'eau chargée de $SO^4 H^2$. Un grand excès d'eau décompose ce sel en $SO^4 H^2$ et sulfate neutre.

Chloroplatinate basique $(C^{19} H^{22} Az^2 O^2)^2$ Pt Cl^6 H^2 $+ 4 H^2 O$. — Précipité jaune amorphe.

Chloroplatinate neutre $C^{19} H^{22} Az^2 O^2$, Pt Cl^6 H^2 $+ H^2 O$. — Aiguilles aplaties, jaune orangé, succédant à un précipité floconneux.

Acétate basique $C^{19}H^{22}Az^2O^2, C^2H^4O^2 + 2H^2O$. — Aiguilles très déliées; solubles, à 17°, dans 85 p. d'eau. Sel non dissociable par la chaleur.

Oxalate basique $C^{19}H^{22}Az^2O^2, C^2H^2O^4 + 2H^2O$. — Cristaux incolores; solubles, à 18°, dans 407 p. d'eau. Un excès d'acide oxalique ne le change pas en oxalate neutre.

Tartrate basique $(C^{19}H^{22}Az^2O^2)^2 C^4H^6O^6 + H^2O$. — Aiguilles blanches, déliées; solubles, à 16°, dans 517 p. d'eau. Le tartrate neutre n'a pu être obtenu.

Tartrate acide $C^{19}H^{22}Az^2O^2, 2 C^4H^6O^6 + H^2O$. — Cristaux incolores, assez volumineux que l'eau chaude décompose en acide tartrique et tartrate basique.

COMBINAISONS DE LA CUPRÉINE AVEC LES BASES

La cupréine se dissout dans les alcalis en formant des combinaisons analogues à celles que donnent les phénols dans les mêmes circonstances.

La *Cupréine potassique* se dépose de sa solution chaude sous forme de gelée.

La *Cupréine sodique* ressemble au composé potassique; mais, si on chauffe la gelée, elle se redissout et il se dépose par refroidissement des lamelles incolores salinées. Par double décomposition entre les composés alcalins et les sels métalliques solubles, on peut obtenir les combinaisons : calcique, plombique et argentique de la cupréine.

La cupréine peut aussi se combiner aux autres bases des quinquinas. On a décrit autrefois sous le nom d'homoquinine une combinaison de quinine et de cupréine.

Dérivé acide

La *Diacétylcupréine* $C^{19}H^{20}(C^2H^3O)^2Az^2O^2$ s'obtient par le procédé général décrit *page 17*. Tables hexagonales, incolores, assez solubles dans l'alcool et l'éther, à réaction fortement alcaline. Elle est saponifiée, même à froid, par la soude. Son chlorhydrate cristallise en tables hexagonales.

Dérivés alkylés

Chlorométhylate $C^{19} H^{22} Az^2 O^2$, $C H^3 Cl$. — Petites aiguilles incolores, facilement solubles dans l'eau bouillante en donnant une solution jaune. Ce corps donne avec $Pt Cl^4$ un méthylchloroplatinate $C^{19} H^{22} Az^2 O^2$, CH^3, $H Pt Cl^6 + 2 H^2 O$ cristallisé, de couleur jaune orangé.

Iodométhylate $C^{19} H^{22} Az^2 O^2$, $CH^3 I$. Petites aiguilles incolores, très peu solubles dans l'eau. Sa solution, traitée par le sulfate d'argent, fournit le sulfométhylate neutre $(C^{19} H^{22} Az^2 O^2, CH^3)^2 SO^4$, corps cristallisable en petites aiguilles blanches très solubles. Ce sulfate, traité par l'eau de baryte, fournit une solution de méthylhydrate de cupréine, corps amorphe.

Diiodométhylate $C^{19} H^{22} Az^2 O^2$, $2 CH^3 I + 5 H^2 O$. — Lamelles jaune rouge peu solubles.

ÉTHERS DE LA CUPRÉINE

Nous avons vu que, dans bien des circonstances, la cupréine se comportait comme un phénol. Si telle est en réalité sa nature, elle doit, comme les phénols, se combiner aux alcools avec élimination d'eau pour donner des éthers analogues à l'anisol. L'éthérification de la cupréine par les alcools fut, en effet, réalisée en 1891 par MM. Grimaux et Arnaud. Le premier terme de la série, c'est-à-dire l'éther méthylique a, non seulement la composition de la quinine, mais il est identique avec cette base dont la synthèse partielle s'est trouvée ainsi réalisée. Ce résultat remarquable engagea les auteurs précédemment nommés à faire agir, sur la cupréine, d'autres molécules alcooliques. Ils obtinrent ainsi une série d'éthers homologues de la quinine auxquels ils donnèrent le nom générique de quinines.

Il ne faut pas confondre ces éthers avec les dérivés de substitution qu'on pourrait obtenir en chauffant selon la méthode de Claus, les dérivés alkylhalogénés de la cupréine avec les alcalis ; lesquels seraient isomères des quinines, mais ne posséderaient pas la fonction éther. Du reste, des dérivés de cet ordre n'ont pas encore été obtenus à l'aide de la cupréine.

Quinométhyline ou *quinine* $C^{20}H^{24}Az^2O^2$. — Pour obtenir ce corps, on chauffe 12 heures à 100°, en tubes scellés, une molécule de cupréine, un atome de sodium et une molécule de CH^3Cl, le tout en solution dans l'alcool méthylique. On évapore à sec le produit de la réaction, on reprend le résidu par SO^4H^2 étendu, on ajoute un excès de soude et on agite avec de l'éther qui s'empare de la quinine formée, tandis que la cupréine non attaquée reste en solution dans la soude. Par évaporation de la solution éthérée, on obtient de la quinine qu'on peut transformer en sulfate basique.

La *Quinéthyline* $C^{21}H^{26}Az^2O^2$ s'obtient par un procédé analogue au précédent, mais en remplaçant le chlorure de méthyle par l'azotate d'éthyle. On la purifie en passant par le sulfate neutre. Poudre blanche qui, séchée à 120°, fond à 160°. Très soluble dans l'éther, l'alcool et le chloroforme. Ses solutions sulfuriques sont fluorescentes comme celles de quinine. Son pouvoir rotatoire $\alpha D = -169°,4$. Elle donne avec SO^4H^2 un sulfate basique cristallisable en lamelles soyeuses renfermant H^2O ; solubles, à 15°, dans 397 p. d'eau et un sulfate neutre renfermant $8H^2O$ se déposant en gros prismes à 8 pans; solubles, à 19°, dans 51,1 p. d'eau.

La *Quinopropyline* $C^{22}H^{28}Az^2O^2$ s'obtient comme la quinéthyline. Elle forme une poudre blanche qui, séchée dans le vide, fond à 164°. L'eau ammoniacale saturée d'éther la dissout puis l'abandonne en longues aiguilles hydratées. Son sulfate basique, qui renferme $1,5 H^2O$, cristallise en aiguilles soyeuses ; solubles, à 13°, dans 454 p. d'eau.

La *Quinoisopropyline* s'obtient comme son isomère, mais en remplaçant l'azotate de propyle par l'azotate d'isopropyle. Elle fond à 154°. Son sulfate basique cristallise en aiguilles qui renferment H^2O et se dissolvent dans 367 p. d'eau à 10°.

La *Quinamyline* $C^{24}H^{12}Az^2O^2$ est amorphe et fond à 166°-167°. Son sulfate basique cristallise, de l'alcool, en longues aiguilles solubles à 11°,5 dans 4170 p. d'eau.

Les solutions sulfuriques de tous ces éthers sont fluorescentes comme celles de quinine. La cupréine, au contraire, ne donne pas de solutions fluorescentes avec SO^4H^2, ainsi que nous l'avons vu plus haut.

CHAPITRE VI

QUININE C^{20} H^{24} Az^2 O^2

Nous avons relaté *page 6* l'histoire de la découverte de la quinine par Pelletier et Caventou [1]. Sa composition fut établie par
Liebig qui la représenta par la formule C^{20} H^{24} Az^2 O^2. Cette formule fut confirmée par Strecker puis par Skraup.

La quinine est un dérivé de la cupréine dont elle représente
l'éther méthylique. Nous avons vu *page 107* comment MM. Grimaux et Arnaud étaient parvenus à transformer la cupréine
en quinine.

Préparation. — On l'obtient en précipitant par $Az H^3$ une solution de sulfate de quinine dans l'eau acidulée de $S O^4 H^2$.
La quinine revêt des apparences variées selon les circonstances dans lesquelles s'effectue cette précipitation. Si l'on
opère à chaud, la quinine se précipite sous forme d'un magma
poisseux. A froid et en employant des solutions concentrées,
une partie de la quinine se précipite sous la même forme, tandis
que les dernières fractions se déposent, à l'état pulvérulent. On
l'obtient exclusivement sous cette dernière forme si on opère sur
une solution étendue de sel de quinine ou mieux si on verse la
solution de quinine dans un excès d'$Az H^4$ dilué. Le précipité
est recueilli au bout de quelques heures, lavé et séché à l'air.
Le corps ainsi obtenu a une apparence amorphe, mais il est
formé, en réalité, de fines aiguilles microscopiques. Il représente un

(1) Une erreur typographique nous a fait écrire dans les pages 5, 6 et 28,
Pelletier et Caventon au lieu de *Pelletier et Caventou*.

hydrate de quinine. Selon M. Hesse la quinine se précipiterait d'abord à l'état anhydre, et ne s'hydraterait qu'ultérieurement. La dilution des liqueurs et la présence d'un excès d'ammoniaque favoriseraient cette hydratation.

QUININE ANHYDRE

La quinine anhydre peut s'obtenir par plusieurs procédés :

1° En séchant vers 115° l'hydrate précédent.

2° En précipitant par le carbonate ou le bicarbonate de soude, une solution d'un sel de quinine faiblement chauffée. Par refroidissement, la quinine anhydre se précipite en partie à l'état de petites aiguilles blanches (Hesse).

3° En dissolvant l'hydrate à $3\,H^2O$ dans de l'alcool dilué et en abandonnant la solution pendant 8 jours à une température de 30°. La quinine anhydre se dépose en longues aiguilles soyeuses. L'opération ne réussit bien que si l'on emploie de l'hydrate de quinine absolument pur (Hesse).

En 1825, Pelletier obtint de la quinine cristallisée par une méthode analogue. Il laissa s'évaporer spontanément une solution de quinine dans de l'alcool à 42° Bᵉ et l'obtint ainsi cristallisé en houppes soyeuses.

La quinine anhydre, obtenue par ce dernier procédé, ne fond pas dans l'eau bouillante, mais elle s'y dissout et se dépose, par refroidissement, en aiguilles anhydres. Cette variété de quinine anhydre fond à 174°, 7 (corrigé). Celle qui provient de la dessiccation du trihydrate fond à 171°,8 (corrigé) (Hesse); 172°.5 (corrigé) (Lentz). Après cristallisation dans la benzine elle fond à 171°5 (corrigé) (Lentz). Elle se dissout, à 15°, dans 1960 p. d'eau (Hesse) ; 2024 (J. Regnauld). A 20°, elle exige 1667 p. d'eau pour se dissoudre et, à 100°, 1428 p. (F. Sestini) ; 760 (J. Regnauld). Selon J. Regnauld, la quinine anhydre se dissout, à 15°, dans 1 p. 133 d'alcool absolu ; 1 p.926 de chloroforme ; 22 p. 632 d'éther absolu. La solution éthérée l'abandonne quelquefois en aiguilles fines comme des cheveux ; dans d'autres cas elle se sépare à l'état amorphe et ne cristallise que plus tard. Elle peut aussi cristalliser de l'alcool, mais le chloroforme la laisse toujours déposer à l'état amorphe.

HYDRATES DE QUININE

Hydrates à H^2O. — Un monohydrate de quinine a été obtenu par M. Schützenberger en chauffant à 150° son hydrate à $2H^2O$. L'eau de cet hydrate se transporte dans ses sels, son chloroplatinate a, en effet, pour formule $C^{20}H^{21}Az^2O^2$, H^2O, $Pt\,Cl^6\,H^2$. Un second hydrate à H^2O a été obtenu par M. Hesse en exposant le trihydrate sous une cloche contenant de l'acide SO^4H^2 étendu de son volume d'eau. Enfin, selon Fletcher, la quinine obtenue par évaporation de sa solution éthérée représenterait un hydrate à $1H^2O$.

Hydrates à $2H^2O$. — M. Schützenberger a obtenu un corps de cette composition en traitant par le zinc une solution sulfurique de quinine.

Au bout d'un certain temps, on précipite par AzH^4 en excès suffisant pour redissoudre ZnO, ce qui fournit un corps visqueux soluble dans l'alcool et l'éther et dont la solution sulfurique se colore en vert par Cl et AzH^3. Chauffé à 140°, ce corps perd une partie de son eau pour donner l'hydrate $(C^{20}H^{24}Az^2O^2)^2\,3H^2O$. A 150°, il donne l'hydrate à H^2O signalé plus haut.

Le précipité poisseux qui se forme quand on ajoute AzH^3 à une solution bouillante de sulfate de quinine renfermerait, après dessication à l'air $2H^2O$ (Hanamann).

Hydrate à $3H^2O$. — C'est le mieux connu de tous les hydrates de quinine, c'est lui qu'on obtient en suivant le mode opératoire indiqué plus haut pour la préparation de la quinine.

Il se dépose en cristaux capillaires, longs de 7 centimètres, si l'on étend d'eau une solution alcoolique de quinine jusqu'à trouble laiteux persistant. Dans ce cas, une partie de la quinine se dépose en un gâteau résineux qui se solidifie peu à peu. On obtient encore le trihydrate en précipitant par un grand excès d'AzH^3, une solution aqueuse peu concentrée d'un sel de quinine. Il se dépose en aiguilles plus ou moins longues. La solution éthérée de quinine le fournit aussi sous cette forme quand la température ne dépasse pas 10°.

Le trihydrate de quinine est efflorescent. A 20°, il perd H^2O; c'est ce qui explique pourquoi la quinine hydratée du commerce ne renferme souvent que $2 H^2 O$. Cet hydrate se dissout dans l'eau bouillante ; mais, en refroidissant, la solution l'abandonne à l'état amorphe. Il se dissout, à 15° dans 1670 p. d'eau (Hesse); à 20° dans 900 p. (Sestini) et à 100° dans 773,4 p. L'éther en dissout un poids égal au sien. Il fond à 57° (Hesse). Son pouvoir rotatoire, dans l'acool à 97°, $\alpha D = -144°,54$; $p = 1$; $t = 15°$.

En versant goutte à goutte une solution de sulfate de quinine pur dans une liqueur ammoniacale étendue, Oudemans a obtenu tantôt l'hydrate à $3 H^2 O$, tantôt un hydrate à $9 H^2 O$.

En agitant avec du benzène une solution chaude de sulfate de quinine additionnée de soude et laissant refroidir, on obtient des cristaux rhombiques très réfringents dont la composition est représentée par la formule $2 C^{20} H^{24} Az^2 O^2, 2 H^2 O + C^6 H^6$. Ces cristaux perdent lentement leur benzène en devenant opaques (Wood et Barret.)

Propriétés de la Quinine. — La quinine fondue dans le vide peut s'électriser négativement par le frottement. Chauffée à 280°-300° avec de l'eau, elle fournit de la quinoline (Reynoso). Récemment précipitée, elle se dissout dans la solution de chlorure de calcium, dans l'eau de chaux et dans l'ammoniaque. L'eau additionnée de potasse en dissout une faible quantité, mais elle ne se dissout pas dans la soude (Calvert).

La quinine est lévogyre. Son pouvoir rotatoire rapporté à la quinine anhydre est, dans les divers dissolvants, pour $t = 17°$.

Dissolvants	Valeurs de p.	αD
Alcool absolu	1,64	— 167°,5
Benzène	0,61	— 136°
Chloroforme	1,46	— 117°
Eau $+ 2 HCl$	1,62	— 279°,2
Eau $+ SO^4 H^2$	1,62	— 278°,2

Ce pouvoir rotatoire est, du reste, soumis aux règles générales énoncées *page 13*.

Chauffée à 147°, la quinine se sublime en prismes, en aiguilles ou en lamelles (Winter Blyth). Une solution aqueuse saturée de quinine, exposée quelques heures aux rayons du soleil de l'été, se colore, se trouble et laisse déposer des flocons bruns d'une substance que Flükiger a nommé *quinirétine*.

La quinine se dissout facilement, à chaud, dans le benzène. Par refroidissement, il se dépose des aiguilles renfermant $C^{20} H^{24} Az^2 O^2$, $C^6 H^6$. Le toluène donne de même le composé $C^{20} H^{24} Az^2 O^2$, $C^7 H^8$ qui ressemble au composé benzénique. L'isoxylène et le mésitylène donnent des combinaisons analogues. Tous ces corps se dissocient par exposition à l'air (Oudemans). La quinine peut se combiner avec certains sels métalliques tels que l'acétate de cuivre et l'azotate d'argent pour donner les composés $C^{20} H^{24} Az^2 O^2$, $(C^2 H^3 O^2)^2$ Cu et $C^{20} H^{24} Az^2 O^2$, $Az O^3 Ag$. On obtient ces sels doubles en ajoutant les sels métalliques en solution ammoniacale à la solution alcoolique de quinine et faisant évaporer sur $SO^4 H^2$. La combinaison cuprique forme des cristaux verts, la combinaison argentique des aiguilles blanches.

Plusieurs réactions permettent de reconnaître facilement la quinine.

I. — La première qui a été indiquée dès 1835 ([1]) par J.-J André, consiste à ajouter à une solution de quinine dans l'eau acidulée, successivement de l'eau de chlore, puis quelques gouttes d'Az H³. Il se produit une belle couleur vert émeraude. En même temps, il se forme presque toujours un précipité vert auquel Brandes et Leber ont donné le nom de *thalléioquine*. H. Köchlin proposa de remplacer l'eau chlorée par une solution de chlorure de chaux qu'on verse dans la solution chlorhydrique de quinine et nomma le précipité vert formé *dalleoquine*. Ces noms sont, du reste, sans intérêt ; car on ne connait pas la nature des produits ainsi formés.

[1] *Annales de Chimie et de Physique* (2) t. LXXI, p. 195.

Pour donner à cette réaction sa plus grande sensibilité, M. Flückiger propose d'opérer ainsi :

Une solution au $\frac{1}{2000}$ d'un sel de quinine est additionnée de $\frac{1}{10}$ de son volume d'eau de chlore, sans agiter ; on laisse tomber dans le liquide une goutte d'Az H³. En agitant légèrement le tube, il se forme d'abord une zône verte, puis la couleur se communique à toute la masse.

Le chlore peut, dans cette opération, être remplacé par le brome. Dans un tube à essai, rempli au $\frac{1}{5}$ de son volume d'une solution d'un sel de quinine, on fait tomber des vapeurs de brome jusqu'à ce que la couche supérieure du liquide commence à devenir jaune, puis on fait couler le long des parois une goutte d'Az H³. En agitant légèrement, il se forme une coloration verte passant au bleu, laquelle est encore visible avec une solution de quinine à $\frac{1}{20000}$

II. — Vogel mélange une solution froide de sulfate de quinine avec son volume d'eau chlorée récente et ajoute une solution, saturée à froid, de ferrocyanure de potassium, puis du carbonate d'ammoniaque jusqu'à réaction nettement alcaline. Il se produit immédiatement une coloration rouge qui se maintient quelque temps, puis passe au vert clair. On peut remplacer l'eau chlorée par l'eau bromée, ce qui a l'avantage d'élever la sensibilité de la réaction jusqu'à $\frac{1}{15000}$. Le carbonate d'ammoniaque peut lui-même être remplacé par le phosphate disodique ou le borax.

Inversement, il est possible de reconnaître l'alcalinité de certains produits : marbre, verre pilé, en les agitant avec une solution de quinine additionnée de ferrocyanure de potassium.

III. — La solution de quinine dans l'eau acidulée de S O⁴ H² présente une belle fluorescence bleue qui, selon M. Flückiger, est encore appréciable à la lumière diffuse, pour des solutions à $\frac{1}{10000}$; mais, si on place le tube sur un fond noir et si on l'expose aux rayons directs du soleil, la sensibilité atteint la limite de $\frac{1}{100.000}$. Cette limite peut aller jusqu'à $\frac{1}{200.000}$ si on fait tomber sur la solution, latéralement ou d'en haut un faisceau lumineux concentré par une lentille. La fluorescence se montre alors sous forme d'un cône lumineux bleu.

Selon M. J. Regnauld, la sensibilité de cette réaction peut aller jusqu'à $\frac{1}{500.000}$ si on éclaire la solution avec un rayon de lumière réfléchi par un miroir concave. Elle disparaît par addition de H Cl. M. Maly admet même la limite de $\frac{1}{2.000.000}$.

La solution alcoolique de quinine, additionnée de très faibles quantités de SO^4H^2, donne lieu au même phénomène ; et, comme avec les solutions aqueuses, l'addition de H Cl fait disparaître la fluorescence ; de plus l'addition de SO^4H^2 à la solution chlorhydrique de quinine ne produit pas de fluorescence (Stokes).

ACTION DES ALCALIS. — La quinine, traitée par la potasse en fusion, ne fournit pas de quinoline, mais une base dont la solution et celle de ses sels présentent une fluorescence bleue. Cette base qui diffère de la lépidine par O en plus, a pour formule $C^{10}H^9AzO$. Elle a reçu d'abord le nom de *quinolidine* (Wischnegradsky et Boutlerow). Skraup a reconnu qu'elle devait être considérée comme le *paraquinanisol* ou *paraméthoxyquinoline*.

ACTION DES OXYDANTS

Permanganate de potassium· — La quinine en solution sulfurique, traitée à froid par le permanganate de potassium, se dédouble, en partie, en acide formique et en une nouvelle base : la quiténine (Skraup)

$$C^{20}H^{24}Az^2O^2 + O^4 = C^{19}H^{22}Az^2O^4 + CH^2O^2$$

Si l'oxydation est exécutée à chaud, on obtient de l'acide α carbocinchoméronique, ainsi qu'un produit rouge amorphe déjà obtenu par Marchand et nommé par lui *quinétine* (Ramsay et Dobbie).

En opérant en solution chlorhydrique et à la température de 59°-60°, Kerner a obtenu un corps qu'il nomma dihydroxylquinine et représenta par la formule $C^{20}H^{24}(HO)^2Az^2O^2$.

Le même corps existerait, à côté de la quinine, dans l'urine des malades traités par le sulfate de quinine. Selon M. Skraup, la dihydroxylquinine serait identique à la quiténine. Elle en présente, du reste, les propriétés et la composition centésimale.

En traitant la quinine par le permanganate, à chaud et en milieu alcalin, MM. Hoogewerf et van Dorp ont encore obtenu l'acide α carbocinchoméronique, mais ils ont remarqué que 22 à 26 0/0 du carbonne de la quinine se changeait en acide oxalique et que 41-43 0/0 de l'azote donnait de l'Az H³.

Acide chromique. — Une solution bouillante d'acide chromique attaque rapidement la quinine avec formation d'un acide particulier : l'acide *quininique* qui est à la quinine ce que l'acide cinchoninique est à la cinchonine. L'acide quininique est isolé du produit de la réaction à l'état de combinaison chlorhydrique. L'eau-mère de ce corps forme un liquide acide sirupeux qui renferme les mêmes produits que le liquide analogue obtenu dans l'oxydation chromique de la cinchonine et de la cinchonidine. On y trouve notamment l'acide cincholœponique. Ce dernier est plus facile à isoler lorsqu'on oxyde la quiténine au lieu d'oxyder la quinine. M. Skraup conclut de ces faits que la *seconde moitié de la molécule de la quinine* (celle qui ne fournit pas d'acide quininique) a la même constitution que la seconde moitié de la molécule de la cinchonine et de la cinchonidine.

Acide azotique. — La quinine, chauffée avec de l'acide AzO^3H (densité 1,4) ne donne pas, comme la cinchonine, plusieurs acides. La réaction est beaucoup plus simple ; il se forme seulement de l'acide cinchoméronique avec un peu d'acide oxalique (Weidel et Schmidt).

En introduisant de la quinine dans un mélange refroidi de SO^4H^2 et de AzO^3H. E. Rennie a obtenu une binitroquinine. C'est un corps amorphe, à peine soluble dans l'éther, facilement soluble dans l'alcool et les acides.

ACTION DU CHLORE. — L'action exercée par le chlore libre sur la quinine est assez mal connue. Soumis à l'action du chlore sec ou en présence de l'eau, cet alcaloïde se transforme

en une matière résinoïde brune dont les propriétés basiques
sont très affaiblies.

De sa solution alcoolique, cette matière se dépose sous
forme d'une poudre granuleuse qui, vue au microscope, semble formée de prismes à 4 pans (Pelletier).

Le chlore, employé sous forme de pentachlorure de phosphore, réagit sur la quinine, comme sur la cinchonine. Il y
a remplacement de l'hydroxyle libre de la quinine par un
atome de chlore et formation de chlorure de quinine.

Chlorure de quinine $C^{20} H^{23} Az^2 O Cl$. — Ce corps, qui correspond au chlorure de cinchonine, s'obtient en dissolvant
3 grammes de chlorhydrate de quinine sec dans du chloroforme sec et versant cette solution sur 4 p. de pentachlorure de phosphore arrosé de chloroforme. On chauffe à reflux
jusqu'à cessation du dégagement de H Cl. Le produit de la
réaction est mélangé avec de l'eau glacée. On sépare le chloroforme et on précipite la solution aqueuse par $Az H^1$. Le précipité résinoïde obtenu est dissous dans le benzène ; puis,
cette solution, décolorée au noir animal, est séchée sur K HO,
filtrée, concentrée et additionnée d'éther pur. Il se sépare de
magnifiques cristaux incolores, que l'on purifie par dissolution
dans le benzène et précipitation nouvelle par l'éther. Le chlorure de quinine fond à 151°; il jouit de propriétés basiques.
Sa solution sulfurique n'est pas fluorescente, mais elle se colore en vert par l'eau chlorée et $Az H^1$; la coloration est cependant moins intense qu'avec la quinine.

Action du brome. — On ne connaît que des produits d'addition
du brome à la quinine.

Le *Tétrabromure de quinine* $C^{20} H^{24} Az^2 O^2$, Br^4 s'obtient en ajoutant à 5 grammes de sulfate de quinine en solution sulfurique,
200 grammes d'eau bromée à 3 0/0. Il se forme un précipité
jaune de tétrabromure qu'on sèche à l'air. Ce corps est instable, il
conserve l'odeur du brome.

Le *Tribromure de quinine* $C^{20} H^{21} Az^2 O^2$, Br^3 s'obtient en faisant passer dans la solution alcoolique du tétrabromure, chauffée à 50°, H_2S jusqu'à saturation. Après 24 heures, on évapore au bain-marie et on reprend le résidu amorphe par l'eau tiède. Le tribromure de quinine se dépose par refroidissement. C'est un corps amorphe dont le chloroplatinate répond à la formule $C^{20}H^{24}Az^2O^2Br^3$, $PtCl^4$.

Le *Bibromure de quinine* $C^{20}H^{24}Az^2O^2Br^2 + 2H^2O$ s'obtient en précipitant par AzH^3, l'eau-mère du tribromure. C'est une poudre blanchâtre. Tous ces corps ne se colorent pas en vert par Cl et AzH^3 (A. Colson).

Un autre bibromure de quinine a été obtenu par MM. Comstock et Kœnigs en faisant agir une solution chloroformique de brome sur une solution de chlorhydrate de quinine dans un mélange de chloroforme et d'alcool. Ce bibromure, mis en liberté par AzH^3, cristallise du benzène avec une molécule de ce carbure qu'il perd par une longue exposition à l'air. Il se conduit comme une base et donne avec AzO^3H et HBr des composés cristallisables. La potasse alcoolique ne le change pas en déhydroquinine comme elle change le bibromure de cinchonine en déhydrocinchonine.

ACTION DE L'IODE. — L'iode exerce sur la quinine libre une action assez mal définie. En 1836, Pelletier obtint ainsi de l'iodhydrate de quinine et un produit d'addition qu'il nomma iodure de quinine. Harry et Bauer, en triturant, selon la méthode de Pelletier, 1 p. d'iode avec 2 p. de quinine virent, qu'après avoir arrosé la masse d'alcool, il se dissolvait peu de chose. La solution alcoolique, précipitée par l'eau, leur donna un corps amorphe $4(C^{20}H^{24}Az^2O^2)3I^2$ de couleur foncée. La portion insoluble dans l'alcool, de couleur rouge brun, répond à la formule $4(C^{20}H^{24}Az^2O^2)5I$.

Biiodure de quinine $C^{20}H^{24}Az^2O^2$, HI^2. Harry et Bauer ont obtenu ce corps en ajoutant à une solution de sulfate de quinine, une solution d'iode dans l'iodure de potassium. C'est un précipité brun kermès qui peut cristalliser, de l'alcool chaud, en lamelles bronzées brillantes. Les mêmes auteurs ont également obtenu le corps $C^{20}H^{24}Az^2O^2$, HI^3.

L'iode exerce sur les sels de quinine une action plus nette. Nous en parlerons à propos des sels de quinine.

ACTION DE L'ACIDE CHLORHYDRIQUE. — En chauffant en tubes scellés à 140° du sulfate de quinine avec H Cl saturé à —17°, Zorn n'a pas observé la formation du chlorure de méthyle ; il a obtenu un corps qu'il a nommé hydrate de chloroquinide, mais dont la formule doit s'écrire $C^{20}H^{25}Cl Az^2 O^2$. Quand on étend le contenu des tubes de son volume d'eau, le bichlorhydrate de ce corps se dépose sous forme d'aiguilles qui peuvent solidifier toute la masse. La solution de ce bichlorhydrate n'est pas fluorescente ; elle ne donne pas de coloration verte avec l'eau chlorée et l'ammoniaque (Zorn).

Hydrochloroquinine $C^{20}H^{25}Cl Az^2 O^2$. — Ce composé s'obtient en abandonnant pendant quelques semaines à la température de la cave, du chlorhydrate de quinine en solution dans 10 fois son poids de H Cl saturé à —17°. La solution, étendue d'eau, ne donne lieu à aucun dépôt. On l'additionne de carbonate de sodium ; puis, la base précipitée est lavée et transformée en nitrate peu soluble dans un excès d'$Az O^3 H$, propriété qui permet de séparer la quinine non attaquée, laquelle reste dans les eaux-mères. Du nitrate peu soluble, purifié par cristallisations, on isole la base hydrochlorée et on la fait cristalliser dans l'alcool méthylique. Cette base fond à 186°-187°. Elle est insoluble dans l'eau, mais elle cristallise bien dans l'éther ou l'alcool méthylique. Sa solution sulfurique est fluorescente et se colore en vert par l'eau chlorée et $Az H^3$, ce qui la différencie du chloroquinide de Zorn. La potasse alcoolique la change en chlorure de potassium et quinine régénérée (Comstock et Kœnigs). Selon M. Hesse on obtient la même base à l'état de bichlorhydrate bien cristallisé quand on chauffe 48 heures à 85°, la quinine avec de l'acide H Cl (densité 1,189).

L'acide H Cl (densité 1,125), chauffé en tubes scellés avec de la quinine, donne lieu à une élimination de $CH^3 Cl$ et a la production d'une nouvelle base ; l'apoquinine $C^{19}H^{22}Az^2 O^2$.

ACTION DE L'ACIDE BROMHYDRIQUE. — *Bibromhydrate d'hydrobromoquinine* $C^{20}H^{25}Br Az^2 O^2$, 2 HBr. —On laisse en contact, à froid, pendant 5 jours, 20 grammes de bromhydrate neutre de quinine avec 200 c. c. de H Br saturé à —17°. L'addition d'eau au produit détermine la formation d'un précipite cristallin qu'on purifie par deux dissolutions dans l'eau tiède suivies chacune d'une précipitation par H Br. Le sel est séché dans le vide sur SO^4H^2.

Hydrobromoquinine $C^{20}H^{25}BrAz^2O^2$. —La potasse ne précipite pas la solution du bibromhydrate de cette base ; mais de la solution jaune obtenue l'acide CO^2 la sépare. Elle est soluble dans l'éther et peut cristalliser de ce solvant. Sa solution sulfurique n'est pas fluorescente.

Si on maintient pendant 14 jours le contact de l'acide H Br saturé à -17° et de la quinine, il y a élimination de CH^3Br et de H^2O, et formation, avec fixation de H Br, d'un corps nouveau ; l'hydrobromoxycinchène $C^{19}H^{21}BrAz^2O$ (Comstock et Kœnigs).

La quinine, chauffée pendant 1 heure à 100° avec H Br saturé à 0°, se change en bibromhydrate d'hydrobromapoquinine avec élimination de CH^3 Br (Julius Paul).

$$C^{20}H^{24}Az^2O^2 + 4HBr = C^{19}H^{23}BrAz^2O^2, 2HBr + CH^3Br.$$

ACTION DE L'ACIDE IODHYDRIQUE. — Comme les acides H Cl et H Br, l'acide HI donne avec la quinine soit des dérivés de cette base, soit des dérivés de l'apoquinine ; ces derniers se forment surtout quand on emploie un acide HI très concentré.

Biiodhydrate d'hydroiodoquinine $C^{20}H^{23}IAz^2O^2, 2HI$. — Dans de l'acide H I (densité 1,9) décoloré au phosphore et chauffé au bain-marie, on introduit $\frac{1}{10}$ de son poids de quinine anhydre. Après 1 h. - 1 h. 1/2 de chauffe, on laisse refroidir le liquide jaune rougeâtre et on recueille la bouillie cristalline formée ; on lave à l'alcool fort et on fait cristalliser le produit dans l'alcool à 50°. Prismes jaune clair, peu solubles dans l'eau froide et l'alcool concentré, décomposables par l'eau bouillante, fondant à 228°-230°, insolubles dans la lessive de soude. Chauffé à 100° avec de l'acide H I saturé à 0°, ce composé perd $C H^3 I$ et se change en biiodhydrate d'hydroiodapoquinine.

Hydroiodoquinine C^{20} H^{25} I Az^2 O^2.— On triture le biiodhydrate avec de l'Az H^3 et on agite la masse devenue blanche avec de l'éther. La solution éthérée abandonne au bout de quelques heures des cristaux transparents formés par une combinaison d'éther et d'hydroiodoquinine C^{20} H^{25} I Az^2 O^2 $+$ $(C^2 H^7)^2$ O ; mais, si on sèche cette solution sur K H O et si on la concentre, on obtient la base anhydre en cristaux fusibles à $150°$ - $155°$. Sa solution sulfurique est fluorescente et se colore en vert par l'eau chlorée et l'ammoniaque. Cette base est plus stable que ses sels qui perdent facilement de l'acide H I. Chauffée avec K H O en solution aqueuse ou alcoolique, avec Az O^3 Ag ou simplement avec de l'eau, elle perd HI et se change en un mélange de 3 bases : la quinine, la pseudoquinine toutes deux isomères, et la niquine qui en diffère par un atome de carbone en moins. La potasse alcoolique fournit environ parties égales des 3 bases ; il se forme beaucoup plus de niquine avec les sels d'argent. Selon M. Skraup, il convient d'opérer de la façon suivante : le biiodhydrate d'hydroiodoquinine est divisé dans 7 p. d'alcool auquel on ajoute une solution de 1 p. 1/2 de potasse caustique dans 7 p. d'eau. La solution est chauffée 1 heure à reflux. Après réaction, on évapore le liquide jusqu'à réduction de moitié et on laisse refroidir. Il se dépose une huile qu'on lave à l'eau pour lui enlever l'excès d'iodure alcalin. Après solidification de l'huile, on dissout le produit à chaud dans 7 p. d'alcool à 95° et on ajoute un poids d'acide oxalique égal aux 3/4 de celui du produit basique. Il se dépose une poudre cristalline blanche que l'on recueille après refroidissement. Ce précipité est surtout formé d'oxalate de niquine. Les eaux-mères alcooliques sont évaporées à moitié et, après refroidissement, on ensemence avec un peu d'oxalate neutre (acide) de pseudoquinine. Ce sel cristallise, on le recueille au bout de 24 heures. Les cristaux sont essorés et lavés avec de l'alcool absolu refroidi à 0°. Les eaux-mères de ce second oxalate renferment la quinine à l'état d'oxalate neutre.

Selon MM. Lippmann et Fleissner, le biiodhydrate d'hydroiodoquinine, chauffé à reflux avec de la potasse alcoolique ou à 150°-160° avec de l'eau, se changerait en une base isomère de la quinine, qu'ils nomment isoquinine et qui différerait de la pseudoquinine de Skraup. Les différences entre ces deux bases sont du reste, peu accentuées et peut-être ne s'agit-il là que d'un même corps à des états de pureté différents.

ACTION DE L'ACIDE SULFURIQUE. — En chauffant le sulfate de quinine avec de l'acide sulfurique concentré, Pasteur a vu que la quinine était transformée en une nouvelle base, isomère de celle-ci : la quinicine.

L'acide sulfurique fumant change la quinine en acide iso-quinine sulfonique $C^{20} H^{23} (SO^3 H) Az^2 O^2$ *(voir page 21)*, corps amorphe, très soluble dans l'eau en donnant une solution fluorescente colorable en vert par Cl et $Az H^3$, fortement lévogyre.

La *Sulfoquinine* $C^{20} H^{23} (SO^3 H) Az^2 O^2 + H^2 O$, isomère du corps précédent, s'obtient en humectant d'acide acétique le tétrasulfate de quinine bien sec. Le sel se dissout en perdant $H^2 O$. On étend d'eau et on neutralise par $Az H^3$. La sulfoquinine se précipite. On la purifie par cristallisation dans l'alcool étendu bouillant.

Petits prismes incolores, très peu solubles dans l'eau bouillante. Son chloroplatinate $C^{20} H^{23} (SO^3 H) Az^2 O^2, Pt Cl^6 H^2 + 8 H^2 O$ cristallise en aiguilles.

Selon M. Hesse, le sulfate basique de quinine, traité à froid par 10 p. de $SO^4 H^2$ concentré, se change en sulfate d'isoquinine lequel ne précipite pas par le sel de Seignette. Cependant MM. Lippmann et Fleissner ont constaté que, dans cette réaction, il se formait surtout de la sulfoquinine et très peu d'isoquinine.

QUINÈNE $C^{20} H^{22} Az^2 O$

L'étude de ce corps et de ses dérivés est due à MM. Comstock et Kœnigs. On l'obtient par l'action de KHO alcoolique sur le chlorure de quinine en opérant comme pour la préparation du cinchène *(voir page 46)*. Après évaporation de l'alcool, la base est précipitée par l'eau sous forme résineuse, et transformée en chlorozincate, sel facile à purifier par cristallisations ; car il est peu soluble dans l'eau froide et très soluble dans l'eau bouillante ou l'alcool. Le quinène, régénéré de ce chlorozincate par la soude, est repris par l'éther ; puis la solution éthérée, séchée sur KHO et évaporée convenablement, fournit le quinène en beaux cristaux rhombiques incolores, fondant à 81°-82° et renfermant 2 molécules d'eau de cristallisation. Sa solution sulfurique présente une fluorescence plus verte que celle de la quinine ; elle donne avec Cl et AzH^3 une coloration verte moins intense que celle que donne la quinine.

Nous verrons plus loin que le chlorure de quinidine, composé correspondant au chlorure de quinine, fournit aussi du quinène quand on le traite par KHO alcoolique.

Le quinène, chauffé avec H Cl (densité 1,125), perd CH^3Cl et se change en apoquinène. L'acide H Br (densité 1,49) exerce la même action.

Maintenu 14 jours en contact avec H Br saturé à — 17°, le quinène se change comme la quinine, en hydrobromoxycinchène avec perte de CH^3Br

$$C^{20} H^{22} Az^2 O + 2 H Br = C^{19} H^{21} Br Az^2 O + CH^3 Br$$

Il peut fixer 2 Br pour donner un bibromure $C^{20} H^{22} Az^2 O Br^2$ que la potasse alcoolique change en déhydroquinène $C^{20} H^{20} Az^2 O$ avec perte de 2 H Br.

Une des réactions les plus intéressantes du quinène est celle que subit son chlorozincate quand on le chauffe 10-11 heures à 190°-200°. Ce sel fournit ainsi la paraméthoxylépidine $C^{11} H^{11} Az O$, homologue supérieur du paraquinanisol. Ce même corps s'obtient aussi quand on chauffe le quinène à 200° avec de l'eau et un peu d'acide acétique.

Le quinène, chauffé à 170°-180° pendant 8-10 heures avec une solution d'acide phosphorique à 25 0/0, subit une transformation analogue à celle que subit le cinchène dans les mêmes circonstances ; il se forme du méroquinène et de la méthoxylépidine (Kœnigs)

$$C^{19} H^{19} (OCH^3) Az^2 + 2 H^2 O = C^{10} H^8 (OCH^3) Az + C^9 H^{15} Az O^2$$
Quinène   Methoxylépidine   Meroquinène

Le *Déhydroquinène* $C^{20} H^{20} Az^2 O$ s'obtient en chauffant 7-8 heures à reflux le bibromure de quinène avec la potasse alcooli-que

$$C^{20} H^{22} Az^2 O Br^2 + 2 KHO = C^{20} H^{20} Az^2 O + 2 K Br + 2 H^2 O$$

C'est un corps qui cristallise difficilement en aiguilles fusibles à 40°, facilement solubles dans l'alcool et l'éther. Sa solution sulfurique présente une belle fluorescence bleue verdâtre ; elle se colore en vert par Cl et Az H³. Le déhydroquinène est, comme le quinène, un corps basique. Son tartrate cristallise bien.

Hydrobromoxycinchène $C^{19} H^{21} Br Az^2 O$. — Ce composé est un dérivé du quinène. Nous avons vu plus haut son mode de for-mation. Quand le liquide de réaction donne avec la soude une solution limpide, on l'étend de son volume d'eau. L'hydrobro-moxycinchène se sépare sous forme de bibromhydrate cristal-lisé, de couleur jaune soufre. Ce sel, décomposé par le car-bonate d'ammoniaque, fournit l'hydrobromoxycinchène qu'on fait cristalliser dans l'alcool. Ses cristaux sont peu solubles dans l'alcool et l'éther, plus solubles dans le chloroforme.

Avec $SO^4 H^2$, ce corps donne un sel cristallisable.

Traité par la potasse alcoolique, il perd H Br et se change en oxycinchène.

L'*Oxycinchène* $C^{19} H^{20} Az^2 O$ est un corps amorphe jaunâtre, facilement soluble dans l'alcool et l'éther. Son chlorhydrate, son chlorozincate et son chloroplatinate cristallisent facilement.

Bouilli avec H Br (densité 1,49) il se change en apoqui-nène avec perte de Az H³ et fixation de $H^2 O$. Chauffé avec du chlorure de zinc ammoniacal et du sel ammoniac, il subit une réaction remarquable qui donne naissance à la paramido-lépidine.

APOQUINÈNE $C^{19} H^{19} Az O^2$

Ce composé s'obtient en chauffant 6-8 heures en tubes scellés à 180°, 3 grammes de quinène avec 20 c. c. de H Br. (densité 1,49). Les tubes refroidis s'ouvrent avec une assez forte pression. Ils renferment des cristaux colorés de bromhydrate d'apoquinène.

De ce sel purifié, on isole l'apoquinène par le carbonate de soude et on le fait cristalliser dans l'alcool à 50°. Cristaux incolores, fondant à 246°, très peu solubles dans l'eau, le benzène et l'éther, facilement solubles dans l'alcool, la soude et l'acide H Cl dilués. Ses solutions acides et alcalines sont jaunes. L'apoquinène est formé selon la réaction :

$$C^{20} H^{22} Az^2 O + H^2 O + H Br = C^{19} H^{19} Az O^2 + Az H^3 + C H^4 Br$$

Sa nature chimique et ses propriétés rappellent celles de l'apocinchène. Il se combine avec H Br pour donner un sel cristallisé en aiguilles jaune soufre.

Quant à sa constitution, elle peut être représentée par la formule de l'apocinchène (*voir page 54*) dans laquelle l'atome d'hydrogène, placé en position para dans le noyau quinolique, serait remplacé par l'hydroxyle OH (Kœnigs).

Sels de quinine

La quinine est une base diacide. Elle fournit donc deux séries de sels. Ceux-ci s'obtiennent par deux méthodes principales : 1° par combinaison directe de l'acide et de la base ; 2° par double décomposition entre les sulfates de quinine et le sel de baryte soluble de l'acide à combiner à la quinine. Cette deuxième méthode est seule employée dans l'industrie des sels de quinine.

Chlorhydrate basique $C^{20} H^{24} Az^2 O^2, H Cl + 2 H^2 O$. — Longues aiguilles prismatiques ; solubles, à 10°, dans 39,4 p. d'eau. A 0°, ce sel peut se déposer en gros octaèdres renfermant 3 $H^2 O$. Cristallisé de l'eau phéniquée, il fixe une demi-molécule de phénol pour donner le phénol-chlorhydrate de quinine

$$(C^{20} H^{22} Az^2 O^2, H Cl)^2 C^6 H^6 O + 2 H^2 O$$

qui cristallise en prismes incolores décomposables par les acides et les bases avec mise en liberté de phénol. La résorcine, l'hydroquinone, la pyrocatéchine, le pyrogallol fournissent des combinaisons analogues cristallisables en aiguilles incolores.

Chlorhydrate neutre $C^{20} H^{24} Az^2 O^2, 2 H Cl$. — Aiguilles ou masse gélatineuse se changeant en aiguilles quand on la chauffe. Se combine à l'urée pour donner le composé $C^{20}H^{24}Az^2O^2$, 2 H Cl, C H⁴ Az² O + 5 H² O cristallisable en prismes rhombiques (Drigin) et à l'iode pour donner les deux composés :

$$3 \; C^{20}H^{24} Az^2 O^2, 5 \; H \; Cl, 4 \; HI, I^{10}.$$
$$4 \; C^{20}H^{24} Az^2 O^2, 3 \; H \; Cl, 5 \; HI, I^4. \; \text{(Jorgensen)}.$$

Bromhydrate basique $C^{20}H^{24}Az^2O^2$, H Br + H² O. — Longues aiguilles brillantes, prismatiques ; solubles, à 15°, dans 45 p. d'eau, plus solubles à chaud. Une combinaison de ce sel avec le phénol s'obtient sous forme de prismes incolores quand on traite par Ba Br² une solution de phénol-sulfate de quinine.

Bromhydrate neutre $C^{20}H^{24}Az^2O^2$, 2 H Br + 3 H² O. — Gros cristaux solubles dans 7 p. d'eau froide.

Iodhydrate basique $C^{20}H^{24}Az^2O^2$, H I. — Aiguilles incolores, peu solubles dans l'eau froide, facilement solubles dans l'alcool.

Iodhydrate neutre $C^{20}H^{24}Az^2O^2$ 2HI + 5H² O. — Beaux prismes ou lamelles jaunes.

Le *Chlorate* 4 $(C^{20}H^{24}Az^2O^2, ClO^3H)$ 7 H² O s'obtient par double décomposition. Cristaux filiformes, très solubles dans l'eau bouillante et l'alcool. Chauffé, ce sel fond et déflagre (Tichborne).

Le *Perchlorate* $C^{20}H^{24}Az^2O^2$ 2 ClO⁴H s'obtient par double décomposition entre le sulfate de quinine et le perchlorate de baryum. Ce sel existe à deux états d'hydratation différents. Avec 7H²O, il constitue des prismes peu réguliers, rayés, présentant un dichroïsme bleu et jaune. Sa solution alcoolique présente le même phénomène. Avec 2H²O, il cristallise en tables rhombiques brillantes présentant le même dichroïsme que le sel à 7H² O. Ces deux sels font explosion lorsqu'on les chauffe (J. Bödeker).

Azotate basique $C^{20}H^{24}Az^2O^2$, Az O³ H + H² O. — Gros prismes transparents.

Le *Chromate basique* $(C^{20}H^{24}Az^2O^2)^2$ Cr O⁴ H² + 2H² O s'obtient par double décomposition à l'aide du chromate neutre de potassium et du sulfate basique de quinine en opérant à chaud. Aiguilles légères, jaune citron, solubles dans 2400 p. d'eau à 15° et dans 160 p. d'eau bouillante. Ne s'altère pas à 92° mais prend à 100° une coloration verte bronzée (J.-J. André).

Le *Chromate neutre* $C^{20} H^{24} Az^2 O^2$, $Cr O^4 H^2 + 8 H^2 O$ s'obtient par double décomposition à l'aide du bichromate de potassium et du sulfate neutre de quinine. Magnifiques houppes de longues et fines aiguilles jaune orangé qu'on doit sécher à 30°, car elles s'altèrent vers 60°·65°. La lumière détruit aussi ce sel qui est beaucoup plus soluble que le sel basique et dont la solution s'altère par l'ébullition (J.-J. André).

Sulfates de quinine. — L'importance de ces composés et en particulier celle du sulfate basique est telle que nous leur consacrerons un paragraphe spécial.

Le *Carbonate* $C^{20} H^{24} Az^2 O^2$, $CO^3 H^2 + H^2 O$ s'obtient en mettant en suspension dans un litre d'eau la quinine hydratée humide provenant de 10 grammes de sulfate basique et faisant passer CO^2 jusqu'à dissolution du précipité. Au bout de 24 heures, le carbonate de quinine s'est déposé en aiguilles efflorescentes, insolubles dans l'éther, à réaction alcaline, faisant effervescence avec les acides, décomposables à 110° avec perte de CO^2. L'eau-mère ne fournit pas de carbonate par évaporation spontanée mais de la quinine. C'est encore la quinine qu'on obtient quand on traite un sel de quinine par un carbonate alcalin (Langlois).

Chloromercurate $C^{20} H^{24} Az^2 O^2$, $2 H Cl$, $Hg Cl^2$. — Grains cristallins presque insolubles dans l'alcool et l'eau.

Chloroplatinate basique $(C^{20} H^{24} Az^2 O^2)^2 Pt Cl^6 H^2 + 3 H^2 O$. — Précipité orangé amorphe.

Chloroplatinate neutre $C^{20} H^{24} Az^2 O^2$, $Pt Cl^6 H^2 + H^2 O$. — Précipité d'abord floconneux et jaune pâle ; qui, par agitation, devient jaune orangé et granuleux. Chauffé à 140°, il perd du chlore.

Sulfocyanate basique $C^{20} H^{24} Az^2 O^2$, $CAz S H + H^2 O$. — Fines aiguilles ; solubles, à 20°, dans 562 p. d'eau, très solubles dans l'eau bouillante.

Le *Sulfocyanate neutre* $C^{20}H^{24}Az^2O^2$, $2\,C\,Az\,H\,S + 1/2\,H^2\,O$ s'obtient en ajoutant de l'acide SO^4H^2 dilué et du sulfocyanate de potassium à la solution aqueuse du sulfocyanate basique de quinine. Longues aiguilles jaune soufre se changeant peu à peu en prismes courts et épais de même couleur.

Phosphate $(C^{20}H^{24}Az^2O^2)^2\,PH^3O^4 + 8H^2O$. Obtenu par Hesse en précipitant le chlorhydrate basique de quinine par le phosphate disodique. Longues aiguilles réunies en houppes ; solubles, à 10°, dans 78 p. d'eau.

Arséniate $(C^{20}H^{24}Az^2O^2)^2\,As\,H^3O^4 + 8\,H^2\,O$. — Ce sel correspond au phosphate précédent. Il s'obtient de la même manière en remplaçant le phosphate de soude par l'arséniate de potasse. Longs prismes solubles dans l'eau bouillante, peu solubles dans l'eau froide.

Benzoate basique $C^{20}H^{24}Az^2O^2$, $C^7H^6O^2$. — Prismes blancs ; solubles, à 10°, dans 373 p, d'eau.

Isovalérianate $C^{20}H^{24}Az^2O^2$, $C^5H^{10}O^2$. — C'est le valérianate ordinaire de quinine. On le prépare en saturant une solution alcoolique concentrée de quinine avec de l'acide valérianique, on étend le liquide de deux fois son volume d'eau et on l'expose dans une étuve chauffée à 35°-40°. Le sel se dépose peu à peu en beaux cristaux octaédriques. De ses solutions chaudes et concentrées, il cristallise quelquefois en aiguilles (Lucien Bonaparte).

Peretti l'obtient par double décomposition entre une solution alcoolique légèrement acide de sulfate basique de quinine et une solution alcoolique de valérianate de chaux.

L'acide valérianique employé par Lucien Bonaparte provenait de la racine de valériane ; aujourd'hui on utilise l'acide obtenu par l'oxydation de l'alcool amylique commercial. Ces deux acides sont du reste presque identiques ; ils ne diffèrent que par la valeur de leur pouvoir rotatoire.

Le valérianate de quinine est peu soluble dans l'eau, très soluble dans l'alcool, il présente l'odeur de l'acide valérianique. Trituré, il devient phosphorescent.

Isobutylformiate C^{20} H^{24} Az^2 O^2, C^5 H^{10} O^2. — Ce sel, isomère du précédent, se prépare à l'aide de l'acide isobutylformique, un des acides valérianiques inactifs. Il cristallise en octaèdres brillants.

L'*Ethylsulfate basique* C^{20} H^{24} Az^2 O^2, SO^4 (C^2 H^5) H s'obtient par double décomposition, opérée au sein de l'alcool, entre le sulfate basique de quinine et le sulfovinate ou éthylsulfate de sodium. Difficilement cristallisable, en prismes groupés autour d'un centre. L'eau à 15° en dissout environ le 1/3 de son poids. Décomposable par la chaleur (Carles).

L'*Ethylsulfate neutre* C^{20} H^{24} Az^2 O^2, 2 SO^4 (C^2 H^5) H s'obtient par une méthode analogue à celle qui fournit le sel basique, c'est-à-dire en traitant, en solution alcoolique, le sulfate neutre de quinine par l'éthylsulfate de baryum. Difficilement cristallisable, très hygroscopique (Carles).

Le *Lactate* C^{20} H^{24} Az^2 O^2, C^3 H^6 O^3 s'obtient en saturant l'acide par l'hydrate de quinine et laissant la solution s'évaporer sous une cloche à acide sulfurique. Aiguilles soyeuses entrelacées, très solubles dans l'eau.

Selon MM. J. Regnauld et E. Villejean, ce sel se dissout à 15° dans 10,29 p. d'eau. Ces auteurs l'obtiennent en saturant à chaud, par de l'hydrate de quinine, l'acide lactique officinal étendu de 80 p. d'eau et évaporant la solution à une douce chaleur. Les solutions concentrées de lactate de quinine dissolvent à chaud un grand excès d'hydrate de quinine qui ne se dépose que si on ajoute de l'eau au liquide refroidi.

Le *Salicylate basique* C^{20} H^{24} Az^2 O^2, C^7 H^6 O^3 s'obtient par double décomposition (Yvon) ou par combinaison directe de l'acide avec la base (Jobst). Prismes fins ; solubles, à 16°, dans 225 p. d'eau ou, à 13°, dans 20 p. d'alcool.

Le *Salicylate neutre* C^{20} H^{24} Az^2 O^2, 2 C^7 H^6 O^3 $+ 2$ $1/2$ H^2 O s'obtient par double décomposition sous forme de petites aiguilles se réunissant en une masse poisseuse. On le purifie par cristallisation dans l'alcool. Il se dissout à 10°, dans 406 p. d'eau (Yvon).

Oxalate basique $(C^{20} H^{24} Az^2 O^2) C^2 H^2 O^4 + 6 H^2 O$, — Longues aiguilles ressemblant à celles du sulfate basique, efflorescentes; solubles, à 10°, dans 1030 p. d'eau.

Oxalate neutre $C^{20} H^{24} Az^2 O^2, C^2 H^2 O^4 + H^2 O$. — Petits prismes incolores, assez solubles dans l'eau.

Succinate $(C^{20} H^{24} Az^2 O^2)^2 C^4 H^6 O^4 + 8H^2 O$. — Longs prismes incolores facilement solubles dans l'eau bouillante, beaucoup moins à froid.

Le *Tartrate basique* $(C^{20} H^{24} Az^2 O^2)^2 C^4 H^6 O^6 + H^2 O$ s'obtient par double décomposition. Précipité blanc cristallin peu soluble (Arppe).

Le *Tartrate neutre* $C^{20} H^{24} Az^2 O^2, C^4 H^6 O^6 + H^2 O$ s'obtient en faisant dissoudre séparément dans l'alcool 1 molécule de quinine et 1 molécule d'acide tartrique et mélangeant les solutions. Le sel de l'acide tartrique gauche est beaucoup plus soluble que celui de l'acide droit. Ces deux sels différent, en outre, par leur forme cristalline (Pasteur).

Le *Citrate basique* $(C^{20} H^{24} Az^2 O^2)^2 C^6 H^8 O^7 + 5 \, 1/2 \, H^2 O$ s'obtient en dissolvant dans l'eau ses deux composants en quantités calculées d'après la formule ci-dessus. Ce sel est neutre au tournesol. Il cristallise en prismes incolores; solubles, à 12°, dans 930 p. d'eau (Mandelin). Selon Hesse il renfermerait $7 H^2 O$.

Le *Citrate neutre* $3 C^{20} H^{24} Az^2 O^2, 2 C^6 H^8 O^7$ s'obtient comme le sel précédent. Prismes aplatis ou aiguilles presque neutres au tournesol. 100 p. d'eau à 17° en dissolvent 0 p. 1133 et à l'ébullition 2,39 (Mandelin).

Le *Citrate acide* $C^{20} H^{24} Az^2 O^2, C^6 H^8 O^7$ s'obtient comme les deux autres citrates. Il est acide au tournesol et cristallise en petits prismes incolores. 100 p. d'eau à 17° en dissolvent 0 p. 1566 et à l'ébullition 2 p. 39 (Mandelin).

Tannate $C^{20} H^{24} Az^2 O^2 (C^{14} H^{10} O^9)^4$ [1] M. J. Regnauld prépare ce sel en additionnant d'une solution de tanin, une solution neutre d'acétate de quinine. Il se produit une masse gélatineuse : mais, si l'on continue à ajouter la solution de tanin, il arrive un moment où la masse gélatineuse se dissout. On neutralise alors par le bicarbonate de soude. Le précipité blanc floconneux qui se forme est recueilli, séché et pulvérisé. Le produit devenu cohérent peut alors être lavé. Sel amorphe, incolore ou peu coloré, très soluble dans l'alcool et la glycérine. L'eau le décompose en tanin et en un tannate plus basique.

SELS DE QUININE
RENFERMANT DEUX ACIDES DIFFÉRENTS

Ces composés, encore peu étudiés, ont été obtenus par M. Grimaux :

Le *Chlorhydrosulfate* $(C^{20} H^{24} Az^2 O^2)^2 \, 2HCl, SO^4 H^2 + 3 H^2 O$ s'obtient en dissolvant une molécule de sulfate basique de quinine dans 2 mol. de HCl dilué et laissant s'évaporer la solution dans l'air sec. Il se forme d'abord une couche gélatineuse qui se change en une masse dure formée de petites aiguilles agglomérées. Ce sel se dissout dans environ son poids d'eau.

On obtient de même le bromhydrosulfate, l'iodhydrosulfate, le chlorhydrophosphate, le bromhydrophosphate et l'iodhydrophosphate. Tous ces composés ressemblent à celui qui vient d'être décrit.

SULFATES DE QUININE.

SULFATE BASIQUE $(C^{20} H^{24} Az^2 O^2)^2 SO^4 H^2 + 8 H^2 O$

Fabrication du sulfate de quinine. — La méthode utilisée d'abord par Pelletier et Caventou pour obtenir la quinine et son

[1] Cette formule exige 20,09 0/0 de quinine. M. Regnauld a trouvé 20,1 0/0.

sulfate ne fournissait que de faibles rendements. Elle avait de plus l'inconvénient d'exiger la préparation préalable d'un extrait de quinquina. En 1821, Henry fils et J. Voreton, alors élève en pharmacie, proposèrent, chacun de leur côté, des méthodes basées sur le traitement direct des écorces par les acides dilués et la précipitation des alcaloïdes, extraits par ces liquides, au moyen de la magnésie ou de la chaux. Ces méthodes furent employées pendant longtemps pour la séparation des alcaloïdes des écorces; mais, l'extraction de la quinine du précipité calcaire ou magnésien exigeait l'emploi de grandes quantités d'alcool; ce qui, étant donnés les droits considérables perçus en France sur ce produit, devait élever considérablement le prix de revient du sulfate de quinine. Née en France, cette industrie aurait certainement disparu de notre sol, si de nouveaux procédés n'avaient été imaginés, procédés dans lesquels l'alcool n'est plus utilisé. Deux de ces procédés méritent d'être signalés :

1° En 1833, Thibouméry fit breveter un procédé basé sur l'emploi de l'essence de térébenthine ou de l'huile de houille pour le traitement du précipité fourni par la chaux dans les décoctions acides de quinquina.

2° En 1860, Clark proposa de remplacer l'alcool par l'acide stéarique qui forme avec les alcaloïdes un savon insoluble dont on peut extraire ensuite les alcaloïdes par l'eau acidulée.

Les méthodes actuelles de fabrication du sulfate de quinine reposent sur des principes fort simples. Les décoctions sont supprimées, et l'extraction des alcaloïdes est effectuée par de simples mélanges; enfin les écorces traitées, qui proviennent de quinquinas cultivés, ne fournissent pas moins de 50 gr. de sulfate de quinine par kilogr., chiffre qui peut atteindre et même dépasser 100 gr.

Les écorces sont broyées dans un moulin et la poudre est passée au tamis n° 40. Cette poudre est mélangée avec un lait de chaux clair additionné d'une certaine quantité de soude caustique. Le tout est placé dans un bac cylindrique en cuivre étamé muni d'un agitateur à hélice. On y ajoute de l'huile de schiste et on fait tourner l'agitateur dans le mélange maintenu à une température voisine de 50°. La forme héliçoïdale de l'agitateur

a pour effet de ramener à la surface, c'est-à-dire en contact
avec l'huile de schiste, le quinquina mélangé d'alcali et de
favoriser ainsi la dissolution des alcaloïdes. Après plusieurs
heures d'agitation, on laisse reposer, on sépare l'huile de
schiste chargée d'alcaloïdes, puis on la fait écouler dans un
second bac doublé de plomb, disposé au-dessous du premier
et muni comme lui d'un agitateur à hélice. Cette huile de
schiste est mélangée d'eau acidulée par SO^4H^2 ; et, le tout étant
porté à une douce chaleur, on fait fonctionner l'agitateur.
Dans cette opération, l'huile de schiste se dépouille de ses alcaloïdes, lesquels passent en solution dans l'eau acidulée. Cette
huile, privée d'alcaloïdes, est repassée sur le mélange quino-
calcaire, puis le tout est soumis à une nouvelle opération
semblable à la première. L'huile de schiste chargée à nouveau
d'alcaloïdes est soumise à une seconde agitation avec la solution sulfurique renfermant déjà des alcaloïdes, puis décantée.
Cette huile, privée encore une fois d'alcaloïdes est repassée
sur le mélange quino-calcaire. On fait ainsi 4-5 autres traite
ments suivis de 4-5 agitations avec une nouvelle eau acidulée. La solution acide provenant des deux premiers traitements est assez riche pour fournir du sulfate de quinine brut
quand on la sature par AzH^3. Les dernières eaux acides sont
utilisées comme acide dilué dans d'autres opérations.

Pour purifier le sulfate de quinine brut on le soumet à la
presse et on le fait cristalliser, selon la qualité des écorces
employées, 2-4 fois dans l'eau bouillante. La dernière cristallisation est précédée d'un traitement au noir animal, enfin le
sulfate de quinine pur est passé à la turbine, claircé puis mis à
sécher soit à l'air libre, soit dans une étuve chauffée à 25° (¹).

La fabrication des alcaloïdes des quinquinas et en particulier
celle du sulfate de quinine, commencée en France aux environs
du Havre par Pelletier et Delondre, s'étendit bientôt aux pays
voisins : l'Allemagne, l'Italie, la Hollande, l'Angleterre, etc. Pen-

(1) Je dois une grande partie de ces renseignements à l'obligeance de M. Taillan-
dier, fabricant de sels de quinine à Argenteuil (près Paris). Je suis heureux de
pouvoir lui exprimer ici mes meilleurs remerciements.

dant longtemps les pays producteurs de quinquina se sont bornés à envoyer l'écorce en Europe. Cependant, les Anglais et les Hollandais se mirent à préparer sur place des mélanges d'alcaloïdes désignés sous des noms divers : quinio, quinétum, etc. Mais ces produits sont surtout consommés dans les pays de production. L'idée de préparer le sulfate de quinine dans les contrées où l'on récolte le quinquina s'est présentée à l'esprit de beaucoup de personnes ; mais, certaines difficultés, parmi lesquelles il faut citer celle de se procurer les acides nécessaires à la fabrication, ont, jusqu'à ces derniers temps, empêché la réalisation de ce projet.

Actuellement, des fabriques sont installées dans l'Inde anglaise dont une à Naduvatam (province de Madras). Le procédé d'extraction employé ressemble beaucoup à celui que l'on suit en Europe. Les alcaloïdes sont mis en liberté par la soude caustique et extraits au moyen d'un mélange de pétrole et d'alcool amylique brut (fusel-oil). La solution ainsi obtenue est agitée avec de l'acide sulfurique dilué, puis la solution sulfurique des alcaloïdes est neutralisée, à l'ébullition, par la soude caustique. Le sulfate de quinine brut se dépose par refroidissement, on le purifie, comme à l'ordinaire, par recristallisations (¹).

Une autre fabrique existe dans l'Amérique du Sud, à Quito ; elle subvient aux besoins du pays.

PROPRIÉTÉS. — Le sulfate de quinine fourni par l'industrie est rarement pur ; il renferme, le plus souvent, quelques centièmes de sulfate basique des autres alcaloïdes des quinquinas et surtout de sulfate de cinchonidine. Il a alors l'aspect d'aiguilles fines légères, d'un blanc mat. On obtient un sel beaucoup plus pur en recueillant seulement les cristaux déposés entre 60° et 65°. 100 gr. de sulfate de quinine fournissent ainsi 66 gr. d'un sel qui n'exige que 5 c. c. 6 d'AzH^3 à l'essai du Codex (Prunier).

Pour obtenir le sulfate chimiquement pur, il convient de trans-

_____

(1) *Moniteur* QUESNEVILLE 1891, p. 938

former ce sel en sulfate neutre. La solution du sulfate neutre purifié par cristallisations est ensuite saturée à chaud par AzH^J. Le sulfate basique se dépose par refroidissement. On achève sa purification par 1-2 cristallisations dans l'eau bouillante (de Vrij).

Le sel ainsi obtenu cristallise en aiguilles prismatiques brillantes appartenant au système clinorhombique, plus grandes et plus lourdes que celles du sulfate impur. Sous cette forme, il occupe un volume moitié moindre que sous la première. Cette différence de densité et d'aspect permet de distinguer facilement et à simple vue le sulfate de quinine pur du sulfate impur qui cristallise toujours en aiguilles légères. Il aurait donc été désirable de voir les médecins et le public accepter cette nouvelle forme du sulfate de quinine. Malheureusement, rien n'est plus difficile à changer que les habitudes acquises depuis longtemps, aussi les fabricants se sont-ils efforcés d'obtenir du sulfate de quinine chimiquement pur sous la forme légère. Ils y sont parvenus par des artifices demeurés secrets. Cependant, selon M. Carles, on arrive facilement au but en ajoutant à la solution du sel saturé à l'ébullition 4 grammes de sulfate d'ammoniaque par litre et en brassant le tout 1-2 minutes. Le sulfate se dépose alors sous forme neigeuse, de plus l'eau-mère retient très peu de sel de quinine.

Le sulfate de quinine cristallise de l'eau avec une quantité d'eau évaluée d'abord à $7H^2O$. M. Hesse admit ensuite $7\ 1/2\ H^2O$, puis $8H^2O$. Cette teneur de $8H^2O$ est admise aussi par Robiquet, Schorlemner, Koppeschaar. Elle semble représenter le véritable état d'hydratation de ce sel. Cet état d'hydratation est, du reste, difficile à déterminer, car le sulfate de quinine est un sel efflorescent. C'est ainsi que le sel commercial ne renferme guère que $7H^2O$. Une autre cause tend à réduire à $7H^2O$ la teneur en eau du sulfate commercial. Celui-ci renferme toujours du sulfate de cinchonidine qui cristallise avec $6H^2O$; mais, il y a plus, ce sulfate de cinchonidine n'y existe pas à l'état de mélange, mais bien de combinaison et cette combinaison retiendrait, selon Koppeschaar, seulement $6H^2O$, de telle sorte qu'une partie du sulfate de quinine contenue dans le sel commercial cristalliserait avec $6H^2O$, c'est à-dire avec une quantité d'eau inférieure à celle que le sulfate pur doit renfermer normalement.

Le sulfate de quinine effleuri retient $2H^2O$. Cet hydrate stable s'obtient encore en faisant cristalliser le sel séché à 120° dans 40 fois son poids d'alcool de densité 0,852; il ressemble alors au sulfate à $8H^2O$. Le sel desséché et exposé à l'air reprend $2H^2O$.

La solubilité du sulfate de quinine dans l'eau est représentée par des nombres qui varient selon les auteurs. Le sel anhydre se dissoudrait dans 740 p. d'eau à 13° (Baup) ; dans 265 p. d'eau froide (Guibourt et Bussy); dans 793 p. d'eau à 6° et 788 p. d'eau à 9°5 (Jobst et Hesse); dans 755 p. d'eau bouillie et refroidie à 15° (J. Regnauld). L'alcool de densité 0,852 en dissoudrait environ $\frac{1}{100}$ de son poids. On s'accorde généralement pour reconnaître que le sel hydraté se dissout dans 30 p. d'eau bouillante. Le sulfate de quinine est lévogyre comme la quinine $\alpha D = -157°,4$ dans l'alcool absolu $t = 17°$; $p = 2,20$ (Oudemans). Cette valeur correspond au sel à $7\ 1/2\ H^2O$. Dans l'alcool à 80°, Hesse a obtenu pour l'hydrate à $8\ H^2O$ $\alpha D = -162°,95$; $t = 15°$; $p = 2$. Chauffé à 100°, le sulfate de quinine devient phosphorescent, surtout si on le frotte légèrement (Callaud d'Annecy). Dumas et Pelletier ont constaté que ce phénomène était accompagné d'un dégagement d'électricité positive.

MÉTHODES D'ESSAI DU SULFATE DE QUININE

A mesure que se répandait l'usage du sulfate de quinine, on signalait dans ce produit des impuretés de plus en plus nombreuses. Quelques-unes étaient le résultat inévitable de toute fabrication industrielle; d'autres, au contraire, devaient être attribuées à la fraude. Dans tous les cas il y avait lieu de surveiller la vente de ce produit et de fixer une tolérance pour les impuretés.

Dès 1853, une circulaire ministérielle fixe à 3 0/0 la limite de la tolérance. A cette époque, on ne reconnaissait comme impuretés que les matières non alcaloïdiques et les sulfates de quinidine et de cinchonine. La cinchonidine devait bien aussi se rencontrer dans le sel des officines puisqu'il existait dans le commerce une certaine quantité d'un produit nommé sulfate de quinidine; mais

qui, en réalité, renfermait de grandes quantités de sulfate de cinchonidine. On ne s'occupa, toutefois, de rechercher cette dernière
impureté qu'à l'époque, relativement récente, où les quinquinas
cultivés, riches en cinchonidine, furent admis d'une façon presque
exclusive dans la fabrication des sels de quinine.

RECHERCHES DES MATIÈRES NON ALCALOÏDIQUES. — Deux méthodes
permettent d'effectuer rapidement cet essai.

1º Un gramme de sulfate de quinine pur se dissout dans 7 c. c.
d'un mélange de 2 volumes de chloroforme et de 1 volume d'alcool
à 97º, tandis que les sulfates de soude, de magnésie, de chaux, la
mannite, la fécule, etc. ne se dissolvent pas. Il en est de même de
la salicine quand sa proportion dépasse 1 0/0 (Hesse).

2º La quinine, étant sans action sur la phtaléine du phénol, il est
possible de doser la quantité de SO^4H^2 renfermée dans le sulfate de
quinine, comme s'il s'agissait de doser un acide libre. La quantité
d'acide trouvée devra être voisine de 13,13 0/0 de SO^4H^2. On conçoit que l'addition de substances neutres fera baisser le chiffre
trouvé; d'autre part la neutralité du sel de quinine au tournesol
ne permet pas de le frauder par une addition de substances acides
venant compenser la quantité de substances neutres employées à
la falsification. En pratique on opère de la manière suivante : 0^{gr}·25
de sulfate de quinine séché à 115º ou mieux un poids équivalent
de sulfate hydraté, sont divisés dans 10 c. c. d'alcool à 95º,
on ajoute 1-2 gouttes de solution alcoolique de phénol phtaléine;
puis, à l'aide d'une burette graduée en 1/10 de c. c., une solution
décinormale de potasse pure jusqu'à coloration rose. De la quantité de liqueur alcaline employée, on déduit celle de l'acide sulfurique combiné à la quinine (E. Léger).

RECHERCHE DES AUTRES ALCALOÏDES DES QUINQUINAS. — Aujourd'hui,
on ne trouve guère comme impuretés, dans le sulfate de quinine,
que des sulfates d'autres alcaloïdes et surtout du sulfate de cinchonidine. Si la présence d'une petite quantité de ce sel est sans
inconvénient pour l'emploi du sulfate de quinine, il est bien
évident qu'une dose exagérée de cette impureté ne saurait être
tolérée. Les méthodes actuelles d'essai du sulfate de quinine ont

donc pour but de rechercher si ce sel ne renferme pas plus de 3-4 centièmes de sulfate de cinchonidine.

Essai a l'éther. — Si l'on agite avec de l'éther et de l'Az H^3 une certaine quantité de sulfate de quinine cristallisé, la base, mise en liberté par Az H^3 se dissout dans l'éther. Après l'opération, on doit donc avoir deux couches limpides superposées, la couche supérieure étant formée d'une solution éthérée de quinine. Dans le cas où le sel renfermerait de la cinchonine ou de la cinchonidine, la présence de ces bases serait indiquée par la formation de cristaux apparaissant plus ou moins vite à la surface de séparation des deux liquides. Tel est le principe de la méthode d'essai proposée par Liebig, modifiée par Soubeiran, Zimmer, Bussy et Guibourt, Byasson et adoptée par le Codex français jusqu'à 1884, époque à laquelle elle fut remplacée par l'essai dit à l'ammoniaque dont nous nous occuperons plus loin.

Pratiqué comme nous l'avons indiqué, l'essai à l'éther manque de sensibilité, il n'est plus utilisé nulle part. M. Hesse, qui continue à recommander un essai à l'éther, opère de la façon suivante : on introduit 0 g. 50 de sulfate dans un tube avec 10 c. c. d'eau à 50°-60°, on agite vivement pendant 10 minutes. Après refroidissement, on filtre. On utilise alors un tube bouché à une extrémité, de 10-11 $^m/^m$ de diamètre, nommé quininomètre. Ce tube porte un trait de jauge limitant 5 c. c. et au-dessus un second trait limitant 1 c. c. On introduit dans le quininomètre, d'abord 5 c. c. de liquide filtré, puis 1 c. c. d'éther et enfin 5 gouttes d'Az H^3. Le quininomètre est ensuite bouché, puis on agite le mélange doucement et on l'abandonne au repos pendant 24 heures. Au bout de ce temps, on ne doit pas, si le sulfate est acceptable, apercevoir de cristaux à la loupe dans la couche éthérée. Au-dessus de 1 0/0 de sulfate de cinchonidine, des cristaux se forment. Pour appliquer ce mode d'essai au chlorhydrate de quinine, il suffit d'ajouter aux 0 gr. 50 de sulfate de quinine, 0 gr. 25 de sulfate de sodium et de continuer l'essai comme avec le sulfate de quinine.

Quand on pratique l'essai à l'éther, on observe quelquefois la prise en gelée de la solution éthérée de quinine. D'après Roger, ce phénomène ne se produit que si l'on emploie de l'éther trop pur.

Avec un éther renfermant 2 0/0 d'alcool on ne l'observe pas. G. Kerner considère l'essai à l'éther comme particulièrement inexact dans le cas de la présence de la quinidine. Cette base, étant soluble dans l'éther, un sulfate contenant 20 0/0 de sulfate de quinidine semble pur quand on le soumet à l'essai à l'éther.

ESSAI A LA BENZINE. — On dissout 0 gr. 70 de sulfate à essayer dans 7 c. c. d'eau à l'aide de 20 gouttes de HCl. On ajoute 7 c. c. de benzine, on chauffe le tout à 60°-70° et on verse dans le mélange 3 c. c. 5 d'AzH³, puis on agite environ 20 secondes. De la solution benzénique décantée, il se sépare d'abord des cristaux rhombiques brillants du composé 2 C²⁰H²⁴Az²O², 2 H²O, CᵇHᵇ, tandis que l'eau-mère benzénique laisse ensuite déposer des aiguilles disposées en forme de barbes de plumes qui sont formées d'une combinaison de cinchonidine et de benzine C¹⁹H²²Az²O, CᶜH⁶. La réaction permet de reconnaître 1 0/0 de sulfate de cinchonidine dans le sulfate de quinine (Wood et Barret).

ESSAI AU CHROMATE. — 2 gr. de sulfate de quinine sont dissous dans 80 c. c. d'eau bouillante, on ajoute 10 c. c. d'une solution de chromate jaune de potassium renfermant 5 0/0 de ce sel. Après avoir maintenu le mélange 2 heures à 15°, on sépare par filtration le chromate de quinine. La liqueur filtrée, additionnée de soude, donnera un précipité si le sulfate essayé renferme plus de 1 0/0 de sulfate de cinchonidine (de Vrij).

Ce mode d'essai a été, de la part de M. Hesse, l'objet d'un certain nombre d'observations qui tendent à faire admettre qu'on ne doit pas lui attribuer toute la rigueur espérée par son auteur. Tout d'abord, le chromate neutre de potassium précipite toute l'hydroquinine renfermée dans le sulfate à essayer, ensuite le chromate de quinine se charge de quantités plus ou moins grandes de chromate de cinchonidine sous forme de combinaison double. Il en est de même quand le sulfate renferme de l'hydrocinchonidine. La cinchonine et l'hydrocinchonine, ne formant pas de chromates doubles avec le chromate de quinine, restent, au contraire, dans les eaux-mères, avec le chromate de quinidine et celui d'hydroquinidine.

ESSAI PAR CRISTALLISATION. — Ce mode d'essai, indiqué d'abord par Paul, a été modifié par M. Hesse qui opère ainsi :

5 gr. de sulfate de quinine sont dissous dans 150 c. c. d'eau bouillante et, après refroidissement, l'eau-mère est séparée. Le sulfate déposé est traité ainsi 4 fois de suite par 120 c. c. d'eau bouillante. On sépare ainsi 4 nouvelles eaux-mères. Les trois premières eaux-mères sont réunies et évaporées à part presque à siccité. Le résidu est dissous dans 20 c. c. de SO^4H^2 dilué et la solution agitée avec AzH^3 et 16 c. c. d'éther. La masse cristalline qui se dépose est recueillie après 24 heures. Les deux dernières eaux-mères sont évaporées de même et le résidu est repris par 8 c. c. de SO^4H^2 dilué, puis la solution agitée avec 2-3 c. c. d'éther et un excès d'AzH^3. Les cristaux déposés après 24 heures sont recueillis et ajoutés à ceux de l'opération précédente. Il est bon de remarquer que les cristaux ainsi obtenus ne sont pas constitués par de la cinchonidine pure, mais par une combinaison de 1 molécule de quinine et de 2 molécules de cinchonidine. La méthode fournirait donc des résultats trop élevés si cette cause d'erreur n'était en partie compensée par l'impossibilité d'enlever, par cristallisations successives, toute la cinchonidine du sulfate de quinine.

M. Lentz a reconnu que les cristaux obtenus dans l'essai par cristallisation ne renferment pas d'hydroquinine. Leur composition, assez variable, correspond, selon cet auteur, à une teneur en cinchonidine de 56-64 0/0, le reste étant formé par de la quinine.

ESSAI AU BISULFATE. — Ce mode d'essai, préconisé par M. de Vrij et par M. Schäfer a été modifié par M. Hesse de la façon suivante:

On dissout à chaud 5 grammes du sulfate à essayer dans 12 c. c. de SO^4H^2 normal. La solution est versée dans un entonnoir fermé par en bas. Après 24 heures d'exposition dans un lieu très frais, ou même dans une glacière, le bisulfate (sulfate neutre) a cristallisé. L'entonnoir est alors placé, au moyen d'un bouchon, sur un flacon relié à une trompe. Le sel étant bien essoré, on le lave peu à peu avec 3 c. c. d'eau. Le liquide recueilli est agité avec 16 c. c. d'éther (densité 0,721-0,728) et 3 c. c. d'AzH^3 (densité 0,96). Après 24 heures, l'éther a laissé déposer des cristaux qu'on recueille et qu'on lave avec un peu d'eau saturée d'éther, puis avec un peu d'éther. On pèse après dessiccation à 100°.

Par ce procédé, on isole dans l'eau-mère du bisulfate à très peu près tous les alcaloïdes secondaires. Les cristaux recueillis ne sont pas de la cinchonidine pure. Il résulte des recherches de M. Lentz que ces cristaux renferment en moyenne 38 0/0 d'un mélange de quinine et d'hydroquinine contenant environ 33-35 0/0 de quinine ; le reste, soit 62 0/0 étant formé de cinchonidine. Les variations oscillent dans les limites de quelques unités 0/0 ; elles ne sont pas aussi considérables que dans les autres modes d'essai, de plus le bisulfate séparé ne renferme que de la quinine.

Essai a l'oxalate. — Cette méthode, proposée par M. Louis Schäfer, est fondée sur la presque insolubilité de l'oxalate de quinine dans une solution d'oxalate neutre de potassium, l'oxalate de cinchonidine étant, au contraire, relativement assez soluble dans le même liquide.

1 gramme de sulfate de quinine cristallisé ou 0 gr. 85 de sulfate complètement sec sont portés dans un petit ballon taré avec 35 c. c. d'eau distillée. Le sel est dissous à l'ébullition, puis on ajoute une solution de 0 gr. 30 d'oxalate neutre de potassium cristallisé dans dans 5 c. c. d'eau distillée, on ajoute de l'eau distillée de façon à porter le poids du contenu du ballon à 41 gr. 3. On refroidit à 20° en agitant et on filtre après 1/2 heure. On ajoute alors au liquide filtré 1 goutte de lessive de soude. Il ne doit pas se produire de trouble dans l'espace de quelques minutes. Avec 1,5 0/0 de sulfate de cinchonidine le trouble se produit.

Dans l'essai à l'oxalate, la quantité d'oxalate de potassium à employer est calculée pour un sulfate normalement hydraté. Si le sulfate à analyser était effleuri, il faudrait, ou diminuer proportionnellement la prise d'essai, ou augmenter la quantité d'oxalate de potassium, de façon que l'excès de ce sel restant dans la liqueur après la précipitation, fût toujours le même (Lentz). Si l'on négligeait cette précaution, l'oxalate de quinine, étant plus soluble dans l'eau pure que dans l'eau chargée d'oxalate de potassium, on pourrait trouver mauvais un sulfate parfaitement acceptable.

ESSAI A L'AMMONIAQUE. — Imaginé par Kerner, ce procédé a été adopté par le Codex de 1884 qui prescrit d'opérer de la façon suivante :

Prenez 2 grammes de sulfate de quinine, mélangez-les dans un tube à essai bouché avec 20 c. c. d'eau distillée, en agitant vivement de manière à mettre le sel en suspension dans le liquide ; maintenez en contact pendant 1/2 heure, en tenant le tube plongé dans l'eau chaude (60°) (¹) et en agitant de temps en temps. Laissez refroidir complètement à l'air, puis dans un bain d'eau à 15°, où le tube sera maintenu pendant 1/2 heure et agité fréquemment. Versez ensuite le contenu du liquide sur un petit filtre Berzélius, et faites avec le liquide filtré les deux opérations suivantes :

a. — Prélevez 5 c. c. de la liqueur limpide, introduisez-les dans un tube et ajoutez-y 7 c. c. de solution ammoniacale à 0,96 de densité, en opérant de manière à ce que les liquides se mélangent le moins possible ; bouchez le tube et renversez-le doucement. Vous devrez obtenir immédiatement, ou au bout de très peu de temps, un mélange limpide et qui reste tel même après 24 heures. Un trouble persistant, ou des cristaux déposés dans la liqueur d'abord éclaircie, indiqueront la présence d'une proportion inacceptable d'alcaloïdes autres que la quinine.

b. — Prélevez, d'autre part 5 c. c. de cette même liqueur limpide et saturée à 15°, versez-les dans une petite capsule exactement tarée et évaporez à l'étuve à 100° jusqu'à ce que la capsule et son contenu ne varie plus de poids ; le résidu laissé par les 5 c. c. de liqueur ne devra pas peser plus de 0 gr. 015 milligr.

Ce mode d'essai a donné lieu à un assez grand nombre d'observations que nous ne pouvons passer sous silence. Tout d'abord le sulfate à essayer pouvant être effleuri, il vaut mieux doser l'eau dans un échantillon et prendre une quantité de sel hydraté correspondant au sulfate commercial à $7H^2O$. Le sulfate de quinine peut retenir les sulfates des autres bases

(1) La *Société de pharmacie de Paris* a proposé de remplacer la désignation un peu vague (eau chaude) par (eau à 60°) température admise par Kerner et Weller.

des quinquinas de plusieurs manières : soit par dessèchement
sur les cristaux, de l'eau-mère d'un sel insuffisamment claircé,
soit à l'état de mélange fait en vue d'une falsification, soit à
l'état de mélange dans les cristaux même. Cette dernière
manière est la plus fréquente. Quand on fait cristalliser ensemble, dans certaines proportions, le sulfate de quinine et
celui de cinchonidine ; ce dernier sulfate, bien que plus soluble que celui de quinine ne cristallise pas isolément, mais
sous forme de combinaison moléculaire avec le sulfate de
quinine. Ces divers états du sulfate de cinchonidine dans le
sulfate de quinine expliquent les différences qu'on observe
suivant que l'on pratique l'essai à l'ammoniaque, de telle ou
telle façon, sur un même sulfate de quinine. En traitant
par l'eau froide le sel non pulvérisé, la quantité d'AzH^3
employée sera la plus faible, avec le même sel pulvérisé et
en opérant également à froid, cette quantité augmentera. Dans
le premier cas, on dissoudra d'abord le sel provenant de la
dessiccation de l'eau-mère, de telle sorte qu'un sel relativement
pur, mais mal claircé, paraîtra beaucoup plus impur qu'il ne
l'est réellement. L'essai pratiqué à froid, après trituration, ne
sera pas beaucoup plus exact ; mais si on prépare la solution
destinée à être traitée par AzH^3 à une température plus éle-
vée, la sensibilité de l'essai se trouvera accrue. De 20° à 50°,
cette sensibilité augmente peu, selon M. Marty, mais elle
croit rapidement de 50° à 60°, sans qu'on arrive à déceler la
totalité du sulfate de cinchonidine.

L'essai à l'ammoniaque, pratiqué avec le sulfate de quinine chimiquement pur, consomme 5 c. c. 5 d'AzH^3 (densité 0,96 (Jungfleisch) ; 4,6 (Marty) Les 7 c. c. indiqués par le Codex correspondent
à une tolérance de 4-5 0/0 de sulfate de cinchonidine ; mais, si on
opérait le traitement du sulfate de quinine par l'eau froide, ces
7 c. c. comporteraient une tolérance de 12 0/0 (Jungfleisch).

Pour obtenir sûrement les 5 c. c. de liquide nécessaires à l'essai,
il vaut mieux remplacer le filtre en papier par une filtration à la
trompe ; car, l'opération s'exécutant plus rapidement, le liquide ne
change pas de température pendant la filtration, ce qui est très important.

En effet, l'influence de la température à laquelle a lieu la filtration est considérable. M. Prunier a constaté qu'un sulfate exigeant 6 c. c. 5 d'Az H³ (essai du Codex) exige :

Si on filtre à 30°...............	21	c. c. d'Az H³.
— 25°...............	17	c. c. —
— 23°...............	12	c. c. —
— 20°...............	9	c. c. —
— 15°...............	6,5	c. c. —

Le Codex recommande de compléter l'essai à l'ammoniaque par la pesée du résidu laissé par l'évaporation de la solution aqueuse de sulfate de quinine semblable à celle qu'on a traitée par AzH³. Ce poids augmente avec le nombre de centimètres cubes d'ammoniaque employé. Il est de 7 milligrammes pour le sulfate pur. Le Codex, en portant la tolérance à 15 milligrammes est donc très large. Ainsi qu'on le voit, l'essai à l'ammoniaque ne peut fournir des résultats réellement utiles et comparables, qu'autant qu'on aura *observé minutieusement toutes les conditions indiquées*.

ESSAI A L'AMMONIAQUE MODIFIÉ PAR M. PRUNIER. — M. Prunier recommande de doser d'abord l'eau du sulfate à essayer en desséchant à l'étuve un échantillon de ce sel (¹), puis de peser une quantité de sel hydraté correspondant à 2 grammes de sulfate à 7 H² O et d'opérer la solution à l'ébullition en employant 30 p. d'eau pour 1 p de sel. Dans ces conditions, tout se dissout et on évite ainsi les causes d'erreur résultant de la plus ou moins grande finesse des cristaux, lesquels seraient d'autant moins attaqués par l'eau à 60° qu'ils seraient de plus grande dimension ou qu'ils auraient été plus ou moins pulvérisés ou effleuris. L'essai à l'ammoniaque, dans ces deux derniers cas, exige plus d'ammoniaque que si on le pratique avec des aiguilles volumineuses non effleuries. La solution étant obtenue à l'ébullition, on refroidit et, après avoir maintenu le mélange à 15° pendant une 1/2 heure en l'agitant constamment, on filtre. En opérant ainsi, on n'isole pas dans le liquide filtré toute la cinchonidine, mais les combinaisons moléculaires qui se reforment pendant le refroidissement, sont obtenues dans des condi-

____

(1) Selon Lentz, le sulfate basique de quinine ne devient anhydre qu'à 115°.

tions toujours identiques ; de plus, la sensibilité de l'essai se trouve accrue : c'est ainsi qu'un sulfate qui, traité par l'eau à 60°, exigerait 7 c. c. d'Az H³ en exigera 8 c. c. 5 après chauffage à 100°. M. Prunier propose donc de remplacer, dans l'exécution de sa méthode, le chiffre 7 c. c. marquant selon le Codex, la limite de la tolérance, par le chiffre 9 c. c.

Les auteurs des divers modes d'essai que nous venons de décrire ont quelquefois essayé de transformer ceux-ci, en procédés de dosage, soit de la quinine, soit des alcaloïdes secondaires et en particulier de la cinchonidine. M. Lentz, qui a fait de ces divers modes d'essai une étude approfondie, arriva aux conclusions suivantes : par aucun des procédés connus (essais à l'oxalate, au chromate, au bisulfate, à l'ammoniaque, méthodes des cristallisations répétées), on ne trouve exactement la teneur en cinchonidine. Par aucun d'eux, on ne détermine, même approximativement, qualitativement ou quantitativement, les autres alcaloïdes secondaires. Ces considérations nous dispenseront de nous étendre plus longuement sur l'application de ces modes d'essai au dosage des alcaloïdes étrangers renfermés dans le sulfate de quinine.

MÉTHODE OPTIQUE DIRECTE. — La quinine étant de tous les alcaloïdes des quinquinas celui dont le pouvoir rotatoire à gauche est le plus considérable, on conçoit que plus la déviation observée avec un sulfate de quinine s'approchera d'un certain maximum correspondant au sulfate pur, plus sera grande la pureté du sulfate examiné. Le formulaire des hôpitaux militaires qui prescrit de faire suivre l'essai à l'ammoniaque d'un examen polarimétrique du sulfate de quinine, recommande d'opérer ainsi :

Prenez 1 gr. de sulfate de quinine séché à 100°, délayez-le dans 20 c. c. d'eau additionnés de 2 c. c. de SO⁴H² au 1/10, complétez avec de l'eau 50 c. c. Ce liquide examiné au polarimètre Laurent, dans un tube de 2 décim. produira, au voisinage de $+ 15°$, une déviation à gauche qui ne devra pas être inférieure à $- 9°, 25'$, ce qui correspond à un pouvoir rotatoire de $- 235°,4$ pour le sulfate de quinine anhydre. Le sel chimiquement pur, examiné dans les mêmes conditions, a un pouvoir rotatoire $\alpha D = - 242°$.

Selon M. Jungfleisch[1], cette méthode n'a pas toute la rigueur qu'on pourrait lui supposer. Elle peut donner lieu à des erreurs considérables. En supposant un mélange simple de sulfate de quinine et de sulfate de cinchonidine et en opérant sur une solution de 0 gr. 436 de sulfate d'alcaloïde en solution dans 20 c. c. d'alcool absolu, que l'on examine dans un tube de de 2 décim. à $+ 17°$, selon les indications d'Oudemans, la présence de 1 0/0 de sulfate de cinchonidine dans le mélange ne serait accusée que par 17 millièmes de degré en moins du nombre indiqué par le sulfate pur. Cette quantité échappe à l'observateur le plus habile. Les résultats se compliquent bien davantage si le sulfate à essayer contient une faible proportion de sulfates dextrogyres. C'est ainsi qu'un sulfate contenant 10,5 0/0 de sulfate de quinidine donnerait la même déviation que le sulfate de cinchonidine pur. En opérant en solution acide, les résultats sont moins mauvais, néanmoins l'erreur dans ce cas peut varier du simple au sextuple.

MÉTHODE OPTIQUE PAR LES TARTRATES. — L'exactitude suffisante obtenue par M. Oudemans en utilisant le polarimètre pour l'analyse d'un mélange de deux alcaloïdes (*voir page 14*) et la propriété bien connue des tartrates alcalins de précipiter, d'un mélange de sels basiques d'alcaloïdes, la presque totalité de la quinine et de la cinchonidine sous formes de tartrates basiques insolubles ; tout en laissant les autres alcaloïdes en solution, a permis à ce savant d'instituer un procédé exact et rapide d'analyse des sels de quinine. M. de Vrij a appliqué ce procédé spécialement à l'analyse du sulfate de quinine.

Le tartrate de quinine et celui de cinchonidine, étant insolubles dans l'eau, il est nécessaire d'opérer en liqueur acide ; mais, avant d'utiliser cette méthode, il fallait connaître d'abord les constantes polarimétriques des deux sels ci-dessus. Pour arriver à ce résultat, M. Oudemans détermina le pouvoir rotatoire du tartrate de quinine et celui du tartrate de cinchonidine à la température fixe de 17°, mais en variant la concentration et la

---

(1) *Journal de Pharmacie et de Chimie* (5) t. xv, p. 5-18.

quantité d'acide ajoutée. C'est ainsi que, pour le même volume de 20 c. c., il utilisa les **3** concentrations suivantes qu'il désigna par les lettres A. B. C.

Concentration A $= 0^{gr.}4$ de tartrate et $3^{c.c.}$ H Cl normal pour $20^{c.c}$
—   B $= 0^{gr.}8$ — $6^{c.c.}$ —
—   C $= 1^{gr.}2$ — $9^{c.c.}$ —

Il obtint pour le tartrate de quinine les moyennes suivantes :

Concentrations	A	B	C
Moyennes α D $=$	$- 215°,8$	$- 211°,5$	$- 207°,8$

Et pour le tartrate de cinchonidine :

Concentrations	A	B	C
Moyennes α D $=$	$- 131°,3$	$- 129^e,6$	$- 128°,1$

Pour procéder à l'analyse optique d'un mélange des deux tartrates, on opère ainsi : on pèse 0 gr. 40 ; 0 gr. 80 ou 1 gr. 20 du mélange, séché à l'air ou à 25°, on dissout le sel à l'aide de 3 c. c. ; 6 c. c. ou 9 c. c. de H Cl normal et on complète 20 c. c., puis on détermine le pouvoir rotatoire α m de ce mélange en observant la solution à 17° dans un tube de 2 décim. La solution du problème sera donnée par les formules suivantes :

1° Pour la cencentration A

$$215,8 \times x + 131,3 (100 - x) = 100 \times \alpha \, m$$

$$\text{d'où l'on tire } x = \frac{100 \, \alpha \, m - 13130}{84,5}$$

formule dans laquelle α *m* représente le pouvoir rotatoire du mélange, pour la concentration A, et x la quantité de tartrate de quinine contenue dans 100 grammes de ce mélange. Quant à la quantité de tartrate de cinchonidine, elle est obtenue par différence.

2° Pour la concentration B on aurait de même

$$211,5 \times x + 129, 6 (100 - x) = 100 \, \alpha \, m$$

$$\text{d'où } x = \frac{100 \, \nu \, m - 12960}{81,9}$$

3° Pour la concentration C on aurait

$$207,8 \times x + 128,1\,(100 - x) = 100\,\alpha\,m$$

$$\text{d'où } x = \frac{100\,\alpha\,m - 12810}{79.7}$$

Pour appliquer la méthode des tartrates à l'essai du sulfate de quinine, on effectue les opérations suivantes :

1° On dessèche à 115°, un gramme du sulfate de quinine à essayer de façon à connaître sa teneur en eau ; celle-ci ne devra pas dépasser 14,45 0/0 ; 2° on pèse ensuite une quantité de sel hydraté correspondant à 1 gramme de sulfate à 7 H²O. Cette prise d'essai est dissoute, à chaud, dans 40 c. c. d'une solution saturée, à froid, de tartrate de quinine et de tartrate de cinchonidine ([1]). On ajoute 1 gramme de tartrate de sodium préalablement dissous dans très peu de la même solution chaude. On laisse refroidir. Les tartrates de quinine et de cinchonidine se déposent, tandis que les tartrates des autres alcaloïdes restent en solution. Au bout de vingt-quatre heures, on recueille sur un filtre taré le précipité cristallin, puis on le lave d'abord avec la solution, saturée à froid, des tartrates indiquée plus haut et finalement avec une petite quantité d'eau pure. On laisse sécher à l'air libre ou on effectue la dessiccation dans une étuve chauffée entre 25° et 30°, température à laquelle l'eau de cristallisation des sels ne s'échappe pas, puis on pèse.

Le tartrate de quinine étant assez volumineux et exigeant, par conséquent, une quantité de liquide assez grande pour être bien lavé, on utilisera avec avantage l'artifice suivant que recommande M. Jungfleisch. On place dans la douille d'un entonnoir quelques fragments de verre et un peu de coton bien sec ; le tout est taré, puis ou mouille le coton avec un peu d'eau.

C'est sur le filtre ainsi obtenu et disposé au-dessus d'un flacon relié à une trompe à eau que l'on effectuera la récolte et le lavage du mélange des tartrates. L'entonnoir et son contenu seront ensuite placés dans une étuve chauffée un peu au-dessous de 30° ; puis, la douille de l'entonnoir étant reliée

---

[1] A l'origine, le sel était dissous dans l'eau. Cette modification. introduite par M. Jungfleisch, augmente la sensibilité du procédé.

à une trompe, on effectuera une légère aspiration. Dans ces conditions, l'air chaud traversera le précipité et la dessiccation se trouvera singulièrement accélérée.

Le tartrate mixte étant pesé, on en prélève un échantillon de 0 gr. 40 à l'aide duquel on détermine son pouvoir rotatoire α m en suivant les indications d'Oudemans pour la concentration A (*voir plus haut*). En introduisant la valeur obtenue dans l'équation

$$x = \frac{100 \, \alpha \, m - 13130}{84,5}$$

on obtiendra la quantité pour 100 de tartrate de quinine contenue dans l'échantillon de tartrates mixtes mis en expérience ; la proportion de tartrate de cinchonidine sera donnée par différence. Connaissant la composition exacte du mélange des tartrates de quinine et de cinchonidine, un simple calcul de proportions permettra d'en déduire les quantités des sulfates anhydres de quinine et de cinchonidine contenues dans l'échantillon de sulfate de quinine examiné.

Mais ici se présentent quelques difficultés. Oudemans, qui a déterminé les constantes polarimètriques des deux tartrates, admettait en 1876 que le tartrate basique de quinine séché à l'air, renfermait H^2O et celui de cinchonidine, séché dans les mêmes conditions, $2H^2O$. Plus tard, en 1885, Koppeschaar confirma les indications d'Oudemans admises également par M. Hesse, avec cette différence que lorsque les deux tartrates cristallisent ensemble, celui de cinchonidine ne renfermerait, comme celui de quinine, qu'un seul H^2O. Enfin, en 1888, M. Hesse, revenant sur ses affirmations antérieures, reconnaît que les deux tartrates cristallisent tous deux avec $2H^2O$ et que le mélange des tartrates renferme aussi $2H^2O$. On voit donc que la quantité de sulfate de quinine anhydre calculée, variera suivant qu'on admettra dans le tartrate basique de quinine H^2O ou $2H^2O$.

Généralement on rapporte le résultat de l'analyse, non pas aux sulfates anhydres, mais bien aux sulfates hydratés, en admettant $7H^2O$ pour celui de quinine (sel commercial) et.

6 H^2O pour celui de cinchonidine; mais il est facile de voir qu'on ajoute ici une incertitude à celles que nous avons observées déjà; car rien n'est moins fixe que l'état d'hydratation d'un sel efflorescent comme le sulfate de quinine; de plus on n'est pas encore bien fixé sur cette question : le sulfate de quinine renferme-t-il 7 H^2O ou 8 H^2O? Suivant qu'on admettra l'un ou l'autre de ces chiffres, on aura des valeurs différentes pour la quantité de sulfate hydraté déduite de l'analyse des tartrates. Nous sommes donc de l'avis de Koppeschaar, à savoir que les méthodes d'essai employées ne devraient pas avoir pour but de faire connaître le degré d'impureté des sulfates commerciaux, mais bien la quantité de sulfate de quinine pur et anhydre que ces sels renferment. C'est le seul point intéressant.

Un exemple fera mieux comprendre ce qui précède : 0 gr. 40 de tartrates mixtes ont été mis en solution dans 3 c. c. de H Cl normal additionnés d'eau en quantité suffisante pour compléter 20 c. c. La solution, examinée dans le tube de 2 décim. à la température de 17°, a donné pour le sel mixte un pouvoir rotatoire $\alpha\, m = -205°,3$. En introduisant cette valeur dans la formule adoptée pour la concentration A on trouve

$$x = \frac{(100 \times 205,3) - 13130}{84,5} = 87,6$$

Le tartrate mixte renferme donc 87,6 0/0 de tartrate de quinine à 1 H^2O et 12,4 0/0 de tartrate de cinchonidine à 2 H^2O (Oudemans). Si nous supposons, d'autre part, que 100 grammes du sulfate analysé ont fourni 90 grammes de tartrates mixtes, ces 90 grammes renfermeront 78 gr. 9 de tartrate de quinine à un H^2O. et 11 gr. 1 de tartrate de cinchonidine à 2 H^2O. Le premier sel ayant pour poids moléculaire 816 et le second 774, il sera facile de calculer les quantités de sulfate de quinine à 7 H^2O et de sulfate de cinchonidine à 6 H^2O correspondant aux tartrates. Dans le cas actuel, le poids du sulfate de quinine à 7 H^2O sera donné par la proportion

$$\frac{816}{872} = \frac{78,9}{x} \text{ d'où } x = 84,32$$

872 représente le poids moléculaire du sulfate de quinine à $7 H^2 O$.

De même le poids du sulfate de cinchonidine sera donné par la proportion :

$$\frac{774}{794} = \frac{11,1}{x} \text{ d'où } x = 11,39$$

794 représente le poids moléculaire du sulfate de cinchonidine à $6 H^2 O$.

Le sulfate de quinine essayé renfermait donc :

Sulfate de quinine à $7 H^2 O$................... 84,32
Sulfate de cinchonidine à $6 H^2 O$.............. 11,39

Total....... 95,71

La différence entre 100 et 95,71 représente les sulfates non précipitables par le tartrate de sodium ainsi que l'excès d'eau.

Il y a lieu de remarquer que si l'on admet avec Hesse que le tartrate basique de quinine, séché à l'air, renferme $2 H^2 O$ et le sulfate basique $8 H^2 O$, les quantités de sulfates calculées seront à peu près les mêmes que celles que l'on obtient en admettant $H^2 O$ dans le tartrate et $7 H^2 O$ dans le sulfate de quinine. C'est ce qui ressort de l'examen du tableau suivant :

$90^{gr.}$ (Tartrate de quinine à $H^2 O$ correspondent à 96 g. 3 de sulfate à 7 $H^2 O$
     (—   2 $H^2 O$ —   96 g.   —   8 $H^2 O$

$80^{gr.}$ { Tartrate de quinine à $H^2 O$ correspondent a 85 g. 4 de sulfate à 7 $H^2 O$
     {   —   2 $H^2 O$ —   85 g. 4   —   8 $H^2 O$

$70^{gr.}$ (Tartrate de quinine à $H^2 O$ correspondent à 74 g. 7 de sulfate à 7 $H^2 O$
     (—   2 $H^2 O$ —   74 g. 7   —   8 $H^2 O$

$60^{gr.}$ (Tartrate de quinine à $H^2 O$ correspondent à 64 g. 1 de sulfate à 7 $H^2 O$
     (—   2 $H^2 O$ —   64 g.   —   8 $H^2 O$

Cette concordance dans les chiffres explique l'exactitude des résultats obtenus par divers auteurs en opérant sur des mélanges de composition connue, mais avec des données incertaines. Les faibles différences signalées plus haut se fussent certainement accentuées si les résultats analytiques eussent été rapportés au sulfate de quinine anhydre.

Il n'est pas inutile de faire observer que malgré ses avantages qui sont incontestables, la méthode d'analyse optique par les tar-trates demande à être exécutée avec beaucoup de soin et par des chimistes ayant une très grande habitude du polarimètre.

D'après M. Jungfleisch, une différence de 2'd'arc entraîne une différence en plus ou en moins de 1 0/0 sur la richesse du mélange en tartrate de cinchonidine et la présence dans le mélange des tar-trates de 1 0/0 d'une impureté inactive se traduit par une augmen-tation de 2 0/0 sur le tartrade de cinchonidine.

Enfin une dernière cause d'erreur signalée par M. Hesse est relative à la présence, dans le mélange des tartrates, du tartrate d'hydroquinine dont le pouvoir rotatoire (α D $= -$ 176°,9 concen-tration B d'Oudemans) est intermédiaire entre celui du tartrate de quinine et celui du tartrate de cinchonidine.

Méthode L. Barthe. — Si l'on agite avec 100 c. c. d'eau à 20°, des quantités croissantes : 1, 2, 3, 4, 5 grammes d'un sulfate de quinine ; et, qu'après filtration, l'on dose dans les divers liquides obtenus, l'acide sulfurique à l'aide d'une liqueur titrée de potasse décinor-male, en se servant de phénol phtaléine comme indicateur (*voir page 137*), on remarquera que les 5 solutions consomme-ront par exemple, des quantités de potasse égales à 4c. c. 6 ; 5c. c. 3 ; 6c. c. ; 6c. c. 7 ; 7c. c.4. Le nombre 0,7, qui représente la différence constante entre ces divers dosages, correspond aux sulfates d'alca-loides autres que la quinine contenus dans chaque gramme du sulfate essayé. C'est le facteur qui mesure l'impureté. En l'éva-luant en sulfate de cinchonidine cristallisé on a :

$$0,7 \times 100 \times 0,0397 = 2 \text{ gr. } 779$$

(397 représente la moitié du poids moléculaire du sulfate de cin-chonidine à 6 H² O) ([1]).

Se basant sur ces données, M. Barthe opère ainsi l'essai du sul-fate de quinine :

On triture longuement avec 100 c. c. d'eau, 1 gramme de sulfate de quinine. Après 1 heure d'exposition du mélange dans un bain

---

[1] On prend 397 au lieu de 794 parce que la solution normale alcaline corres-pond à 1/2 molécule d'acide sulfurique soit $\dfrac{SO^4H^2}{2}$

à 20', pendant laquelle on agite souvent, on filtre. On opère de même avec 100 c.c. d'eau et 5 grammes du même sulfate de quinine. Dans les deux solutions obtenues, on dose l'acide à l'aide de la solution de potasse décinormale, en se servant de la phénolphtaléine comme indicateur. La différence entre les nombres obtenus dans ces deux titrages multipliée par l'expression $\frac{100 \times 0.0397}{4}$ fait connaître l'impureté contenue dans 100 p. du sulfate de quinine essayé, impureté traduite en sulfate de cinchonidine. Dans ces expériences, il est nécessaire de maintenir exactement la température indiquée.

MÉTHODE MELCHIOR KUBLI [1]. — Cette méthode comporte deux essais qui se rattachent l'un à l'autre et se contrôlent mutuellement.

Essai à l'eau. — On sait que de tous les sulfates qui accompagnent celui de quinine dans le sel commercial, c'est le sulfate de quinine qui se dissout le plus difficilement dans l'eau. Les bases libres ont, au contraire, des propriétés inverses: c'est la quinine qui présente vis-à-vis de l'eau le maximum de solubilité. Tels sont les faits sur lesquels est basé l'essai suivant:

On introduit dans un ballon taré 1 gr. 793 [2] du sulfate à essayer, préalablement desséché à 40°-50°, c'est-à-dire renfermant $2H^2O$, puis 60 gr. d'eau distillée. On fait bouillir et on maintient l'ébullition pendant 5 minutes. Le sel étant complètement dissous, on laisse un peu refroidir et on complète 62 gr. Après avoir bouché le ballon, on l'expose pendant une 1/2 heure dans un bain d'eau à 20°, en ayant soin de l'agiter fréquemment. Le produit cristallisé qui s'est ainsi déposé est alors jeté sur un filtre Berzélius de 9 centimètres de diamètre. On recueille environ 50 c. c. de liquide.

Dans un tube à essai à pied, bouché à l'émeri, d'une longueur de 11 c. m. à 12 c. m., et divisé en dixièmes de

(1) *Ph. Zeitsch, f. Russland.* Sept. à nov., 1895.

(2) 1 gr., 793 correspond à 2 grammes de sel normalement hydraté, c'est-à-dire contenant 14,45 0/0 d'eau.

cent. cubes, on porte 5 c. c. de la solution de sel de quinine préparée comme on vient de le dire. On ajoute 3 gouttes d'une solution de carbonate neutre de sodium pur et sec au 1/10, mesurées avec un compte-gouttes donnant 24 gouttes au centimètre cube. On bouche le tube tenu verticalement, on l'amène doucement à la position horizontale, on le relève et ainsi de suite en répétant 2 à 3 fois cette manipulation pour diviser le précipité dans le liquide sans l'agglomérer; ce qui ne manquerait pas d'arriver si l'on agitait brusquement. On ajoute 10 c. c. d'eau distillée à 20° et on mélange d'après le procédé que l'on vient d'indiquer.

Avec un sulfate de quinine chimiquement pur, 10 c. c. d'eau à 20° sont suffisants pour faire disparaître, après 3 agitations (¹) effectuées en 15 secondes, le trouble produit par 3 gouttes de la solution de carbonate de sodium.

Le sulfate commercial renfermant constamment des sulfates étrangers, il faudra toujours employer plus de 10 c.c. d'eau. Cette addition devra être faite progressivement jusqu'à ce que l'on ait obtenu une solution limpide(²). Ce premier essai ne donnera cependant qu'un résultat approximatif.

Dans une seconde opération, on versera, en une fois, la quantité d'eau employée dans l'expérience précédente, on exécutera 3 agitations en 15 secondes et on s'assurera si, dans ces conditions, le liquide redevient limpide.

Deux cas peuvent se présenter: 1° la solution a conservé une légère opalescence; 2° la limpidité a été obtenue trop vite, par exemple après 2 agitations. Selon les circonstances, on prendra pour un 3ᵉ essai, 0 c. c. 5 d'eau en plus ou en moins.

On fait un 4ᵉ essai semblable au 3ᵉ, mais en réduisant à 0 c. c. 2 la quantité d'eau à 20° à ajouter ou à retrancher pour terminer l'opération. On choisit alors entre le 3ᵉ et le 4ᵉ essai celui qui répond le mieux à l'exigeance de la méthode; la-

---

(1) Une agitation comprend l'action d'incliner horizontalement le tube et de le ramener à la position verticale.

(2) Il n'y a pas lieu de tenir compte des minuscules parcelles qui pourraient rester en suspension.

quelle consiste à trouver la quantité minima d'eau à 20°, *à ajouter en une fois*, pour faire disparaître, après 3 agitations effectuées en 15 secondes, le trouble produit par 3 gouttes de la solution de carbonate de sodium.

Le nombre de centimètres cubes à employer en plus des 10 c. c. exigés par le sulfate de quinine pur est proportionnel au degré d'impureté de ce sel. Cette quantité est de 0 c. c. 4 par gramme de sulfate de cinchonidine renfermé dans 100 gr. de sulfate commercial normalement hydraté. La connaissance de ce coefficient permettra donc de mesurer l'impureté du sul-fate de quinine en calculant cette impureté en sulfate de cin-chonidine. Le procédé à l'ammoniaque ne permet pas un semblable calcul, car il n'y a pas proportionnalité entre l'im-pureté et la quantité d'ammoniaque employée.

L'auteur propose d'adopter 12 c. c. comme quantité maxima d'eau à 20° à employer pour obtenir, dans ce mode d'essai, la redissolution des alcaloïdes précipités par les 3 gouttes de solution de carbonate de sodium. Ces 12 c. c. correspondraient à 2-3 0/0 d'impuretés selon la nature des sulfates mélangés. Avec 13 c. c., le sel essayé renfermerait 3-4 0/0 de sulfates étrangers.

Essai à l'acide carbonique. — Cet essai repose sur les faits suivants :

1° La quinine précipitée d'une solution de sulfate basique par le carbonate neutre de sodium, se redissout par addition d'une solution de bicarbonate de sodium.

2° Si l'on fait passer, dans la solution ainsi obtenue, un courant de CO_2, la quinine se précipite à l'état de carbonate.

3° La présence, dans la solution de quinine, des alcaloïdes suivants : cinchonine, cinchonidine, quinidine, seuls ou mélan-gés, retarde ou même empêche la précipitation du carbonate de quinine. Le plus souvent le volume de ce sel est diminué. L'hydroquinine seule n'a pas d'influence sensible sur la préci-pitation de la quinine par CO_2.

On se sert pour cet essai d'une solution de bicarbonate de sodium préparée de la façon suivante. Dans un ballon jaugé à 100 c. c., on introduit 6 grammes de ce sel pulvérisé, pur, ne rougissant pas la phtaléine du phénol et 100 c. c. d'eau à 10°. Pour effectuer la solution, on imprime au ballon quelques légers mouvements de rotation de la verticale à l'horizontale, *sans agiter violemment.*

A 5 c. c. de solution de sulfate de quinine préparée comme pour l'essai à l'eau, c'est-à-dire à 20° et renfermés dans un tube à essai gradué, semblable à celui qui a servi dans l'expérience précédente, on ajoute 3 gouttes de la solution de carbonate neutre de sodium au 1/10, puis 5 c. c. de solution de bicarbonate de sodium. Le liquide redevient limpide quel que soit le degré d'impureté du sulfate de quinine essayé. Le tube à essai, étant maintenu dans un bain d'eau à 15°, on fait passer dans la solution un courant de CO_2, lavé et séché sur $Ca\,Cl_2$. L'appareil producteur du gaz devra avoir été, au préalable, *bien purgé de l'air qu'il renfermait.* Le gaz CO_2 doit arriver avec une vitesse de 80-100 bulles par minute. On maintient le courant une demi-heure et, pendant l'opération, on note au bout de combien de temps le carbonate de quinine commence à se précipiter et quel est l'aspect physique du dépôt.

Il faut maintenant déterminer le volume occupé par le précipité. Pour cela, on laisse le liquide reprendre la température de l'air ambiant, ce qui demande 1-2 heures. En général, au bout de ce temps, le liquide s'est éclairci; mais, il arrive quelquefois que le dépôt, au lieu de se faire au fond du vase, gagne la surface. Quand cet accident se produit, on attend au lendemain et on imprime alors au tube 2-3 oscillations. Le précipité se divise dans le liquide et gagne rapidement le fond du tube.

Il faut ensuite réduire ce précipité à son plus faible volume. Dans ce but, on tient le tube verticalement et on le frappe sur une surface pas trop dure sur un livre par exemple, jusqu'à ce que la portion occupée par le précipité soit devenue complètement opaque. Cette opération dure une demi-heure environ. Ce temps écoulé, on mesure le volume occupé par le précipité. On continue à frapper 5 minutes, au bout desquelles aucune diminution de volume ne devra se produire.

Dans certains cas, le dépôt se tasse mal. On introduit alors dans le liquide une mince baguette de verre à laquelle on imprime un mouvement de rotation en suivant les parois du tube, on retire la baguette, on laisse déposer et on achève le tassement. On fait 3 essais semblables.

La solution du sulfate de quinine pur donne un carbonate formé de flocons déliés, adhérant entre eux et se rassemblant en une colonne opaque dont le volume est de 1 c. c. 4 à 1 c. c. 5. Jamais le précipité n'est grenu. Le dépôt commence après environ 4-5 minutes. Avec 1/2 0/0 d'impuretés, on n'observe pas de différence sensible, excepté si l'impureté est du sulfate de cinchonine. Dans ce cas le dépôt, bien que semblable dans son aspect, occupe un volume moindre.

Voici les résultats obtenus avec divers sulfates de quinine en supposant, ce qui est le cas général, que parmi les impuretés, les alcaloïdes lévogyres dominent.

NATURE DU SEL ESSAYÉ	ASPECT DU PRÉCIPITÉ
Sulfate de quinine pur................ donne 1 c.c. 4 à 1 c.c. 5 de carbonate de quinine	Amorphe non grenu
— — avec 1 0/0 d'impuretes — 1 c.c. 8 a 2 c.c. — —	Partiellement grenu
— — — 2 0/0 — — 1 c.c. 4 à 1 c.c. 6 — —	Grenu
— — — 3 0/0 — — 1 c.c. 0 à 1 c.c. 2 — —	Grenu
— — — 4 0/0 — — 0 c.c. 8 — —	Grenu
— — — 5 0/0 — — 0 c.c. 5 a 0 c.c. 6 — —	Grenu

Avec un sulfate renfermant de 6 à 10 0/0 de sulfates d'alcaloïdes secondaires, le dépôt de carbonate de quinine est très faible, quelquefois presque nul. Le lendemain il se forme alors de gros cristaux peu nets, groupés en houppes ou en étoiles. Le dépôt, avec ces sulfates très impurs, ne commence qu'après 15 à 20 minutes. Si donc, au bout d'une demi-heure, rien ne s'est déposé, on peut être sûr que le sulfate essayé renferme plus de 10 0/0 d'impuretés.

SULFATE NEUTRE DE QUININE $C^{20}H^{24}Az^2O^2SO^4H^2 + 7H^2O$.

Ce sel, qui est le plus anciennement connu des sels neutres

des alcaloïdes des quinquinas, a été obtenu en 1821, à la fois par Robiquet et par Baup. Robiquet l'appela sulfate acide et Baup sursulfate. On l'obtient en ajoutant au sulfate basique autant d'acide SO^4H^2 qu'il en renferme et évaporant convenablement la solution. Prismes quadrangulaires aplatis, solubles, à 13°, dans 11 p. d'eau, moins solubles dans l'alcool. La solution aqueuse présente une belle fluorescence bleue.

SULFATE ACIDE DE QUININE $C^{20}H^{24}Az^2O^2, 2SO^4H^2 + 7H^2O$

On dissout le sulfate neutre dans un excès d'acide modérément étendu et on concentre la solution sur SO^4H^2. Le sel se dépose en prismes déliés incolores que l'on purifie par une cristallisation dans un peu d'eau bouillante. Ce sel est extrêmement soluble dans l'eau froide, plus encore dans l'eau chaude, moins soluble dans l'alcool. A la lumière, les cristaux se colorent en rouge brun.

COMBINAISONS IODÉES DES SULFATES DE QUININE

L'*Iodosulfate de quinine* — *Hérapathite* $4C^{20}H^{24}Az^2O^2, 3SO^4H^2,$ $2HI, I^4 + 6H^2O$ s'obtient en dissolvant le sulfate basique de quinine dans la quantité calculée de SO^4H^2. On additionne la solution d'alcool fort, on fait bouillir, puis on ajoute des quantités de HI en solution aqueuse et d'iode en solution alcoolique, calculées d'après la formule ci-dessus. L'hérapathite cristallise par refroidissement. On la purifie par *une seule cristallisation* dans l'alcool, des cristallisations répétées lui enlevant de l'iode. On lave le produit avec de l'alcool à 70° froid, on l'essore et on le sèche à l'air (Jörgensen).

L'hérapathite forme des tables rectangulaires dont les angles sont quelquefois tronqués, de couleur verte avec un éclat qui rappelle celui des élytres de cantharides. Ses propriétés optiques, étudiées par Hérapath, méritent d'être signalées. Vues par transmission, les tables d'hérapathite sont presque incolores, elles ne possèdent qu'une légère teinte olivâtre. Si l'on superpose deux de ces tables, de manière que leurs plus grandes dimensions se coupent à angle droit, le système ne laisse plus passer la lumière et peut se comparer au système de deux tourmalines dont les axes sont croisés. Si la lumière transmise est polarisée, les deux plaques se teignent de couleurs complémentaires, l'une verte, l'autre rose et la région où elles se superposent paraît d'un brun chocolat très foncé. La lumière transmise à travers une seule plaque est polarisée dans un plan perpendiculaire à la plus grande dimension de la plaque (Hérapath).

Pour obtenir l'hérapathite en cristaux d'assez grande dimension pour pouvoir observer ces propriétés, Hérapath recommande d'opérer ainsi : on dissout 3 gr. 20 de sulfate neutre de quinine dans un mélange de 6 grammes d'acide acétique de densité 1,042 et de 62 grammes d'alcool (densité 0,837) ; on chauffe à 55° et on ajoute lentement, en agitant, 50 gouttes d'une solution de 2 gr. 50 d'iode dans 31 grammes d'alcool (densité 0,837). On maintient la température jusqu'à ce que le mélange devienne limpide, puis on l'abandonne à un repos complet à une température de 8°-10°.

Nous avons déjà signalé *(page 16)*, les propriétés de la classe de corps à laquelle appartient l'hérapathite. Ce que nous avons dit peut s'appliquer presque complètement à ce corps. L'eau, même froide, le décompose. Peu à peu sa couleur se modifie, elle devient plus jaune ou brun foncé. En même temps, du sulfate neutre de quinine et de l'acide HI passent en solution. 1 p. d'alcool à 90° dissout 0,0012 à 0,0013 d'hérapathite. Exposée sur SO_4H_2, elle perd lentement son eau en prenant une teinte vert-olive. Hérapath et Hauërs considéraient l'hérapathite comme renfermant tout son iode à l'état de métalloïde, mais Jörgensen a démontré que cet iode y existe en partie à l'état de HI, de plus la quinine ne s'y trouve pas modifiée et peut en être séparée en traitant l'hérapathite soit par SO_2, soit par H_2S et précipitant la solution par AzH_3.

Iodosulfate de quinine et de mercure $3\,C_{20}H_{24}Az_2O_2,\ 2SO_4H_2,\ 2HI,\ 2HgI_2$. — La solution alcoolique d'hérapathite, agitée avec du mercure, donne de l'iodure de mercure ; mais cet iodure ne se sépare pas, il se fixe sur la molécule d'hérapathite pour donner le composé ci-dessus formulé. Ce composé dérive d'une molécule d'hérapathite qui aurait perdu 1 molécule de sulfate neutre de quinine. Il cristallise en aiguilles microscopiques, très fines, feutrées, incolores ou faiblement jaunâtres. Par évaporation lente de sa solution alcoolique, il se dépose en tables rhombiques, biréfringentes, d'un éclat argentin ; il est peu soluble dans l'alcool froid, beaucoup plus dans l'alcool bouillant.

Avec l'iodure de thallium, l'hérapatite donne un sel double soluble dans l'alcool, cristallisable en petites lamelles jaunes.

D'autres composés analogues à l'hérapathite ont été décrits par Jörgensen ; nous devons nous borner à les énumérer :

$$8\ C^{20}H^{24}Az^2O^2,\ 6SO^4H^2, 4HI, I^{10}$$
$$4\ C^{20}H^{24}Az^2O^2,\ 3SO^4H^2, 2HI, I^6 + 2\,H^2O$$
$$8\ C^{20}H^{24}Az^2O^2,\ 6SO^4H^2, 4HI, I^{14} + 4\,H^2O$$

A l'état anhydre, l'hérapathite et les trois corps précédents peuvent être représentés par les formules suivantes :

$$4\ C^{20}H^{24}Az^2O^2,\ 3SO^4H^2, 2HI, I^4$$
$$4\ C^{20}H^{24}Az^2O^2,\ 3SO^4H^2, 2HI, I^5$$
$$4\ C^{20}H^{24}Az^2O^2,\ 3SO^4H^2, 2HI, I^6$$
$$4\ C^{20}H^{24}Az^2O^2,\ 3SO^4H^2, 2HI, I^7$$

Ces composés renferment donc des quantités d'iode croissantes, de plus ils sont isomorphes.

Les composés suivants appartiennent à une autre série. Ils renferment 2 molécules de quinine pour 1 molécule de SO^4H^2.

$$2\ C^{20}H^{24}Az^2O^2,\ SO^4H^2,\ 2HI,\ I^2$$
$$2\ C^{20}H^{24}Az^2O^2,\ SO^4H^2,\ 2HI,\ I^4$$
$$2\ C^{20}H^{24}Az^2O^2,\ SO^4H^2,\ 2HI,\ I^8$$

On les obtient surtout par l'action de l'iode sur le sulfate basique de quinine (Jörgensen) Ils sont moins stables que ceux de la première série dans lesquels ils se transforment par simple recristallisation.

COMBINAISONS DU SULFATE BASIQUE DE QUININE AVEC LES PHÉNOLS

Le *Sulfate basique de phénol quininé* $(C^{20}H^{24}Az^2O^2)^2 SO^4 . C^6H^6O + 2H^2O$ s'obtient en ajoutant à la solution aqueuse bouillante de 1 molécule de sulfate basique de quinine, 1 molécule de phénol.

La combinaison cristallise par refroidissement, on la purifie par une nouvelle cristallisation dans l'alcool. Beaux prismes, brillants, inodores ; solubles, à 15°, dans 680 p. d'eau et 74 p. d'alcool à 80°, beaucoup plus solubles à chaud. A 100°, les cristaux deviennent anhydres et à 130° ils perdent un peu de phénol (Hesse). Selon M. Cotton, ce corps renfermerait 7 H^2O, les cristaux seraient efflorescents et se dissoudraient dans SO^4H^2 dilué avec une fluorescence plus faible que celle de la quinine et sans séparation de phénol.

La pyrocatéchine et la résorcine donnent des corps de composition analogue : le premier cristallise en prismes incolores, le second en aiguilles.

COMBINAISONS DU SULFATE NEUTRE DE QUININE AVEC LES PHÉNOLS

Le *Sulfate neutre de quinine-résorcine* $C^{20}H^{24}Az^2O^2$, $C^6H^6O^2$, $SO^3 + 1\,1/2\,H^2O$ s'obtient en mélangeant une solution de 3 p. de sulfate basique de quinine dans 20 c. c. d'eau additionnée de quelques gouttes de SO^4H^2 avec une solution de 2 p. de résorcine dans 10 c. c. d'eau. La combinaison se dépose en petites aiguilles que l'on purifie par une cristallisation dans l'eau bouillante (Malin).

L'*Hydroquinone* fournit de même un composé analogue, cristallisable en belles aiguilles jaune foncé, décomposable par l'eau bouillante avec production d'aiguilles incolores de sulfate basique de quinine-hydroquinone.

La *Pyrocatéchine* et l'*Homopyrocatéchine* donnent les composés $C^{20}H^{24}Az^2O^2$, $SO^4H^2 + C^6H^6O^2 + H^2O$ et $C^{20}H^{24}Az^2O^2$, $SO^4H^2 + C^7H^8O^2 + H^2O$, lesquels sont peu solubles dans l'eau et se déposent de l'alcool en beaux cristaux jaunes, fondant respectivement à 157° et à 167° (A. Béhal et Desvignes) *Soc. Chim.* (3) t. IX, p. 144.

Les deux composés suivants s'obtiennent par des méthodes analogues.

Le *Sulfate neutre de quinine-orcine* $C^{20}H^{24}Az^2O^2$, $C^7H^8O^2$, $SO^4 + 2H^2O$ qui ne cristallise qu'en solution étendue (Malin).

Le *Sulfate neutre de quinine-phloroglucine* $C^{20} H^{24} Az^2 O^2, C^6 H^6 O^4,$ $S O^3 + 3 H^2 O$ forme des aiguilles de 2 à 3 millimètres, groupées autour d'un centre (Hlasiwetz).

Dérivés alkylés

DÉRIVÉS MONOALKYLÉS

Ces dérivés s'obtiennent par les méthodes générales décrites *page 22*.

Iodométhylate $C^{20} H^{24} Az^2 O^2, C H^3 I + H^2 O$. — Aiguilles incolores, se colorant en jaune à la lumière, fondant à 233°-236° en se décomposant, peu solubles dans l'eau froide. Ce composé se combine à H Cl pour donner le corps $C^{20} H^{24} Az^2 O^2, C H^3 I, H Cl$ qui forme des cristaux jaunes. Avec l'iode, Jörgensen a obtenu le corps $C^{20} H^{24} Az^2 O^2, C H^3 I, I^2$ cristallisable en belles aiguilles noires.

L'iodométhylate de quinine peut aussi se combiner, à la fois, à l'iode et à l'acide sulfurique pour donner des composés rappelant plus ou moins l'hérapathite. Jörgensen a ainsi obtenu :

$$\text{I} \quad 2 C^{20} H^{24} Az^2 O^2, C H^3 I, \quad S O^4 H^2, I^4$$
$$\text{II} \quad 2 C^{20} H^{24} Az^2 O^2, C H^3 I, \quad S O^4 H^2, I^6$$
$$\text{III} \quad 4 C^{20} H^{24} Az^2 O^2, C H^3 I, 2 S O^4 H^2, I^{14}$$
$$\text{IV} \quad 4 C^{20} H^{24} Az^2 O^2, C H^3 I, 2 S O^4 H^2, I^{18}$$

L'acide oxalique et l'iode donnent avec l'iodométhylate de quinine des composés analogues :

$$2 C^{20} H^{24} Az^2 O^2, C H^3 I, 2 C^2 H^2 O^4, I^5$$
$$2 C^{20} H^{24} Az^2 O^2, C H^3 I, 2 C^2 H^2 O^4, I^6$$

Ces derniers ont, du reste, été peu étudiés.

Le *Sulfométhylate* $(C^{20} H^{24} Az^2 O^2, C H^3)^2 S O^4 + 6 H^2 O$ forme des aiguilles blanches, très peu solubles.

Le *Méthylhydrate* $C^{20} H^{24} Az^2 O^2, C H^3 — O H$ est une masse cristalline blanche facilement soluble dans l'eau et l'alcool, à réaction fortement alcaline, se combinant à $C O^2$ (Hesse).

Bromométhylate $C^{20}H^{24}Az^2O^2.CH^3Br + H^2O$. — Fines aiguilles soyeuses, peu solubles dans l'eau froide, facilement solubles dans l'eau bouillante, fusibles à 124°-126°.

Chlorométhylate $C^{20}H^{24}Az^2O^2, CH^3Cl + H^2O$. — Longues et fines aiguilles soyeuses, facilement solubles dans l'eau et l'alcool, fondant à 181°-182°. Ce composé s'unit au chlorure de platine pour donner le méthylchloroplatinate de quinine $C^{20}H^{24}Az^2O^2, CH^3$. HPtCl⁶, lequel forme de petits cristaux prismatiques orangés, solubles dans l'eau acidulée de HCl.

Méthylquinine $C^{20}H^{24}(CH^3)Az^2O^2$. — Huile épaisse, jaune clair, altérable à la lumière, insoluble dans l'eau, très soluble dans l'alcool et l'éther. Ses sels sont incristallisables et sa solution sulfurique n'est pas fluorescente. Son chloroplatinate $C^{20}H^{24}(CH^3)Az^2O^2. PtCl^6H^2 + H^2O$, isomère du méthylchloroplatinate décrit ci-dessus, est un précipité jaune confusément cristallisé. Son iodométhylate $C^{20}H^{24}(CH^3)Az^2O^2, CH^3I + H^2O$ cristallise de l'eau en fines aiguilles, fondant à 215°-218° avec décomposition (Ad. Claus et Mallmann).

Iodéthylate $C^{20}H^{24}Az^2O^2, C^2H^5I$. — Aiguilles fines, incolores et soyeuses, réunies en hémisphères, très solubles dans l'eau bouillante, peu solubles dans l'eau froide (Strecker). Ce corps donne avec l'iode le composé $C^{20}H^{24}Az^2O^2, C^2H^5I, I^2$ cristallisable en prismes rhombiques noirs (Jörgensen).

L'Ethylhydrate $C^{20}H^{24}Az^2O^2, C^2H^5$ — OH s'obtient en évaporant dans le vide sur SO^4H^2, le produit de l'action de AgHO sur l'iodéthylate. Le résidu est repris par l'alcool absolu et la solution alcoolique additionnée d'éther absolu. Aiguilles incolores, très solubles dans l'eau, cette solution est caustique et attire CO^2. Cette base peut se combiner avec SO^4H^2 pour donner les deux sels dont nous avons déjà parlé *page 24*.

Le *Sulfoéthylate neutre* $(C^{20}H^{24}Az^2O^2, C^2H^5)^2 SO^4 + 4H^2O$ peut s'obtenir : soit en saturant la solution d'éthylhydrate par SO^4H^2, soit en ajoutant à la solution aqueuse de l'iodéthylate, du sulfate d'argent jusqu'à précipitation complète de l'iode. La solution évaporée, donne le sel en cristaux solubles dans l'eau et l'alcool.

Le *Sulfoéthylate acide* $(C^{20}H^{24}Az^2O^2, C^2H^5), HSO^4 + 2H^2O$ s'obtient en ajoutant un excès de SO^4H^2 à la solution aqueuse de l'éthylhydrate, évaporant à siccité et reprenant le résidu par l'alcool absolu.

Masse de cristaux très solubles dans l'eau en donnant une solution acide, peu solubles dans l'alcool.

Chloréthylate $C^{20}H^{24}Az^2O^2, C^2H^5Cl$. — Fines aiguilles incolores, peu solubles dans l'eau froide. Ce composé donne avec $PtCl^4$ un chloroplatinate : l'éthylchloroplatinate de quinine $C^{20}H^{24}Az^2O^2$, $C^2H^5, HPtCl^6$ qui est soluble dans l'eau bouillante et se dépose par refroidissement en cristaux confus (Strecker).

DÉRIVÉS DIALKYLÉS.

Diiodométhylate $C^{20}H^{24}Az^2O^2, 2CH^3I$. — Tables jaunes, brillantes, fondant à 158°-160° en se décomposant.

L'*Iodométhylate d'iodéthylquinine* $(C^{20}H^{24}Az^2O^2, C^2H^5I) CH^3I + H^2O$ s'obtient en traitant l'iodéthylate de quinine par CH^3I. Prismes jaunes, épais, altérables à la lumière, fondant à 157°-160° avec décomposition.

L'*Iodéthylate d'iodométhylquinine* $(C^{20}H^{24}Az^2O^2, CH^3I) C^2H^5I + H^2O$ s'obtient en faisant bouillir 12 heures une solution alcoolique d'iodométhylate de quinine avec C^2H^5I. Ce corps, isomère du précédent, forme des lamelles minces, à éclat doré, brunissant à la lumière et fondant à 206°-208° avec décomposition.

Le *Dichlorométhylate* $C^{20}H^{24}Az^2O^2, 2CH^3Cl$ s'obtient en traitant la solution du diiodométhylate par $AgCl$ humide. Aiguilles fines, soyeuses, jaune pâle, très solubles. Ce corps donne avec $PtCl^4$ le diméthylchloroplatinate de quinine ou chloroplatinate de diméthylquininium $C^{20}H^{24}Az^2O^2, (CH^3)^2 PtCl^6 + 2H^2O$ sous forme d'un précipité granuleux, jaune foncé. Le chloroaurate correspondant $C^{20}H^{24}Az^2O^2, (CH^3.AuCl^4)^2$ est un précipité jaune floconneux (Hesse).

Le *Diiodéthylate* $C^{20}H^{24}Az^2O^2, 2C^2H^5I$ forme des cristaux jaunes souvent tabulaires, fondant à 115°.

Dérivés acides.

La *Benzoylquinine* $C^{20} H^{23} (C^7 H^7 O) Az^2 O^2$ s'obtient en chauffant au bain-marie 100 grammes de chlorure de benzoyle et ajoutant 60 grammes de quinine sèche. Par refroidissement, on obtient des cristaux de chlorhydrate de benzoylquinine. Ce sel, décomposé par AzH^3, fournit la base benzoylée qu'on dissout dans l'éther ; elle cristallise par évaporation de la solution éthérée. Cristaux prismatiques, incolores, fondant à 139°. Elle se colore en vert par l'eau chlorée et l'ammoniaque, les solutions aqueuses diluées de ses sels sont fluorescentes. Base plus faible que la quinine, la benzoylquinine peut fournir deux séries de sels (A. Wunsch).

L'*Acétylquinine* $C^{20} H^{23} (C^2 H^3 O) Az^2 O^2$ s'obtient par la méthode générale décrite *page 17*. Prismes incolores, brillants, fondant à 108° (non corrigé) facilement solubles dans l'alcool et le chloroforme, moins dans l'éther. Ce composé fournit un chloroplatinate $C^{20} H^{21} (C^2 H^3 O) Az^2 O^2, PtCl^6 H^2 + 2H^2 O$ amorphe, peu soluble et un chloroaurate $C^{20} H^{23} (C^2 H^3 O) Az^2 O^2, 2 AuCl^4 H + H^2 O$ floconneux, devenant peu à peu cristallin (Hesse).

La *Propionylquinine* $C^{20} H^{23} (C^4 H^7 O) Az^2 O^2$ s'obtient comme le dérivé acétylé. De l'éther, elle se dépose en prismes rhombiques fondant à 129° (non corrigé), assez solubles dans l'alcool et l'éther. Sa solution sulfurique est fluorescente et se colore en vert par Cl et AzH^4. Son chloroplatinate $C^{20} H^{21} (C^4 H^7 O) Az^2 O^2, PtCl^6 H^2 + 2 H^2 O$ forme de beaux prismes orangé foncé. Son chloroaurate $C^{20} H^{21} (C^7 H^7 O) Az^2 O^2, 2 AuCl^4 H + 2 H^2 O$ est amorphe (Hesse).

COMBINAISONS DE LA QUININE AVEC LES AUTRES ALCALOIDES DES QUINQUINAS

La quinine présente à un haut degré le pouvoir de former, avec les autres alcaloïdes des quinquinas, des combinaisons moléculaires. On connaît les combinaisons suivantes :

La *Quinine-cupréine ou Homoquinine* $C^{20}H^{24}Az^2O^2$, $C^{19}H^{22}Az^2O^2$ s'obtient en dissolvant dans SO^4H^2 dilué, 52 p. de quinine et 48 p. de cupréine et précipitant par AzH^3 en présence d'éther. L'homoquinine cristallise par évaporation de la solution éthérée, soit en prismes aplatis renfermant $2H^2O$, soit en lamelles renfermant H^2O. Elle fond à 177° et se dissout facilement dans l'alcool et l'éther. L'homoquinine prend encore naissance dans l'action du chlorhydrate de quinine sur la cupréine sodée, selon l'équation suivante (Hesse) :

$$C^{19}H^{21}NaAz^2O^2 + C^{20}H^{24}Az^2O^2, HCl = NaCl + C^{20}H^{24}Az^2O^2, C^{19}H^{22}Az^2O^2$$

Selon MM. Paul et Cownley, l'homoquinine renfermerait 2 p. en poids de quinine et 3 p. de cupréine ce qui ne correspond pas à molécules égales des deux bases, comme l'indique M. Hesse.

La *Quinine-dicinchonidine* $C^{20}H^{24}Az^2O^2$, $2\,C^{19}H^{22}Az^2O$ s'obtient en précipitant par AzH^3, en présence d'éther, une solution renfermant les deux bases en proportions calculées selon la formule ci-dessus, la quinine étant en léger excès. La combinaison se sépare rapidement de l'éther en rhomboèdres brillants peu solubles dans l'éther. Ce liquide la dissocie en lui enlevant de la quinine. Dissoute dans l'alcool bouillant, elle se décompose et, par refroidissement, il se sépare une nouvelle combinaison cristallisée également en rhomboèdres, combinaison qui est représentée par la formule $C^{20}H^{24}Az^2O^2$, $7\,C^{19}H^{22}Az^2O$ et qui existerait, selon M. Hesse, dans le sulfate de quinine commercial.

La quinine-dicinchonidine peut former des sels. M. Hesse a obtenu les composés suivants :

Le *Sulfate basique* $[(C^{20}H^{24}Az^2O^2)^2\,SO^4H^2 + 8H^2O]$, $2\,[(C^{19}H^{22}Az^2O)^2\,SO^4H^2 + 6\,H^2O]$ forme de longues aiguilles incolores ; solubles. à 15°, dans 167 p. d'eau.

Le *Tartrate basique* $[(C^{20}H^{24}Az^2O^2)^2\,C^4H^6O^6 + 2H^2O]$, $2\,[(C^{19}H^{22}Az^2O)^2\,C^4H^6O^6 + 2H^2O]$ s'obtient en précipitant une solution à 1/30 du sel précédent par le sel de Seignette.

Le *Chromate basique* $[(C^{20}H^{24}Az^2O^2)^2\,CrO^4H^2]$, $2\,[(C^{19}H^{22}Az^2O)^2, CrO^4H^2] + 18H^2O$ s'obtient en ajoutant à la solution chaude à 1/80 du sulfate, un petit excès de chromate neutre de potassium. Le chromate cristallise par refroidissement en longues aiguilles jaunes, soyeuses, peu solubles dans l'alcool. altérables à la lumière.

Ces sels sont peu stables. Ils se dissocient quand on les fait recristalliser dans l'eau bouillante. Le sel qui se dépose s'enrichit en quinine. Cependant, la présence d'un sel neutre (sel de Seignette, sulfate d'ammoniaque) leur donne de la stabilité (Hesse).

La *Quinine-quinidine* $C^{20}H^{24}Az^2O^2 — C^{20}H^{24}Az^2O^2$ s'obtient comme le composé précédent, sous forme d'aiguilles incolores (Hesse). La même combinaison a été extraite d'un quinquina cuprea par Wood et Barret.

La *Quinine-hydroquinine* $C^{20}H^{24}Az^2O^2, C^{20}H^{26}Az^2O^2 + 2 \ 1/2H^2O$ s'obtient comme la quinine-quinidine. Elle cristallise de l'éther et de l'alcool en fines aiguilles. Cette combinaison se détruit quand on cherche à en obtenir des sels.

COMBINAISONS DIVERSES DE LA QUININE

L'*Eugénate de quinine* $C^{20}H^{24}Az^2O^2, C^{10}H^{12}O^2$ s'obtient en faisant dissoudre dans l'alcool bouillant, un mélange de quinine et d'essence de girofle. Par refroidissement, l'eugénate cristallise en longs prismes soyeux, peu solubles dans l'eau; solubles, à 10°, dans 12 p. d'éther. Ce composé se dissout sans altération dans les solutions alcalines bouillantes qui le laissent cristalliser en se refroidissant (Hesse).

Le *Binitrophénate de quinine* $C^{20}H^{24}Az^2O^2, C^6H^4(AzO^2)^2O + 3H^2O$ s'obtient comme l'eugénate, en remplaçant l'essence de girofle par l'acide binitrophénique. Longues aiguilles jaune orangé, peu solubles dans l'alcool, presque insolubles dans l'eau (Grüner).

Le *Phénate de quinine* $C^{20}H^{24}Az^2O^2, C^6H^6O$, s'obtient en versant peu à peu dans une solution alcoolique de 3 grammes de phénate de potasse, une autre solution alcoolique de 8 gr. 72 de sulfate basique de quinine. Après 24 heures, on évapore le liquide filtré. Le phénate cristallise en fines aiguilles, solubles dans 400 p. d'eau à 16° et dans 80 p. d'alcool à 90 0/0 à 13°, peu solubles dans l'éther.

L'*Anéthol quinine* $(C^{20} H^{24} Az^2 O^2)^2 C^{10} H^{12} O + 2H^2 O$ s'obtient comme l'eugénate, en employant 5 p. de quinine pour 1 p. d'anéthol. Cristaux monocliniques, peu odorants, très solubles dans l'alcool bouillant ou l'éther, peu solubles dans l'alcool froid. Cette combinaison est dissociable par la chaleur (Hesse).

La *Nitrobenzaldéhyde-quinine* $C^{20} H^{24} Az^2 O^2$, $C^6 H^4 (Az O^2) C O H$ s'obtient en dissolvant à chaud les deux composants dans le chloroforme et précipitant la combinaison par addition d'éther à la solution chloroformique. Poudre jaune (G. Mazzara).

Le *Chloral-quinine* $C^{20} H^{24} Az^2 O^2$, $C Cl^3 — COH$ s'obtient en mélangeant les solutions chloroformiques de ses deux composants. Le mélange s'échauffe, on laisse le liquide s'évaporer et on reprend par l'éther. Si on chauffe la solution, celle-ci se prend en une masse cristalline qu'on lave à l'éther, et qu'on sèche sur $SO^4 H^2$ (Mazzara).

ALCALOIDES DÉRIVÉS DE LA QUININE

1° Isomères de la quinine

QUINICINE $C^{20} H^{24} Az^2 O^2$

La quinicine a été obtenue par Pasteur en chauffant avec $SO^4 H^2$ concentré, soit le sulfate basique de quinine, soit le sulfate basique de quinidine. La préparation s'effectue comme celle de la cinchonicine.

La quinicine existe dans le produit résinoïde désigné sous le nom de quinoïdine, produit que l'on obtient dans la préparation du sulfate de quinine. D. Howard l'a retiré des eaux-mères du sulfate de quinine.

Selon M. Hesse, pour obtenir la quinicine, on chauffe jusqu'à fusion (vers 135°) le sulfate neutre de quinine ou celui de quinidine, desséché à 100° et finement pulvérisé. On fond au plus 5 grammes de sel à la fois. On reprend par l'eau et on traite par Az H¹ et l'éther. La solution éthérée est évaporée a sec, et le résidu transformé en oxalate basique, sel que l'on purifie par 2 cristallisations effectuées l'une dans le chloroforme, l'autre dans l'alçool à 97°. De l'oxalate pur, on retire la base par N a H O et l'éther. La solution éthérée est lavée à l'eau, et évaporée à sec. Le résidu, séché dans le vide à 62°, constitue la quinicine. C'est un produit amorphe, rouge brun, mou à la température ordinaire, mais dur aux basses températures, fondant vers 60°. La quinicine est fortement basique, attire CO^2 de l'air. Sa solution alcoolique se colore en vert par Cl et Az H¹. Sa solution dans H Cl en excès donne avec la solution de chlorure de chaux ou avec la liqueur de Labarraque un précipité blanc amorphe, réaction que ne donne ni la quinine, ni la quinidine. Sa solution sulfurique étendue est jaune et non fluorescente. La quinicine se dissout facilement dans l'alcool, le chloroforme, l'éther. L'Az H³ ou les alcalis la précipitent de ses solutions acides sous forme d'une masse gluante. Plusieurs sels de quinicine cristallisent, mais ils se colorent facilement en jaune ou en rouge.

Oxydée successivement par le permanganate à froid et par l'acide chromique à chaud, la quinicine fournit les mêmes produits que la quinine : l'acide quininique, et l'acide cincholœponique (Skraup et Würstl).

La quinicine est faiblement dextrogyre. Son pouvoir rotatoire est le même, que la base provienne de la quinine lévogyre ou de la quinidine dextrogyre. En solution chloroformique v D $= + 44°,1$; $p = 2$; $t = 15°$.

Pasteur explique ces faits en considérant la molécule de quinine comme formée de deux groupements : l'un fortement lévogyre, l'autre faiblement dextrogyre. Ce dernier étant stable, persisterait dans la quinicine et communiquerait à celle-ci son faible pouvoir rotatoire dextogyre, tandis que l'autre deviendrait inactif, quand on chauffe la quinine et que celle-ci se transforme en quinicine. La même explication s'applique à la formation de la quinicine aux dépens de la quinidine, avec cette différence qu'ici le groupe très actif, détruit par la chaleur, serait droit au lieu d'être gauche, et serait uni à un autre groupe droit peu actif et stable qui persisterait dans la quinicine.

Plusieurs sels de quinicine sont susceptibles de cristalliser, ce sont : les deux sulfates, l'iodhydrate basique, le sulfocyanate basique, le chloroplatinate et le tartrate neutre.

ISOQUININE $C^{20} H^{24} Az^2 O^2$

Obtenue par MM. Lippmann et Fleissner, cette base prend naissance :

1° Dans l'action de la potasse alcoolique sur l'hydroiodoquinine ;

2° En chauffant 6 heures à 150°-160°, en tubes scellés avec de l'eau, le biiodhydrate d'hydroiodoquinine. Après réaction, le liquide jaunâtre contenu dans les tubes est versé dans $Az H^3$; et le tout est agité avec un grand volume d'éther. La solution éthérée, séchée sur $K HO$, laisse déposer de petits cristaux d'isoquinine, peu solubles dans l'éther anhydre.

L'isoquinine est facilement soluble dans l'éther aqueux et le benzène. Sa solution sulfurique est fluorescente et se colore en vert par Cl et $Az H^3$. Elle fond à 186° (non corrigé) ; $\alpha D = - 186°,75$ dans l'alcool à 97° ; $p = 0,9644$; $t = 24°$. Elle se combine à l'eau pour donner un hydrate renfermant $2 H^2 O$ qu'on obtient en agitant avec de l'éther et de l'$Az H^3$ une solution de chlorhydrate d'isoquinine. La solution éthérée, exposée à l'évaporation spontanée, laisse cristalliser l'hydrate en petites aiguilles.

Plusieurs sels d'isoquinine ont été obtenus cristallisés ; tels sont : le sulfate basique, les chlorhydrates basique et neutre, l'iodhydrate basique.

M. Skraup ayant affirmé que l'isoquinine était un mélange de pseudoquinine et de niquine, MM. Lippmann et Fleissner ont soumis à des cristallisations fractionnées le chlorhydrate d'isoquinine et ont obtenu des fractions renfermant toutes une base fondant à 185°. Ils arrivent à douter, à leur tour, de l'existence de la pseudoquinine.

M. Hesse a donné le nom d'isoquinine à une base fort mal

connue qui se formerait dans l'action de $SO^4 H^2$ concentré et froid sur le sulfate de quinine.

PSEUDOQUININE $C^{20} H^{24} Az^2 O^2$

Cette base, obtenue par M. Skraup, se produit en même temps que la niquine dans l'action de K H O alcoolique ou du nitrate d'argent sur le biiodhydrate d'hydroiodoquinine. On la sépare à l'état d'oxalate (*voir page 121*). Ce sel, purifié par cristallisations, fournit la base quand on traite par $Az H^3$ sa solution dans l'alcool faible.

La pseudoquinine fond à 190°-191°. Ses cristaux sont peu solubles dans l'éther aqueux ou anhydre, facilement solubles dans l'alcool absolu $\alpha D = - 164°,44 ; p = 1$ dans l'alcool à 98°. La pseudoquinine ressemble beaucoup à l'isoquinine. Cependant son sulfate basique et son chlorhydrate neutre sont incristallisables : son chlorhydrate basique est peu soluble et cristallisable. Il en est de même du nitrate basique.

QUINOÏDINE

Sous ce nom, Sertuerner a fait connaître en 1830 un produit résinoïde brun, retiré des eaux-mères du sulfate de quinine. En 1840, Winckler retira de la quinoïdine une base fournissant un sulfate cristallisé qu'il prit pour du sulfate de quinine ; et, dans les eaux-mères de ce sel, une base amorphe qu'il désigna sous le nom de quinine amorphe ou de quinoïdine pure. Liebig, en 1847, analysa la quinoïdine et la considéra comme un isomère de la quinine. La nature complexe de la quinoïdine fut définitivement établie en 1849 par van Heyningen qui réussit à en extraire une base qu'il nomma β quinine et qui fut reconnue plus tard par Pasteur comme étant identique avec la quinidine vraie, découverte par Henry et Delondre. D'après van Heyningen, la quinoïdine renfermerait au moins 4 produits : la cinchonine, la quinine, la β quinine (quinidine) et un alcaloïde, qu'il considère comme nouveau, mélangé avec la quinine amorphe de Winckler. D. Howard a signalé la présence de la quinicine dans la quinoïdine. Cette composition varie, du

reste, avec les sortes de quinquina qui ont fourni la quinoïdine.
Sertuerner attribuait à la quinoïdine des propriétés fébrifuges
supérieures à celles de la quinine. On a essayé, il y a une vingtaine
d'années, de remettre en honneur cette quinoïdine, mais elle est
tombée aujourd'hui dans un juste oubli.

2° Non isomères de la quinine

NIQUINE $C^{19}H^{24}Az^2O^2$

La niquine a été obtenue par M. Skraup en faisant agir la potasse
alcoolique ou le nitrate d'argent sur le biiodhydrate d'hydroiodoquinine (*voir page 121*). La niquine est isolée du produit de la réaction à l'état d'oxalate acide. Pour extraire la niquine de ce sel, on
le triture avec de la lessive de potasse. La base mise en liberté est
ensuite dissoute dans un excès de H Cl et la solution évaporée jusqu'à commencement de cristallisation. Par refroidissement, il se
sépare une bouillie cristalline de chlorhydrate neutre de niquine,
peu soluble dans un excès de H Cl. On essore ce sel et on le lave à
l'alcool absolu. De la solution de chlorhydrate neutre de niquine
pur, on isole la base par un alcali qui la précipite en flocons devenant rapidement cristallins. Si l'on opère à chaud, la niquine se
dépose en longues aiguilles qui, exposées à la lumière, se colorent
peu à peu en jaune.

Selon Skraup, la niquine se formerait aux dépens de la quinine
d'après l'équation :

$$C^{20}H^{24}Az^2O^2 + H^2O = C^{19}H^{24}Az^2O^2 + CH^2O.$$

Cependant MM. Lippman et Fleissner affirment n'avoir jamais
observé la formation d'aldéhyde formique ou d'acide formique
dans la préparation de la niquine. Ces derniers auteurs obtiennent
facilement la niquine de la façon suivante : On dissout l'hydroiodoquinine dans l'alcool, et on ajoute un excès de solution de
nitrate d'argent. Au bout d'un temps assez long, tout l'iode s'est
séparé à l'état d'Ag I. La solution filtrée et privée d'argent par H Cl
est précipitée par AzH^3, puis agitée avec de l'éther. La solution
éthéro-alcoolique abandonne des cristaux longs et soyeux, feu-

trés d'hydrate de niquine. Si l'on agite avec de l'eau, l'alcool mélangé à l'éther se trouve enlevé et le liquide se prend en une bouillie cristalline d'hydrate de niquine $3\,C^{10}H^{24}Az^2O^2, 2H^2O$.

Niquine anhydre. — En ajoutant de la potasse à la bouillie d'hydrate de niquine et d'éther, la base entre en solution. La solution dans l'éther anhydre la laisse déposer par évaporation en fines aiguilles blanches, très solubles dans l'alcool, le benzène, le chloroforme. Elle fond à $130°$-$132°$ (Lippmann et Fleissner) $146°$ (Skraup). Sa solution alcoolique est très alcaline. La niquine se dissout un peu dans l'eau bouillante qui la laisse déposer en cristaux renfermant $2\,H^2O$. Il en est de même de l'alcool dilué. Ses solutions sulfuriques sont fluorescentes et ses solutions salines se colorent en vert par Cl et AzH^3. Son pouvoir rotatoire $\alpha D = -129°,02$. La niquine, oxydée par le permanganate à froid ne donne pas seulement de l'acide formique, mais surtout de l'acide acétique.

Hydrate de Niquine $3\,C^{10}H^{24}Az^2O^2, 2H^2O$. — Nous avons vu plus haut dans quelles conditions se forme ce composé qui est très caractéristique pour la niquine. On l'obtient aussi en ajoutant de l'eau à une solution de niquine dans l'éther absolu. La liqueur se prend en une bouillie de cristaux qui disparaît aussitôt qu'on dessèche l'éther en l'agitant avec de la potasse ou du chlorure de calcium.

La niquine est diacide, ses sels cristallisent facilement. Le plus singulier est l'oxalate acide $C^{10}H^{24}Az^2O^2, 2\,C^2H^2O^4$ qui est caractérisé par sa très faible solubilité dans l'eau ou l'alcool. C'est cette propriété qui permet d'isoler la niquine des produits de la réaction où elle prend naissance.

La niquine fournit aussi un diiodéthylate cristallisable en prismes jaunes.

ACTION DE HI SUR LA NIQUINE. — L'acide HI agit sur la niquine comme sur la quinine, c'est-à-dire en donnant du biiodhydrate d'hydroiodoniquine formé par addition de $3\,HI$ et du biiodhydrate d'hydroiodaponiquine formé par addition de $3\,HI$ et élimination de CH^3I. Le premier de ces corps $C^{10}H^{24}Az^2O^2, 3\,HI$ se forme surtout avec l'acide HI (densité 1,7) et le second $C^{18}H^{22}Az^2O^2$, 3HI avec l'acide Hl (densité 1,9). Ces deux composés cristallisent en aiguilles jaunes. Le premier est insoluble dans la potasse, tandis que le second s'y dissout.

Le biiodhydrate d'hydroiodoniquine, traité par KHO alcoolique, donne de la niquine régénérée qu'on peut isoler sous forme d'oxalate acide. Dans les eaux-mères de ce sel, se trouve une nouvelle base soluble dans l'éther et isomère de la niquine : l'isoniquine.

ISONIQUINE $C^{17}H^{24}Az^2O^2$

L'isoniquine est peu soluble dans l'éther, moins soluble dans l'alcool que la niquine. Elle cristallise de l'alcool dilué en écailles anhydres ressemblant à l'acide benzoïque. Elle fond à 208°-209°. Sa solution sulfurique est fluorescente. Elle se colore en vert par Cl et AzH^3.

APOQUININE $C^{19}H^{22}Az^2O^2 + 2H^2O$

Nous avons vu (*page 103* et *119*) le mode de formation de cette base. Après réaction, la solution chlorhydrique est étendue d'eau et précipitée par AzH^3. Le précipité blanc jaunâtre d'apoquinine est lavé et dissous dans l'acide acétique. La solution acétique, traitée par le noir animal, devient jaune clair et donne par AzH^3 un précipité blanc floconneux d'apoquinine qu'on lave et qu'on sèche à l'air.

L'apoquinine se présente sous forme d'une masse amorphe, incolore, fournissant une poudre blanche. Elle se dissout facilement dans l'éther, le chloroforme et l'alcool. Elle fond à 160° (non corrigé) en se colorant. Sa solution sulfurique n'est pas fluorescente, mais elle donne avec Cl et AzH^3 une coloration jaune verdâtre. Cette base est lévogyre $\alpha D = -178°,1$; $p = 2$; $t = 15°$; dans l'alcool à 97°. En solution chlorhydrique, la valeur de ce pouvoir rotatoire est plus considérable. L'apoquinine est nettement basique, elle neutralise bien les acides, mais ses sels sont incristallisables (Hesse).

L'anhydride acétique la change en diacétylapoquinine $C^{19}H^{20}Az^2$

$(C^2H^3O)^2 + H^2O$, corps amorphe soluble dans l'éther et l'alcool, qui donne une solution sulfurique fluorescente et dont la solution alcoolique se colore en vert foncé par Cl et AzH^3. La formation de ce dérivé diacétylé indique l'existence dans l'apoquinine de $2\,OH$ libres (Hesse).

D'après un travail tout récent de Ed. Lippmann et Fleissner, l'apoquinine de Hesse serait un mélange; de plus, cette base ne dériverait pas de la quinine, mais d'une base isomère formée transitoirement dans l'action de HCl sur la quinine. Pour obtenir l'apoquinine, les auteurs ci-dessus nommés remplacent HCl par HI dilué (densité 1,25 à 1,35). La base purifiée se dépose de l'éther sec en gros cristaux paraissant appartenir au système régulier, fondant vers 210°. Sa solution sulfurique n'est pas fluorescente et ne se colore pas en vert par l'eau chlorée et AzH^1; elle donne avec $CHCl^3$ et les alcalis caustiques une forte coloration rouge. Les sels suivants peuvent cristalliser; l'oxalate acide $(C^{19}H^{22}Az^2O^2)^2, 3\,C^2H^2O^4$ l'iodhydrate $C^{19}H^{22}Az^2O^2, 2HI$. Son éther éthylique est isomérique avec la quinéthyline de Grimaux et Arnaud.

L'*Hydrochlorapoquinine* $C^{19}H^{23}\,Cl\,Az^2\,O^2 + 2H^2O$ s'obtient en traitant par AzH^1 la solution de bichlorhydrate d'hydrochlorapoquinine dans l'eau tiède. Le précipité est lavé et séché à l'air. Petites masses blanches, facilement solubles dans l'alcool, le chloroforme et l'éther. Cette base fond à 160°. Elle est lévogyre. Sa solution sulfurique n'est pas fluorescente et ne se colore pas en vert par Cl et $Az\,H^3$ (Hesse) [1].

Le *Bichlorhydrate d'Hydrochlorapoquinine* $C^{19}H^{21}\,Cl\,Az^2\,O^2, 2\,HCl + 3\,H^2\,O$ s'obtient en chauffant 6 heures, en tubes scellés à 140°, du sulfate basique de quinine avec de l'acide HCl saturé à -17°. Après réaction, le liquide des tubes est surmonté d'une couche incolore de chlorure de méthyle. On étend ce liquide de son volume d'eau. Le sel cristallise peu à peu. Aiguilles incolores, très solubles dans l'eau, très peu solubles dans HCl modérément étendu.

[1] Se fondant sur ces deux caractères, Hesse semble considérer son hydrochlorapoquinine comme identique avec le chloroquinide de Zorn. Cependant Zorn n'a pas observé la formation de chlorure de méthyle qu'indique Hesse dans la réaction qui donne naissance au bichlorhydrate d'hydrochlorapoquinine.

L'hydrochlorapoquinine fournit un dérivé diacétylé $C^{19} H^{21}$ $(C^2 H^3 O)^2 Cl Az^2 O^2$ cristallisable en prismes incolores, fondant à 184º (non corrigé) lévogyre, peu soluble dans l'éther (Hesse).

Bibromhydrate d'hydrobromapoquinine $C^{19} H^{23} Br Az^2 O^2$, $2 H Br +$ $H^2 O$ — En chauffant l'hydrate de quinine 1 heure en tubes scellés avec $H Br$ saturé à 0º, il y a élimination de $C H^3 Br$ et formation de bibromhydrate d'hydrobromapoquinine, lequel se dépose dans les tubes refroidis sous forme d'une bouillie cristalline. Le sel est purifié par redissolution dans l'eau et évaporation de la solution sur $S O^4 H^2$. Il forme alors des aiguilles blanches, très fines, groupées en sphères, très solubles dans l'eau et l'alcool, efflorescentes.

L'*Hydrobromapoquinine* $C^{19} H^{23} Br Az^2 O^2$ s'obtient en décomposant le sel précédent par le carbonate de sodium. Poudre blanche, peu soluble dans l'éther, très soluble dans l'alcool, fondant à 209º-210º (Paul Julius).

Biiodhydrate d'hydroiodapoquinine $C^{19} H^{23} I Az^2 O^2$, $2 H I$ — On chauffe quelques heures, en tubes scellés à 100º, le biiodhydrate d'hydroiodoquinine avec de l'acide $H I$ saturé à 0º. Le biiodhydrate, d'abord insoluble, disparaît peu à peu et il se sépare $C H^3 I$. Par refroidissement, le biiodhydrate d'hydroiodapoquinine cristallise. On le purifie par cristallisation dans l'alcool. On peut aussi obtenir ce sel en chauffant 3 heures la quinine avec $H I$ (densité 1,96).

Cristaux jaunes, assez solubles dans l'eau chaude qui laisse déposer le sel à l'état amorphe. La lessive de soude ne précipite pas sa solution aqueuse.

L'*hydroiodapoquinine* $C^{19} H^{23} I Az^2 O^2$ s'obtient en triturant le sel précédent avec $Az H^3$ et en agitant la bouillie avec de l'éther. La solution éthérée, desséchée par $Ca Cl^2$ et concentrée, laisse déposer la base en petits cristaux peu solubles dans l'éther, très solubles dans l'alcool. Bouilli avec une solution alcoolique de potasse, ce corps se change en isoapoquinine, base qui fond à 176º au lieu de 160º, point de fusion de l'apoquinine (Lippmann et Fleissner).

QUITÉNINE $C^{19} H^{22} Az^2 O^4 + 4 H^2 O$

Pour obtenir cette base, on dissout 5 grammes de sulfate basique de quinine séché au bain-marie dans 60 c. c. 70 c. c. d'eau, à l'aide de 13 c. c. de $SO^4 H^2$ à 10 0/0. La solution, refroidie dans la glace, est additionnée peu à peu de 138 c. c. d'une solution de permanganate à 4 0/0.

Le liquide, débarrassé de l'oxyde de manganèse, est à peine acide et jaune pâle. Il contient de l'acide formique, mais pas de quiténine. Celle-ci se trouve mélangée à l'oxyde de manganèse.

Pour l'extraire, on fait bouillir le produit, essoré et lavé, avec de l'alcool étendu de deux volumes d'eau. Le liquide, filtré et concentré, abandonne des cristaux de quiténine que l'on purifie par cristallisation dans l'alcool faible.

La quiténine forme de beaux prismes incolores, peu solubles dans l'eau, même à chaud, insolubles dans l'éther; son meilleur dissolvant est l'alcool faible qui ne la dissout qu'à chaud et la laisse déposer presque entièrement par refroidissement. Les alcalis et les acides étendus la dissolvent avec facilité. Ses solutions sulfuriques étendues ainsi que ses solutions hydroalcooliques présentent une fluorescence bleue. Avec l'eau chlorée et $Az H^4$, la quiténine se colore en vert comme la quinine. Elle est lévogyre. En solution alcoolique $\alpha D = -142^o,7$; $p = 0,1093$. Elle fond vers 286° en s'altérant. C'est une base faible, sa solution aqueuse a une réaction neutre. La quiténine est identique, selon Skraup, à la dihydroxylquinine de Kerner dont elle possède les propriétés et la composition centésimale. Sa formation est représentée par l'équation

$$C^{20} H^{24} Az^2 O^2 + O^4 = C^{19} H^{22} Az^2 O^4 + C H^2 O^2$$

La quiténine donne un chloroplatinate cristallisable en lamelles jaunes et un sulfate $(C^{19} H^{22} Az^2 O^4)^4$, $2 S O^4 H^2 + 15 H^2 O$ cristallisable en fines aiguilles. Elle ne donne pas de sulfate basique. Chauffée avec $S O^4 H^2$, elle se change en quiténicine, base amorphe d'un brun rouge, très soluble dans l'eau.

La quiténine peut échanger une partie de son hydrogène contre des métaux. On connaît ainsi la quiténine argentique $C^{19} H^{21} Ag$

$Az^2 O^4$. Oxydée par l'acide chromique, elle donne de l'acide quininique, de l'acide α carbocinchoméronique et de l'acide cincholœponique. La quiténine, donne un dérivé monoacétylé et un dérivé triacétylé, tous deux amorphes.

Le chlorure de benzoyle la change en monobenzoylquiténine, corps amorphe, donnant un chlorhydrate cristallisable.

En présence de HCl, la quiténine, peut être éthérifiée par les alcools ; on obtient ainsi l'éthylquiténine $C^{19} H^{21} Az^2 O^3 - O C^2 H^5$ sous forme d'aiguilles incolores, fondant à 198° (non corrigé). Cet éther conserve ses fonctions basiques ; il fournit un chlorhydrate et un iodéthylate cristallisables.

L'acide HI (densité 1,7), chauffé à reflux avec la quiténine, change cette base en un nouveau corps : le quiténol avec élimination de $CH^3 I$ (Rudolf von Bucher).

$$C^{19} H^{22} Az^2 O^4 + HI = CH^3 I + C^{18} H^{20} Az^2 O^4$$

Le *Quiténol* $C^{18} H^{20} Az^2 O^4 + H^2 O$ cristallise en fines aiguilles blanches fort peu solubles dans l'eau, l'alcool et l'éther. Ce corps se dissout facilement dans les acides et les alcalis dilués. L'acide CO^2 le précipite de ses solutions alcalines. Sa solution chlorhydrique se colore en rouge par le perchlorure de fer et en vert par l'eau chlorée et AzH^3. La nature phénolique du quiténol est plus accentuée que celle de la quiténine, néanmoins le quiténol reste une base susceptible de donner avec les acides des sels cristallisables.

OXYQUININE $C^{20} H^{24} Az^2 O^3$

Cette base s'obtient en faisant bouillir une solution de sulfate de quinine avec de l'azotite de potassium. Il se dégage de l'azote en abondance. Après refroidissement, on précipite par AzH^3, ce qui fournit la base en grains cristallins, solubles dans l'alcool et l'éther ; elle se dépose de ces solvants à l'état amorphe (Schützenberger).

HYDROQUININE $C^{20}H^{26}Az^2O^2$

L'hydroquinine a été trouvée par M. Hesse dans les eaux-mères du sulfate de quinine. Elle présente un certain intérêt à cause de son existence dans le sulfate de quinine commercial qui en renferme environ 4 0/0.

Pour l'extraire, on transforme le sulfate basique de quinine du commerce en sulfate neutre, on sépare les cristaux et on sature les eaux-mères par AzH^3. On obtient ainsi un sulfate basique enrichi en hydroquinine que l'on soumet à 4 ou 5 traitements semblables. On arrive ainsi à avoir un sulfate basique renfermant environ 30 0/0 de sulfate d'hydroquinine. On oxyde ce sel par le permanganate en solution acide, en suivant la méthode utilisée pour la préparation de l'hydrocinchonine. La quinine est oxydée, l'hydroquinine n'est pas sensiblement altérée. On précipite le liquide filtré par AzH^3 et on agite avec de l'éther ou du benzène. Les solutions éthérées ou benzéniques sont agitées avec SO^4H^2 dilué, qui s'empare de l'hydroquinine. En saturant la solution acide par AzH^3, on obtient du sulfate basique d'hydroquinine que l'on purifie par de nouvelles cristallisations. L'hydroquinine se sépare de ce sel, traité par la soude, sous forme d'un précipité, d'abord amorphe, puis cristallin qui renferme $2H^2O$.

L'hydroquinine cristallise du chloroforme ou de l'éther en aiguilles fines, anhydres, très solubles dans l'alcool, le chloroforme, l'éther, le benzène. Elle se dissout bien aussi dans AzH^3 dilué. Elle fond à $168°$ (non corrigé) en se décomposant (Hesse) à $171°,1$ (corrigé (Lentz), c'est-à-dire à la même température que la quinine. Son pouvoir rotatoire $\alpha D = -160°,10$ dans le mélange chloroformique $p = 1,901$; $t = 17°,8$ (Lentz), $\alpha D = -142°,2$ dans l'alcool à 95°; $p = 2,4$; $t = 20°$ (Hesse). Ce pouvoir rotatoire est plus considérable en solution acide. La solution sulfurique d'hydroquinine présente la même fluorescence que celle de la quinine. Elle se colore en vert par Cl et AzH^3. En un mot, l'hydroquinine ressemble beaucoup à la quinine. Il en est de même de ses sels par rapport à ceux de la quinine.

Les sels d'hydroquinine sont très nombreux et cristallisent

facilement. Nous n'en citerons que quelques-uns qu'il est particulièrement intéressant de connaître en vue des essais du sulfate basique de quinine. Comme la quinlne, l'hydroquinine est diacide ; elle forme donc deux séries de sels.

Le *Sulfate basique* qui renferme 6 H^2O cristallise en prismes blancs ; solubles, à 15°, dans 348 p. d'eau, beaucoup plus solubles à chaud. Comme le sulfate basique de quinine, ce sel donne avec le phénol une combinaison cristalline.

Le *Sulfate neutre* forme des aiguilles longues et minces, très solubles. Chauffé à 140°, il se change en sulfate d'hydroquinicine, base amorphe, isomère de l'hydroquinine.

Le *Tartrate basique* qui renferme 2 H^2O, se présente en prismes épais, incolores, peu solubles dans l'eau froide. Exposé à l'air il perd H^2O. Son pouvoir rotatoire en solution chlorhydrique est, pour la concentration B d'Oudemans, (*voir page 147*) $\alpha D = -$ 176°,35 rapporté au sel effleuri renfermant H^2O. Ce pouvoir rotatoire est intermédiaire entre celui du tartrate basique de quinine et celui du tartrate basique de cinchonidine.

Le *Chromate basique* renferme 6 H^2O. Il cristallise en longues aiguilles jaune d'or, qui se foncent en l'air, peu solubles dans l'eau froide. Bien que plus soluble que le chromate de quinine, ce sel est entraîné dans la cristallisation de ce dernier avec lequel il semble former une combinaison double. Il se conduit de même vis-à-vis des chromates de cinchonidine et d'hydrocinchonidine.

L'hydroquinine fournit un monoiodométhylate cristallisable en prismes jaune pâle, renfermant 1 molécule d'alcool de cristallisation et un monochlorométhylate cristallisable en longues aiguilles minces.

L'hydroquinine se combine soit avec 1 molécule de cupréine, soit avec 1 molécule de quinidine, pour donner des combinaisons moléculaires cristallisables en aiguilles incolores. L'anéthol fournit avec l'hydroquinine, comme avec la quinine, une combinaison $(C^{20}H^{26}Az^2O^2)^2$, $C^{10}H^{12}O + 2H^2O$ cristallisable en prismes épais.

CHAPITRE VII

QUINIDINE $C^{20} H^{24} Az^2 O^2$

SYNONYMES : **Quinoïdine cristallisée** (STRECKER). — β **Quinine**
(VAN HEYNINGEN) ; — β **Quinidine** (KERNER). — **Pitayine** (PERETTI).
— **Conquinine** (HESSE).

La quinidine a été découverte en 1833 par Henry et Delondre
dans les liqueurs alcooliques faibles qui surnagent le mélange des
alcaloïdes quand on traite les quinquinas par les procédés en
usage à cette époque. Nous avons signalé, à propos de la cinchonidine, comment la quinidine avait été confondue avec la cinchonidine, puis retrouvée par van Heyningen dans la quinoïdine et
nommée par cet auteur β quinine ; et, enfin, comment son existence propre avait été établie par Pasteur.

La quinidine se trouve surtout dans les écorces de Pitayo qui en
renferment jusqu'à 1,5 0/0 ; ainsi que dans les Cinchona amygdali-
folia et ovata. On la rencontre également dans les écorces de
Remijia pedunculata.

La quinidine se rassemble dans les eaux-mères de la fabrication
du sulfate de quinine, débarrassées de quinine et de cinchonidine
par le sel de Seignette, et peut en être précipitée par KI. Elle s'accumule également dans le produit résinoïde désigné sous le nom
de quinoïdine. Voici le procédé recommandé par M. Hesse pour
extraire la quinidine de la quinoïdine :

La quinoïdine est pulvérisée et épuisée à l'éther. Les solutions
éthérées sont évaporées, et le résidu dissous dans SO^4H^2. La solution chaude est neutralisée par AzH^3, puis additionnée de sel de
Seignette jusqu'à cessation de précipité. La quinine et la cincho-

nidine sont ainsi séparées à l'état de tartrates basiques peu solubles. L'eau-mère, suffisamment étendue d'eau, est chauffée, puis traitée par le noir animal. Après filtration, le liquide chaud est additionné de KI en quantité suffisante. Par refroidissement, il se forme un trouble laiteux, bientôt suivi d'un précipité cristallin. L'iodhydrate de quinidine est recueilli et lavé à l'alcool pour le débarrasser d'un peu d'iodhydrate de cinchonine, puis décomposé par AzH^3 ; ce qui fournit la quinidine. On sature cette base par l'acide acétique et la solution d'acétate basique ainsi obtenue est décolorée par le noir animal et précipitée par AzH^3. On termine enfin la purification par quelques cristallisations dans l'alcool.

Pour débarrasser complètement la quinidine de l'hydroquinidine qui l'accompagne souvent, il faut la transformer en chlorhydrate basique ou en sulfate neutre et soumettre ces sels à des cristallisations répétées (Hesse).

Cristallisée de l'alcool, la quinidine forme des prismes quadrangulaires efflorescents renfermant une molécule d'alcool (Mylius) (1). Elle peut cristalliser aussi de l'éther en rhomboèdres renfermant $2H^2O$ et même de l'eau bouillante en lamelles minces renfermant $1\,1/2\,H^2O$. Dans ces deux derniers cas, les cristaux ne sont pas efflorescents. La quinidine se dissout, à 15°, dans 2000 p. d'eau ; à 20° dans 22 p. d'éther et 26 p. d'alcool à 80°. Elle se dissout en faible quantité dans le chloroforme, le benzène, le sulfure de carbone et l'eau bouillante. Elle fond à 168° en un liquide incolore (Hesse) ; à 169°,6 (corrigé) (Lentz). Elle donne avec Cl et AzH^3 la même coloration verte que la quinine. Ses solutions sulfuriques sont fluorescentes comme celles de quinine.

La quinidine est dextrogyre $\alpha D = + 255°,4$ dans l'alcool absolu $p = 1,62$ (base anhydre) ; $t = 17°$ (Oudemans). Dans le mélange chloroformique $\alpha D = - 270° \; p = 2,1$ (base anhydre) $t = 16°,9$ (Lentz). En solution acide, le pouvoir rotatoire de la quinidine est supérieur à ce qu'il est en solution alcoolique ; il suit les règles générales énoncées *page 13*.

La quinidine se combine facilement aux alcools pour donner des

---

(1) Pendant longtemps on a considéré ces cristaux comme un hydrate de quinidine.

alcoolates cristallisés, nous avons mentionné plus haut sa combinaison avec l'alcool éthylique. Des combinaisons semblables peuvent être obtenues avec les alcools : méthylique, propylique, allylique. Tous ces corps renferment 1 molécule d'alcool pour 1 molécule de quinidine. Avec le glycol éthylénique, on obtient une combinaison cristalline renfermant 1 molécule de glycol pour 2 molécules de base (Mylius).

La quinidine se combine à l'azotate d'argent pour donner le composé $C^{20}H^{24}Az^2O^2$, AzO^3 Ag, qu'on obtient en ajoutant une solution de nitrate d'argent à une solution alcoolique de quinidine. Il se forme de fines aiguilles blanches décomposables par l'eau et l'alcool.

ACTION DU CHLORE. — *Chlorure de quinidine* $C^{20}H^{23}Az^2O$ Cl. Ce composé qui correspond au chlorure de quinine, s'obtient comme ce dernier corps. On le purifie par cristallisations dans le benzène mélangé d'éther. Il fond à 131°-132°, se dissout facilement dans l'alcool, le benzène, le chloroforme. Bien qu'isomère du chlorure de quinine, ce corps, traité par la potasse alcoolique, se change en quinène tout comme le chlorure de quinine (Comstock et Kœnigs).

ACTION DE L'ACIDE CHLORHYDRIQUE. — *Bichlorhydrate d'hydrochloroquinidine* $C^{20}H^{25}Cl Az^2O^2$, 2HCl. — On chauffe, en tubes scellés à 140°, pendant quelques heures, la quinidine avec HCl saturé à —17°. Après réaction, les tubes s'ouvrent sans pression. Le liquide est alors étendu de son volume d'eau, ce qui détermine la précipitation du bichlorhydrate sous forme de gros prismes brillants. Ce sel se colore en vert par Cl et AzH^3, il est très peu soluble dans l'eau, presque insoluble dans les acides dilués. Traité par AzH^3, il fournit l'hydrochloroquinidine (Zorn).

En prolongeant la durée du chauffage pendant 6 heures, il y a élimination de CH^3Cl et formation d'hydrochlorapoquinidine (Hesse).

Le bichlorhydrate d'hydrochloroquinidine s'obtient aussi en chauffant pendant quelques heures à 85° la quinidine avec HCl (densité 1,189).

Il se forme en même temps, dans cette réaction, une base cristallisable isomère de la quinine : l'α isoquinidine qui cristallise de l'éther en beaux rhomboèdres incolores renfermant $C^{20} H^{24} Az^2 O^2 + 2 H^2 O$. Elle se trouve à l'état de chlorhydrate dans les eaux-mères du corps précédent (Hesse),

L'*Hydrochloroquinidine* $C^{20} H^{25} Cl Az^2 O^2$ se dépose de l'alcool en beaux cristaux. Elle est soluble dans un excès d'$Az H^3$.

Hydrochlorosulfoquinidine $C^{20} H^{25} Cl Az^2 O^2, S O^4$. — Ce composé s'obtient en traitant, à froid, le bichlorhydrate d'hydrochloroquinidine par $S O^4 H^2$. La liqueur, étendue d'eau et saturée à chaud par $Az H^3$, laisse déposer des aiguilles incolores de sulfate de la base hydrochlorosulfonée $(C^{20} H^{25} Cl Az^2 O^2 . S O^3)^2 S O^4 H^2 + 10 H^2 O$. Le chloroplatinate de cette base forme des aiguilles à éclat doré. solubles dans l'eau bouillante.

ACTION DE L'ACIDE IODHYDRIQUE. — L'acide H I agit sur la quinidine, comme sur la quinine. Les produits obtenus varient avec la concentration de l'acide employé. Avec un acide très concentré, on obtient des dérivés de la quinidine ; avec un acide plus étendu, on obtient des dérivés de l'apoquinidine. C'est ainsi que l'acide de densité 1,7 change la quinidine en hydroiodapoquinidine avec élimination de $C H^3 I$.

Biiodhydrate d'Hydroiodoquinidine $C^{20} H^{25} I Az^2 O^2, 2 H I$. — La quinidine est introduite dans 10 fois son poids d'acide H I (densité 1,9) décoloré au phosphore. Le mélange, abandonné 2-3 jours à l'obscurité, laisse déposer de grandes tables jaunes qu'on recueille après 7-8 jours et qu'on purifie par cristallisation dans l'alcool à 50°. Ce corps fond à 230°. L'ammoniaque aqueuse lui enlève 2 H I et fournit l'hydroiodoquinidine (Lippmann et Fleissner).

L'*Hydroiodoquinidine* $C^{20} H^{25} I Az^2 O^2$ s'obtient en faisant digérer, à froid ou à 50°, le biiodhydrate avec $Az H^3$. La base, ainsi isolée, se purifie par cristallisations dans l'alcool. Prismes incolores, transparents, fondant à 205°-206°, peu solubles dans l'eau, se colorant en vert par Cl et $Az H^3$ sans séparation d'iode. L'hydroiodoquinidine est une base diacide qui fournit des sels cristallisables; tels sont: le chloroplatinate, le sulfate neutre, le nitrate basique, le chlorhydrate neutre et l'iodhydrate basique.

ACTION DE L'ACIDE SULFURIQUE. — L'acide sulfurique fumant agit sur la quinidine, comme sur la quinïne. Il se forme un acide iso-quinidine sulfonique $C^{20}H^{23}(SO^3H)Az^2O^2$ qui présente toutes les propriétés de l'acide dérivé de la quinine, sauf qu'il est faiblement dextogyre.

En traitant, à froid, le sulfate de quinidine par l'acide sulfurique à 66° Bé; ce sel se changerait, selon M. Hesse, en sulfate de β isoquinidine. Cette nouvelle base, encore fort mal connue, cristalliserait de l'éther en aiguilles et donnerait un sulfate cristallisable en aiguilles compactes renfermant $8H^2O$.

A chaud, le même acide change la quinidine en quinicine (Pasteur).

ACTION DES OXYDANTS

Acide chromique. — Soumise à l'action de ce réactif, la quinidine fournit les mêmes produits que la quinine, et entre autres l'acide quininique ainsi que des acides sirupeux (Skraup).

Permanganate de potassium. — A froid, cet oxydant change la quinidine en acide formique et en une base isomère de la quiténine : la quiténidine.

$$C^{20}H^{24}Az^2O^2 + O^4 = C^{19}H^{22}Az^2O^4 + CH^2O^2$$

Si l'on oxyde la quinidine par le permanganate à froid et si l'on traite le produit déjà oxydé, par l'acide chromique, à chaud, on peut isoler du produit de la réaction : 1° l'acide quininique; 2° l'acide cincholœponique (Würstl et Skraup.)

Sels de quinidine

Chlorhydrate basique $C^{20}H^{24}Az^2O^2$, $HCl + H^2O$. — Longues aiguilles asbestiformes, très solubles dans l'alcool et l'eau bouillante; solubles, à 10°, dans 62,5 p. d'eau.

Chlorhydrate neutre $C^{20}H^{24}Az^2O^2$, $2HCl + H^2O$. — Se dépose en cristaux, de sa solution aqueuse concentrée.

Iodhydrate basique $C^{20}H^{24}Az^2O^2$, HI. — Lamelles ou prismes courts, incolores, peu solubles dans l'alcool; solubles, à 10°, dans 1270 p. d'eau. Le peu de solubilité de ce sel a permis à M. de Vrij de caractériser la quinidine. Tous les sels solubles de cette base donnent en effet avec KI un précipité cristallin caractéristique.

Iodhydrate neutre $C^{20}H^{24}Az^2O^2$, 2 HI + 3 H^2O. — Gros prismes jaune d'or, assez solubles dans l'alcool et l'eau bouillante.

Nitrate basique $C^{20}H^{24}Az^2O^2$, AzO^{1}H. — Petits prismes épais; solubles, à 15°, dans 85 p. d'eau.

Sulfate basique $(C^{20}H^{24}Az^2O^2)^2$ SO^{4}H^2 + 2 H^2O. — Prismes déliés, incolores, non efflorescents; solubles, à 10°, dans 108 p. d'eau, facilement solubles dans le chloroforme. Cette solution, d'abord incolore, prend peu à peu une teinte jaune et une faible fluorescence verdâtre. Agitée avec de l'eau, elle se décolore en même temps que l'eau s'empare de la matière colorante et prend une fluorescence verte magnifique (Schaer). Son pouvoir rotatoire $\alpha D = + 211°,5$ dans l'alcool absolu $p = 1,94$ (sel hydraté) $t = 17°$ (Oudemans). En solution aqueuse $\alpha D = + 179°,54$; $p = 1$ (sel hydraté); $t = 15°$ (Hesse).
Pour reconnaître la pureté de ce sel qui a été souvent confondu avec le sulfate de cinchonidine, on prend 0 gr. 50 de sulfate à essayer et 10 c. c. d'eau, on chauffe le tout à 60°; puis on ajoute à la solution obtenue 0 gr. 50 de KI; on agite et on laisse refroidir. Au bout d'une heure, on filtre. Si le sulfate de quinidine est pur, l'addition d'une goutte d'AzH^3 au liquide filtré n'en trouble pas la transparence.

Sulfate neutre $C^{20}H^{24}Az^2O^2$, SO^{4}H^2 + 4 H^2O. — Longs prismes incolores, asbestiformes; solubles, à 10°, dans 8,7 p. d'eau. Les sulfates de quinidine peuvent se combiner à l'iode pour donner plusieurs iodosulfates (Jörgensen).

3 $C^{20}H^{24}Az^2O^2$, SO^{4}H^2, 2 HI, I^4 (aiguilles rouge grenat.)
3 $C^{20}H^{24}Az^2O^2$, 3 SO^{4}H^2, 2 HI, I^8 (lamelles brun olive.)

L'iode et l'acide sélénique donnent des combinaisons analogues.

Chromate basique (C²⁰ H²⁴ Az² O²)² Cr O⁴ H². — Grandes tables jaunes facilement décomposables par la chaleur ou la lumière.

Chloroplatinate basique (C²⁰ H²⁴ Az² O²)² Pt Cl⁶ H² + 3 H² O. — Aiguilles brillantes, de couleur orangée.

Chloroplatinate neutre C²⁰ H²⁴ Az² O², Pt Cl⁶ H² + H² O. — Précipité jaune amorphe. Dans les solutions bouillantes et étendues, il se dépose au bout de quelque temps en cristaux presque insolubles dans l'eau.

Chloroaurate C²⁰ H²⁴ Az² O², 2 Au Cl⁴ H. — Précipité jaune amorphe.

Le *Chloromercurate* C²⁰ H²⁴ Az² O², 2 H Cl, Hg Cl² se précipite sous forme d'une poudre blanche, amorphe, soluble dans l'alcool bouillant qui l'abandonne en lamelles nacrées.

Chlorozincate neutre C²⁰ H²⁴ Az² O², 2 H Cl, Zn Cl². — Si à une solution alcoolique de quinidine, on ajoute une solution concentrée de Zn Cl² renfermant un excès de H Cl, on obtient un précipité granuleux, peu soluble dans l'eau froide, mais facilement soluble dans H Cl dilué ou l'alcool à 50°. De ces deux derniers solvants, il se dépose en cristaux (J. Sthenhouse).

Chlorozincate basique (C²⁰ H²⁴ Az² O², H Cl)² Zn Cl². — Si on fait cristalliser plusieurs fois dans l'alcool dilué le composé précédent, il perd une partie de son H Cl et de son Zn Cl² et se change en un sel qui cristallise par évaporation lente de ses solutions en très grandes tables hexagonales ou en prismes (J. Stenhouse).

Hyposulfite (C²⁰ H²⁴ Az² O²) 2 S² H² O³ + 2 H² O. — Prismes courts et brillants; solubles, à 10°, dans 415 p. d'eau.

Le *Phosphate* C²⁰ H²⁴ Az² O², PH³ O⁴ s'obtient en neutralisant la base par l'acide. Prismes courts, quadrangulaires; solubles, à 10°, dans 31 p. d'eau.

Succinate basique C²⁰ H²⁴ Az² O², C⁴ H⁶ O⁴ + 2 H² O. — Prismes très fins, très solubles dans l'alcool; solubles, à 10°, dans 41,5 p. d'eau.

Tartrate basique (C²⁰ H²⁴ Az² O²)² C⁴ H⁶ O⁶ + H² O. — Prismes soyeux, incolores; solubles, à 15°, dans 38,8 p. d'eau.

Tartrate neutre $C^{20}H^{24}Az^2O^2$, $C^4H^6O^6 + 3H^2O$. — Prismes courts, nacrés; solubles, à 10°, dans 400 p. d'eau.

Le *Tartrate d'Antimonyle et de quinidine* $C^{20}H^{24}Az^2O^2$, $C^4H^5(SbO)$ $O^6 + 4H^2O$ s'obtient par double décomposition entre l'émétique ordinaire et un sel basique de quinidine (sulfate ou chlorhydrate). Cristaux longs et soyeux; solubles. à 20°, dans 540 p. d'eau (Hesse).

La quinidine décompose, à chaud, la solution d'émétique avec production de tartrate d'antimonyle et de quinidine et précipitation d'oxyde d'antimoine

$$2\,C^4H^4K\,(SbO)\,O^6 + C^{20}H^{24}Az^2O^2 + H^2O = C^{20}H^{24}Az^2O^2,\ C^4H^5\,(Sb\,O)$$
$$O^6 + C^4H^4K^2O^6 + Sb\,HO^2.$$

L'hydrate $SbHO^2$ se détruit pendant l'ébullition selon l'équation.

$$2\,Sb\,HO^2 = Sb^2\,O^3 + H^2O.$$

Le *Benzoate* $C^{20}H^{24}Az^2O^2$, $C^7H^6O^2 + H^2O$ se dépose de sa solution alcoolique en cristaux volumineux.

L'*Oxalate basique* $(C^{20}H^{24}Az^2O^2)^2\ C^2H^2O^4 + H^2O$ est un sel cristallisable; soluble, à 15°, dans 151 p. d'eau.

Le *Sulfocyanate basique* $C^{20}H^{24}Az^2O^2$, $C\,Az\,HS$ s'obtient par double décomposition. Beaux prismes incolores; solubles, à 20°, dans 1477 p. d'eau, peu solubles dans l'alcool (Hesse).

Le *Sulfocyanate neutre* $C^{20}H^{24}Az^2O^2$, $2\,C\,Az\,HS + H^2O$ s'obtient en dissolvant le sel précédent dans SO^4H^2 dilué bouillant et ajoutant à la solution du sulfocyanate de potassium. Le sel se dépose par refroidissement en longs prismes jaunes qui se transforment peu à peu en prismes plus courts possédant de nombreuses facettes (Hesse).

Dérivés alkylés.

DÉRIVÉS MONOALKYLÉS

Bromométhylate $C^{20}H^{24}Az^2O^2$, CH^3Br. — Aiguilles minces, incolores, fondant vers 238° en se décomposant.

Iodométhylate $C^{20}H^{24}Az^2O^2$, CH^3I. — Belles aiguilles soyeuses, incolores, peu solubles dans l'eau, plus solubles dans l'alcool. Ce corps donne avec l'iode le composé $C^{20}H^{24}Az^2O^2CH^3I$, I^2 cristallisable en lamelles brunes, brillantes. Il se combine aussi avec HCl pour donner le sel $C^{20}H^{24}Az^2O^2$, CH^3I, HCl qui est amorphe et jaune et régénère l'iodométhylate incolore quand on le traite par un alcali (Claus).

Méthylchloroplatinate $C^{20}H^{24}Az^2O^2$, CH^3Cl, $HPtCl^6$. — Précipité jaune pâle, soluble dans HCl étendu et bouillant qui, par refroidissement, l'abandonne en prismes quadrangulaires obliques.

Méthylquinidine $C^{20}H^{23}(CH^3)Az^2O^2$. — Huile jaune, soluble dans l'éther et qui se combine aux acides pour donner des sels incristallisables (Claus).

Iodéthylate $C^{20}H^{24}Az^2O^2$, C^2H^5I. — Aiguilles brillantes, incolores, très peu solubles dans l'eau froide, fondant vers 248° avec décomposition. Se combine à SO^4H^2 et à l'iode pour donner le composé

$$(C^{20}H^{24}Az^2O^2, C^2H^5I)^2 SO^4H^2, I^4$$

cristallisable en prismes brun foncé brillants (Jörgensen).

Ethyl chloroplatinate $C^{20}H^{24}Az^2O^2$, C^2H^5Cl, $HPtCl^6$. — Précipité cristallin, jaune, presque insoluble dans l'eau, soluble dans HCl dilué et bouillant.

Ethylhydrate $C^{20}H^{24}Az^2O^2$, $C^2H^5 - OH$. — Base incristallisable, à réaction fortement alcaline, attirant CO^2.

Ethylquinidine $C^{20}H^{23}(C^2H^5)Az^2O^2$. — Huile jaune, possédant les mêmes propriétés que la méthylquinidine.

DÉRIVÉS DIALKYLÉS

Diiodométhylate $C^{20}H^{24}Az^2O^2$, $2CH^3I + 1\,^1/_2 H^2O$. — Belles tables jaune citron, facilement solubles dans l'eau, fondant vers 156° avec décomposition.

Diiodéthylate $C^{20}H^{24}Az^2O^2$, $2C^2H^5I$. — Prismes jaune rougeâtre, très solubles dans l'eau chaude, beaucoup moins solubles dans l'alcool, renfermant $1\,^1/_2\,H^2O$, ou tables d'un jaune plus clair renfermant H^2O. Fond à 205° en se décomposant. Selon Skraup et Koneck von Norwall, ce corps se présente en prismes durs, jaune clair, renfermant $3\,H^2O$ et fondant à 134°.

Le *Dinitréthylate* $C^{20}H^{24}Az^2O^2$, $2C^2H^5AzO^3 + H^2O$ s'obtient par l'action du nitrate d'argent sur la solution aqueuse du diiodéthylate. Gros prismes transparents. Le sulfoéthylate et le dichloréthylate, qui s'obtiennent par des méthodes analogues, sont incristallisables (Ad. Claus),

Dérivés acides

L'*Acétylquinidine* $C^{20}H^{23}(C^2H^3O)\,Az^2O^2$ est un corps amorphe, facilement soluble dans l'éther et dextrogyre.

La *Benzoylquinidine* $C^{20}H^{23}(C^7H^5O)\,Az^2O$ se forme par l'action du chlorure de benzoyle sur la quinidine, c'est un corps amorphe fondant à 58°-60° qui donne avec l'acide AzO^3H un sel cristallisable (G. F. Henning).

BASES DÉRIVÉES DE LA QUINIDINE.

QUITÉNIDINE $C^{19}H^{22}Az^2O^4$

La quiténidine se forme dans l'action du permanganate, à froid, sur la quinidine selon l'équation

$$C^{20}H^{24}Az^2O^2 + O^4 = C^{19}H^{22}Az^2O^4 + CH^2O^2$$

L'opération s'effectue comme pour la préparation de la cinchoténine (*voir page 73*). La quiténidine brute cristallise mélangée avec une résine. On la purifie par cristallisation dans l'alcool à 25°. Elle forme alors des lamelles minces, fragiles, solubles dans AzH^3 d'où elle se dépose par évaporation lente en gros cristaux prismatiques. Elle fond vers 246° en s'altérant. Cette base se dissout assez facilement dans l'eau bouillante, moins dans l'alcool.

Les acides et les alcalis dilués la dissolvent avec facilité. Sa solution sulfurique est fluorescente.

En solution aqueuse à 1 : 150, la quiténidine présente les réactions suivantes :

1° Elle donne avec Cl et AzH^4 une coloration vert émeraude devenant violet-noir par addition de ferrocyanure de potassium.

2° Avec le nitrate d'argent, il se forme un précipité blanc gélatineux, soluble dans AzH^3.

3° La solution de sulfate de cuivre ammoniacal donne un précipité bleu clair, soluble dans l'acide acétique.

La quiténidine présente à la fois les propriétés d'une base et celles d'un phénol. Comme base elle se combine aux acides pour donner des sels bien cristallisés (Forst et Böhringer).

Le *Sulfate* $C^{19} H^{22} Az^2 O^4$, $SO^4H^2 + 3 H^2O$ forme de beaux prismes incolores. Avec un excès de base c'est le même sel qu'on obtient.

Le *Chloroplatinate* $C^{19} H^{22} Az^2 O^4$, $Pt Cl^6 H^2 + 3 H^2 O$ cristallise en grandes aiguilles aplaties, jaune orangé.

L'*éthylquiténidine* $C^{19} H^{21} (C^2 H^3) Az^2 O^4$ s'obtient en oxydant par le permanganate à froid, l'éthylhydrate de quinidine. Tables incolores, solubles dans l'eau, peu solubles dans l'alcool, qui renferment 3-4 $H^2 O$. Cette base donne un sulfate cristallisé en prismes et dont la composition correspond à celle du sulfate de quiténidine (Ad. Claus).

APOQUINIDINE $C^{19} H^{22} Az^2 O^2 + 2 H^2 O$

L'apoquinidine se prépare comme l'apoquinine (*voir page 174*) à laquelle elle ressemble beaucoup. C'est une poudre blanche, amorphe, facilement soluble dans l'alcool et l'éther. Sa solution alcoolique se colore en vert par Cl et AzH^3, mais sa solution sulfurique n'est pas fluorescente.

L'apoquinidine est dextogyre $\alpha D = + 153°,3$ en solution dans l'alcool à 97° ; $p = 2$ (base anhydre) ; $t = 15°$. Cette valeur augmente si l'on opère en solution aqueuse en présence de H Cl. Elle fond à 137° (non corrigé). Son chlorhydrate basique cristallise en aiguilles facilement solubles dans l'eau. Elle fournit un dérivé diacétylé amorphe, soluble dans l'éther et dont la solution sulfurique, contrairement à celle d'apoquinidine, présente une fluorescence bleue.

Hydrochlorapoquinidine $C^{19} H^{23} Cl Az^2 O^2 + H^2 O$. — Le bichlorhydrate de cette base s'obtient si l'on chauffe la quinidine, en tubes scellés à 140°, pendant 6 heures, avec de l'acide H Cl saturé à — 17°. En même temps, il se forme du chlorure de méthyle. En ajoutant un peu d'eau au produit de la réaction, le bichlorhydrate se sé· pare en cristaux. La base isolée de ce sel par Az H³ se présente en petites masses blanches facilement solubles dans l'alcool et l'éther, un peu solubles dans l'eau. Sa solution sulfurique, qui n'est pas fluorescente, se colore en jaune par Cl et Az H³.

Le *Bichlorhydrate d'Hydrochlorapoquinidine* $C^{19} H^{23} Cl Az^2 O^2$, 2 H Cl dont nous venons de voir le mode de formation, se purifie par cristallisation dans H Cl dilué. Lamelles hexagonales, incolores, dichroïques, assez solublesdans l'eau, peu solubles dans l'alcool ou l'eau chargée de H Cl.

L'hydrochlorapoquinidine fournit un chloroplatinate cristallisable de couleur jaune orangé et un dérivé diacétylé peu soluble dans l'éther, qui l'abandonne en lamelles rhombiques, incolores, fusibles à 168°. La solution sulfurique de ce dernier corps n'est pas fluorescente, mais sa solution alcoolique se colore en vert par Cl et Az H³ (Hesse).

Le *Biiodhydrate d'Hydroiodapoquinidine* $C^{19} H^{23} I Az^2 O^2$, 2 H I s'obtient en chauffant 3 heures au bain-marie la quinidine avec HI (densité 1,7) décoloré au phosphore. Il y a élimination de CH^3I et le sel se dépose par refroidissement. On le purifie par cristallisation dans l'alcool à 50°. Grandes tables ou aiguilles fusibles vers 252° (Schubert et Skraup).

HYDROQUINIDINE $C^{20} H^{26} Az^2 O^2$

L'hydroquinidine accompagne souvent la quinidine commerciale qui peut en renfermer de 10 à 20 0/0 ; cependant la quinidine fournie par les écorces de Remijia pedunculata n'en renferme que des traces. Quand on prépare le sulfate de quinidine, l'hydroquinidine s'accumule dans les eaux-mères. Pour la préparer, il est cependant nécessaire de traiter les produits riches en hydroquinidine par le permanganate de potassium à froid. L'opération s'exécute comme dans le cas de l'hydrocinchonine.

L'hydroquinidine brute se dépose au bout de quelques jours de sa solution alcoolique, décolorée au noir, en petites aiguilles réunies pour former des croûtes baignées par une eau-mère sirupeuse. On la purifie par cristallisations dans l'alcool.

Ainsi obtenue, elle forme des aiguilles prismatiques, minces, efflorescentes, facilement solubles dans l'alcool froid, très solubles dans l'alcool bouillant et le chloroforme, peu solubles dans l'éther. De ce dernier solvant, l'hydroquinidine se dépose en tables épaisses, d'apparence rhombique. Son pouvoir rotatoire dextrogyre est presque égal à celui de la quinidine. Sa solution sulfurique est fluorescente. L'hydroquinidine se colore en vert par Cl et Az H'. Elle fond vers 166°-168° (Forst et Böhringer).

L'hydroquinidine ressemble donc beaucoup à la quinidine. Elle en diffère en ce qu'elle résiste à l'action oxydante du permanganate employé à froid. A chaud, le même réactif la transforme, comme la quinidine et la quinine, en acide quininique ; il en est de même de l'acide chromique. L'hydroquinidine, chauffée 6-8 heures en tubes scellés à 140°-150° avec H Cl (densité 1,125), perd un groupe CH^3 à l'état de CH^3Cl.

L'hydroquinidine est une base diacide qui neutralise bien les acides et dont les sels cristallisent avec facilité. Comme ceux de quinidine, ses sels basiques donnent avec K I un précipité cristallin peu soluble.

Sels d'Hydroquinidine

Nous ne décrirons que les principaux :

Chlorhydrate basique $C^{20}H^{26}Az^2O^2$, H Cl. — Aiguilles courtes ou tables prismatiques, épaisses, facilement solubles.

Bromhydrate basique $C^{20} H^{26} Az^2 O^2$, HBr. —Lamelles fragiles, peu solubles.

Iodhydrate basique $C^{20} H^{26} Az^2 O^2$, HI. — Aiguilles larges incolores, peu solubles.

Iodhydrate neutre $C^{20} H^{26} Az^2 O^2$, $2HI + 3H^2 O$. — Gros prismes jaune orangé à 4 pans, assez solubles.

Sulfate basique $(C^{20} H^{26} Az^2 O^2)^2 SO^4 H^2$. — De ses solutions con‑ centrées et chaudes, ce sel se dépose en fines aiguilles renfermant $2 H^2 O$; solubles, à 16°, dans 92,3 p. d'eau, tandis que de ses solutions étendues et froides, il cristallise en prismes efflorescents, épais, possédant de nombreuses facettes et renfermant $8 H^2 O$ (Hesse); $12 H^2 O$ (Forst et Böhringer); se dissolvant, à 16°, dans 81,1 p. d'eau.

Chloroplatinate $C^{20} H^{26} Az^2 O^2$, $Pt Cl^6 H^2 + 2 H^2 O$. —Petites aiguilles courtes, jaune orangé.

Tartrate basique $(C^{20} H^{26} Az^2 O^2)^2 C^4 H^6 O^6 + 2 H^2 O$. — Prismes brillants, aplatis, facilement solubles dans l'eau froide.

Tartrate neutre $C^{20} H^{26} Az^2 O^2$, $C^4 H^6 O^6 + 3 H^2 O$. — Aiguilles minces, peu solubles dans l'eau froide.

Comme les autres hydrobases, l'hydroquinidine est un alcaloïde naturel. Il est singulier de voir que les 4 alcaloïdes principaux des quinquinas: cinchonine, cinchonidine, quinine, quinidine sont accompagnés, dans les écorces, par 4 autres bases qui n'en diffèrent que par H^2 en plus et dont les propriétés rappellent de très près celles des alcaloïdes correspondants. La plus grande résistance des hydrobases vis-à-vis du permanganate, employé à froid, constitue leur caractère spécifique le plus important. En outre, elles ne fixent pas une molécule d'hydracide comme les alcaloïdes qui en diffèpent par H^2 en moins.

CHAPITRE VIII

QUINAMINE $C^{19}H^{24}Az^2O^2$

La quinamine a été découverte en 1872 par M. Hesse, dans le Cinchona succirubra de Darjeeling. Le même chimiste reconnut plus tard l'existence de cet alcaloïde, non seulement dans toutes les écorces de succirubra cultivées aux Indes et à Java, mais encore dans de nombreuses écorces américaines ; de telle sorte que la quinamine semble être un produit constant, quoique peu abondant, des écorces des vrais quinquinas. Le Calisaya (*variété Ledgeriana*) est particulièrement riche en quinamine. Quand on prépare du sulfate de quinine à l'aide des écorces de ce ledgeriana, la quinamine s'accumule dans les eaux-mères. Pour l'en retirer, on ajoute à ces eaux-mères du sel de Seignette qui précipite la quinine et la cinchonidine. Les tartrates de quinine et de cinchonidine étant séparés, on traite le liquide par AzH^3 et l'éther. Les bases solubles dans l'éther sont saturées par l'acide acétique, puis la solution chaude des acétates est additionnée de sulfocyanate de potassium jusqu'à ce qu'après refroidissement, on ne trouve plus de cinchonine dans la liqueur. Celle-ci, débarrassée des sulfocyanates insolubles, est précipitée par la soude, et le précipité résinoïde obtenu est dissous dans l'alcool à 80° bouillant qui s'empare de la quinamine et la laisse déposer en cristaux par refroidissement. On la purifie par de nouvelles cristallisations dans l'alcool à 80°. 200 kilos d'eaux-mères peuvent fournir 150 grammes de quinamine.

M. Oudemans retira la quinamine du quinetum de Darjeeling par un procédé peu différent. Le mélange nommé quinetum, transformé en chlorhydrate neutre au tournesol, est débarrassé de la quinine et de la cinchonidine par le sel de Seignette.

L'eau-mère des tartrates est précipitée par la soude. Le mélange des alcaloïdes est séché et épuisé à l'éther absolu qui
ne dissout pas la cinchonine. La solution éthérée, évaporée à
sec, fournit de la quinamine impure qu'on débarrasse des bases
amorphes en la faisant cristalliser dans l'alcool fort. Enfin
cette quinamine est transformée en nitrate; et, de ce sel bien
purifié, on l'isole par AzH^3. On la fait cristalliser dans l'alcool
fort. 9 kilos de quinetum ont ainsi fourni 103 grammes de quinamine pure.

Cristallisée de l'alcool, la quinamine forme de longues aiguilles blanches, ressemblant à celles du sulfate de quinine
sous sa forme légère; plus rarement, elle se dépose en prismes tétragonaux semblables à ceux de la conquinamine. Elle
fond à 172° en un liquide presque incolore. Elle est à peine
soluble dans l'eau froide, beaucoup plus soluble dans l'eau
bouillante. A 20°, elle se dissout dans 105 p. d'alcool à 80 0/0
et dans 50 p. d'éther (Oudemans), 32 p. (Hesse).

Elle se dissout également à chaud dans l'éther de pétrole,
la ligroïne, le benzène et se dépose en cristaux par refroidissement de ces diverses solutions. De ses sels, AzH^3 la précipite sous forme d'un trouble laiteux qui se change en un
précipité cristallin. La quinamine est nettement alcaline, elle
neutralise bien les acides.

Elle est dextrogyre $\alpha D = +103°,9$ dans l'alcool absolu $p = 1,016$;
$t = 15°$. Cette valeur diminue avec la concentration; les autres
conditions restant les mêmes, elle augmente avec l'hydratation
de l'alcool. Dans le chloroforme $\alpha D = +94°$; $p = 1,52$; $t = 15°$.
En solution acide, le pouvoir rotatoire de la quinamine varie
peu avec l'acide employé.

Contrairement à ce qu'on observe avec la cinchonine, la cinchonidine, la quinine, la quinidine, c'est-à-dire avec les bases
diacides des quinquinas, le maximum de la rotation spécifique
de la quinamine est presque atteint lorsque pour 1 molécule
de base, on a employé 1 molécule d'un acide monobasique
ou 1/2 molécule d'un acide bibasique. Il est curieux de voir
que ce phénomène est surtout accentué avec les acides organi-

ques: acétique et formique. M. Oudemans, à qui l'on doit l'observation de ces faits, les explique en admettant que la quinamine est, contrairement aux autres alcaloïdes des quinquinas, une base *monoacide*. Les mêmes particularités dans les propriétés optiques s'observent, du reste, avec les bases monoacides tirées d'autres végétaux : tels que la brucine, la strychnine, la morphine.

La quinamine, traitée à froid par l'anhydride acétique, perd H^2O et se change en dérivé acétylé d'une nouvelle base : l'apoquinamine $C^{19}H^{22}Az^2O$. Elle se dissout dans C^2H^3I sans donner d'iodéthylate.

Les acides exercent sur la quinamine une action remarquable qui varie avec la nature de l'acide et la durée de l'action.

1° Si l'on fait bouillir seulement 3 minutes une solution de 1 p. de quinamine dans 20 p. de HCl (densité 1,125), le liquide se colore et la quinamine se change totalement en apoquinamine avec perte de H^2O.

2° Chauffée en tubes scellés à 140° avec HCl saturé à — 17°, la quinamine se change en une matière analogue au caoutchouc, insoluble dans les acides et les dissolvants usuels.

3° Une solution de 1 p. de quinamine dans 10 p. de HCl à 13 0/0. exposée à la température ordinaire, ne tarde pas à se colorer en jaune, puis en rouge et à laisser déposer des cristaux de chlorhydrate d'une nouvelle base, isomère de la quinamine : la quinamidine. La quinamidine prend encore naissance, en même temps que la quinamicine, quand on chauffe plusieurs heures en tubes scellés à 130°, la quinamine avec 1-4 molécules de HCl ; 1-2 molécules d'acide tartrique ou plusieurs molécules d'acide acétique en solution aqueuse.

4° La quinamine, chauffée longtemps à reflux avec SO^4H^2 au 1/100, se change en quinamidine. Au contraire, si on emploie de l'acide SO^4H^2 étendu de 3 vol. d'eau, dans la proportion de 1 p. de quinamine pour 10 p. d'acide dilué, et qu'on fasse bouillir seulement 3 minutes, on obtient de l'apoquinamine.

Plusieurs réactions permettent de reconnaître facilement la quinamine. La suivante est très caractéristique

Si l'on écrit, à l'aide d'une plume d'oie, sur une feuille de papier blanc épais, quelques caractères, avec une solution *pas trop concentrée* de quinamine dans un *faible excès* de SO^4H^2; puis si on expose ces caractères au-dessus d'un verre de montre contenant de l'acide SO^4H^2 et quelques grains de chlorate de potasse; on voit, au bout de quelques secondes, les caractères prendre une couleur brunâtre ou olive. Si alors, on enlève le papier et qu'on l'expose à l'air; on voit, au bout d'un temps plus ou moins long, la couleur devenir rose. Ces changements de couleur rappellent ceux des sels de cobalt (Oudemans).

Sels de quinamine

La quinamine, étant monoacide, peut donner des sels neutres et des sels acides; ces derniers sont peu connus.

Chlorhydrate $C^{19}H^{24}Az^2O^2$. $HCl + H^2O$. — Prismes incolores assez solubles dans l'eau.

Bromhydrate $C^{19}H^{24}Az^2O^2$, $HBr + H^2O$. — Prismes épais très solubles dans l'eau et l'alcool.

Iodhydrate $C^{19}H^{24}Az^2O^2$, HI. — Petits prismes incolores, facilement solubles dans l'eau bouillante; solubles, à 16°, dans 71 p. d'eau.

Nitrate $C^{19}H^{24}Az^2O^2$, AzO^3H. — Prismes monocliniques; solubles, à 15°, dans 16,53 p. d'eau, altérables à la lumière.

Chloroplatinate $(C^{19}H^{24}Az^2O^2)^2 PtCl^6H^2$. — Précipité jaune pâle, facilement soluble dans HCl dilué, assez stable à l'état sec, décomposable par la lumière quand il est humide, avec production de Pt et d'une matière rose presque insoluble, devenant bleue par HCl concentré. Renferme 2-3 H^2O.

Le *sulfate* forme des lamelles hexagonales ou des prismes courts très solubles. Le *chlorate* et le *perchlorate* sont également cristallisables. Le *sulfate acide* est amorphe ainsi que l'*oxalate neutre* et le *chloroaurate*; ce dernier, d'abord jaune

pâle, s'altère et devient rouge pourpre, il se dépose, en outre,
de l'or réduit.

BASES DÉRIVÉES DE LA QUINAMINE

QUINAMIDINE $C^{17} H^{24} Az^2 O^2$

La quinamidine prend naissance dans les diverses conditions
que nous avons indiquées à propos de la quinamine. Prati-
quement, on l'obtient en chauffant 24 heures en tubes scellés, à
130°, 4 grammes de quinamine avec 2 grammes d'acide tartrique et 18 grammes d'eau. Le contenu encore chaud des
tubes est additionné d'une solution saturée de sel marin jusqu'à trouble laiteux persistant. Au bout de peu de temps, il
se sépare des cristaux incolores de chlorhydrate de quinamidine, mélangés de bitartrate de sodium. On recueille le tout
sur un filtre. Les cristaux sont redissous dans l'eau bouillante et la base est précipitée par $Na HO$. On reprend par un
peu d'alcool le précipité résinoïde obtenu, ce qui fournit une
solution de laquelle la quinamidine se dépose peu à peu en
petites aiguilles blanches réunies en groupes affectant la forme
de choux-fleurs.

La quinamidine est très soluble dans l'alcool, peu soluble
dans le chloroforme et l'éther. Elle fond à 93° (non corrigé).
Comme la quinamine, son isomère, elle donne avec le chlorure d'or en solution chlorhydrique un précipité rouge pourpre. Cependant l'acide HCl ne la change pas en apoquinamine,
comme il arrive pour la quinamine. C'est une base notablement plus forte que la quinamine ; ses solutions salines
ne sont précipitées qu'incomplètement par $Az H^3$ et les bicar-
bonates alcalins.

Chauffée avec HCl concentré, la quinamidine donne une solution jaune safran passant au brun foncé. Le liquide versé
dans l'eau froide donne une solution rose avec fluorescence
verte intense.

Parmi les sels de quinamidine, le chlorhydrate, l'oxalate et le bromhydrate (neutres au tournesol) ont été obtenus cristallisés.

QUINAMICINE $C^{19} H^{24} Az^2 O^2$

Cette base prend naissance quand on chauffe quelques minutes à 100°, la quinamine avec de l'acide sulfurique concentré. On la sépare de la quinamine non altérée et de la quinamidine formée en même temps, en traitant le produit de la réaction par le bicarbonate de sodium qui précipite la quinamicine et ne précipite pas les deux autres bases.

Précipitée de ses solutions acides par $Az H^3$, la quinamicine a l'aspect de flocons qui prennent bientôt un aspect cristallin. Elle se dissout facilement dans l'alcool, l'éther, le chloroforme, mais ces divers solvants la laissent déposer à l'état amorphe. Elle fond à 109°. Traitée, comme la quinamine, par $H Cl$ (densité 1,125) ou $SO^4 H^2$ étendu de 3 volumes d'eau *(voir page 197)*, elle se change en apoquinamine. Ses sels sont incristallisables.

Si, au lieu de chauffer à 100° le mélange de $SO^4 H^2$ et de quinamine, on porte la température à 120°-130°, il se produit une nouvelle base : la protoquinamicine $C^{17} H^{20} Az^2 O^2$, laquelle se présente en masses amorphes de couleur foncée (Hesse).

APOQUINAMINE $C^{19} H^{22} Az^2 O$

Nous avons vu *page 197* et plus haut comment cette base prenait naissance dans l'action de $H Cl$ ou de $SO^4 H^2$ sur la quinamine ou la quinamicine Pour isoler l'apoquinamine, on précipite le liquide de réaction par $Az H^3$, on transforme la base en acétate. La base, isolée de ce sel, est purifiée par cristallisations dans l'alcool.

Ainsi obtenue, l'apoquinamine forme des lamelles incolores, fondant vers 114°, très solubles dans l'alcool bouillant, moins solubles dans l'alcool froid, le chloroforme ou l'éther. En solution alcoolique, elle est sans action sur la lumière polarisée.

Sa solution dans $SO^4 H^2$ concentré qui est jaune verdâtre, devient vert foncé, puis brune si on y ajoute un peu de bioxyde de manganèse ou d'acide molybdique.

L'apoquinamine est une base faible qui ne neutralise pas les acides. Cependant ses sels neutres (1 molécule de base, pour 1 molécule d'acide monobasique) cristallisent avec facilité, tels sont : le sulfate, l'oxalate, l'azotate, le tartrate.

Son dérivé acétylé $C^{19} H^{21} (C^2 H^3 O) Az^2 O$ s'obtient en chauffant à 60'-80°, avec de l'anhydride acétique ; soit la quinamine, soit l'apoquinamine. Dans le premier cas, il y a transformation préalable de la quinamine en apoquinamine. C'est un corps amorphe, très soluble dans l'éther. En solution alcoolique, il est, comme l'apoquinamine, sans action sur la lumière polarisée ; mais, en solution aqueuse avec 10 H Cl, il est faiblement dextrogyre.

CHAPITRE IX

CONQUINAMINE $C^{19} H^{24} Az^2 O^2$

La conquinamine, isomère de la quinamine, a été découverte par M. Hesse. Elle accompagne presque toujours la quinamine dans les écorces des Cinchona : rosulenta, succirubra et calisaya (var. Ledgeriana). On peut l'extraire, soit des eaux-mères du sulfate de quinine préparé avec les écorces de ledgeriana ou de succirubra des Indes (Hesse), soit du quinétum préparé à Darjeeling (Oudemans).

Dans le premier cas, elle s'accumule dans les liqueurs alcooliques d'où s'est séparée la quinamine *(voir page 195)*. Ces liqueurs sont évaporées à siccité et le résidu est épuisé par la ligroïne bouillante ; on laisse refroidir. Il se dépose des bases amorphes. La solution décantée est agitée avec de l'acide acétique et la liqueur ainsi obtenue est précipitée par $NaHO$ étendue. Le précipité résinoïde formé est pétri avec de l'eau tiède, puis dissous dans l'alcool bouillant. On sature avec AzO^3H dilué et on laisse cristalliser. Au bout de quelques jours, on recueille des cristaux de nitrate de conquinamine. De ce sel purifié, on extrait la base en le dissolvant à chaud dans l'alcool à 60° et ajoutant AzH^3 à la solution. La conquinamine qui se sépare par refroidissement est purifiée par cristallisation dans l'alcool à 60° (Hesse).

M. Oudemans a pu retirer la conquinamine du quinetum de Darjeeling qui en fournit environ 0 gr. **25** 0/0.

La conquinamine se dépose de l'alcool plus ou moins concentré en cristaux tricliniques, d'autres fois, ces cristaux semblent appartenir au système tétragonal. Elle est facilement soluble dans l'alcool fort, l'éther, le benzène et le chloroforme et se dépose en cristaux nets des 3 premiers solvants. Elle est beaucoup moins soluble dans l'alcool à 50° qui la laisse déposer presque totalement en se refroidissant. Elle est bien plus soluble dans l'éther que la quinamine. A 15°, 100 p. d'éther en dissolvent 13,5 p. L'eau en dissout très peu. Elle fond à 123° (Oudemans), 121° (Hesse).

Son pouvoir rotatoire dextrogyre varie avec la concentration et avec les dissolvants.

Pour $p = 1$; $t = 15°$ on a, selon les cas : alcool absolu $\alpha D = + 204°4$; Chloroforme $+ 175°4$; benzène $+ 179°4$. En solution aqueuse avec 1 H Cl on a $\alpha D + 226°2$; $p = 1,56$; $t = 16°$.

Cette valeur varie peu avec la nature de l'acide employé ; de plus, si on ajoute 1, 2, 3, 4 molécules d'acide, elle n'est pas modifiée sensiblement. Ces propriétés, qui sont tout à fait celles de la quinamine, ont conduit M. Oudemans à considérer la conquinamine comme une base *monoacide*.

Les propriétés chimiques de la conquinamine, rappellent beaucoup celles de la quinamine. Elle se conduit comme cette dernière vis-à-vis de Au Cl¹, de Pt Cl⁴ et des oxydes de chlore (réaction d'Oudemans).

L'acide H Cl (densité 1,125) la change en apoquinamine. La conquinamine paraît plus stable que la quinamine. Elle est douée d'une réaction alcaline énergique et sature bien les acides en donnant des sels moins altérables que ceux de quinamine.

Sels de conquinamine

Chlorhydrate $C^{19} H^{24} Az^2 O^2$, H Cl. — Gros octaèdres assez solubles dans l'eau.

Bromhydrate $C^{19} H^{24} Az^2 O^2$, H Br. — Prismes monocliniques ; solubles, à 16°, dans 25,8 p. d'eau.

Iodhydrate $C^{19} H^{24} Az^2 O^2$, HI. — Lamelles ; solubles, à 16°, dans 106 p. d'eau.

Nitrate $C^{19} H^{24} Az^2 O^2$, $Az O^3 H$. — Se dépose de l'alcool en cristaux rhombiques; solubles, à 15°, dans 76,1 p. d'eau.

Chlorate $C^{19} H^{24} Az^2 O^2$, $Cl O^3 H$. — Aiguilles monocliniques; solubles, à 16°, dans 104 p. d'eau.

Perchlorate $C^{19} H^{24} Az^2 O^2$, $Cl O^4 H$. — Longues aiguilles ou cristaux courts et épais; solubles, à 16°, dans 396 p. d'eau.

Le *Chloroplatinate* $(C^{19} H^{24} Az^2 O^2)^2 Pt Cl^6 H^2 + 2 H^2 O$ s'obtient à l'aide du chloroplatinate de sodium et du chlorhydrate de conquinamine. Précipité amorphe, jaune orangé, assez stable quand il est sec. En supension dans l'eau, il s'altère et la liqueur prend une teinte rose. Un papier mouillé avec ce liquide devient bleu en séchant.

Le *Sulfate* $(C^{19} H^{24} Az^2 O^2)^2 SO^4 H^2$ se dépose de l'alcool en très longs prismes, facilement solubles dans l'eau et l'alcool.

Formiate $C^{19} H^{24} Az^2 O^2$, $C H^2 O^2$. — Cristaux monocliniques, décomposables à 100° avec perte d'acide formique; solubles, à 15°, dans 10,77 p. d'eau.

L'*Acétate* $C^{19} H^{24} Az^2 O^2$, $C^2 H^4 O^2$ se dépose par évaporation spontanée de sa solutiou aqueuse en très beaux cristaux appartenant au système tétragonal; solubles, à 13°,5, dans 10,11 p. d'eau. Chauffé à 100°, ce sel perd de l'acide acétique.

L'*Oxalate* $(C^{19} H^{24} Az^2 O^2)^2 C^2 H^2 O^4 + 3 H^2 O$ se dépose de sa solution aqueuse saturée à chaud en cristaux rhombiques; solubles, à 17°, dans 82,33 p. d'eau. Chauffé à 105°, ce sel fond et se change d'abord en oxalate de quinamicine, puis en oxalate d'apoquinamine. Si le produit de la fusion est dissous dans l'eau bouillante, il se dépose par refroidissement, des cristaux d'oxalate d'apoquinamine (Hesse).

CHAPITRE X

ALCALOIDES DU REMIJIA PURDIEANA

CINCHONAMINE C^{19}H^{24}Az^{2}O

Le *Quinquina à cinchonamine*. — Cette écorce, confondue d'abord avec le quinquina cuprea (Remijia Pedunculata) a été examinée par M. G. Planchon au point de vue de sa structure anatomique. Celui-ci reconnut qu'elle devait appartenir au même genre que le quinquina cuprea, mais à une autre espèce. M. Triana, reprenant cette étude, confirma l'opinion de M. G. Planchon et la précisa en attribuant l'écorce à cinchonamine à un remijia auquel il donna le nom de Remijia purdieana en l'honneur de Purdie qui la découvrit dans les forêts de la province d'Antioquia (Colombie). L'analyse chimique du quinquina à cinchonamine fut exécutée d'abord par M. Arnaud qui y constata la présence de la cinchonine et d'un alcaloïde nouveau auquel il donna le nom de cinchonamine. M. Hesse étudia les mêmes écorces et parvint à en retirer, non seulement la cinchonamine de M. Arnaud, mais encore plusieurs autres bases nouvelles.

PRÉPARATION. — L'écorce en poudre grossière est épuisée systématiquement à chaud à l'aide de SO^{4}H^2 dilué. Les liquides refroidis sont précipités par AzH^3 et le mélange d'alcaloïdes est séché sur des plaques de plâtre. La matière sèche est alors épuisée par l'alcool bouillant, puis la solution alcoolique concentrée, s'il y a lieu, et refroidie, est additionnée d'AzO^{3}H étendu de son volume d'eau jusqu'à réaction nettement acide. Il se précipite du nitrate de cinchonamine que l'on recueille au bout de plusieurs jours et que l'on purifie par des cristallisations dans l'eau bouillante. Pour en retirer la base, on dissout ce sel dans une grande quantité d'eau bouillante et on ajoute à la solution chaude un grand excès d'Az H² qui précipite la cinchonamine sous forme d'une poudre cristalline. On achève la purification par 2-3 cristallisations dans l'alcool. Les écorces fournissent ainsi 1-2 gr. de base par kilog. (Arnaud).

Propriétés. — La cinchonamine forme des aiguilles brillantes, incolores, ayant l'apparence de prismes hexagonaux terminés par un rhomboèdre. mais qui, en réalité, sont orthorhombiques et formées de 3 portions maclées suivant les faces m. (Friedel).

La cinchonamine fond à 184°-185°. Chauffée dans le vide à 185° elle se sublime en partie en cristaux (L. Bourgeois).

La cinchonamine se dissout facilement dans l'alcool et le chloroforme. A 17°, elle se dissout dans 100 p. d'éther (densité 0,720). Le benzène, à froid, en dissout fort peu; il en est de même du sulfure de carbone et de l'éther de pétrole. Cette base est dextrogyre $\alpha D = + 121°,1$ dans l'alcool à 97°; $p = 2$; $t = 15°$. L'acide Az O³ H (densité 1,06) la change en dinitrocinchonamine; corps jaune amorphe.

La cinchonamine est nettement basique et bleuit le tournesol. Elle donne des sels bien criatallisés. Elle a la même composition que l'hydrocinchonine,

Sels de cinchonamine

Le *Chlorhydrate* C¹⁹ H²⁴ Az² O, H Cl se dépose de l'alcool en prismes et de l'eau en lamelles incolores très peu solubles dans l'eau froide (Hesse). De sa solution aqueuse bien neutre, il se dépose en prismes aplatis, épais et opaques qui renferment H² O (Arnaud).

Bromhydrate C¹⁹ H²⁴ Az² O, H Br. — Longues aiguilles aplaties, très peu solubles.

Iodhydrate $C^{19}H^{24}Az^2O$, HI. — Longs prismes aplatis, très peu solubles.

Le *Nitrate* $C^{19}H^{24}Az^2O$, AzO^3H se dépose de l'eau en prismes courts et de l'alcool en gros prismes courts et durs. L'eau froide en dissout 2/1000, de sorte que l'acide nitrique et les nitrates précipitent tous les sels de cinchonamine. M. Arnaud a fondé sur cette propriété un procédé de dosage de l'acide nitrique que nous décrirons plus loin.

Sulfate neutre $(C^{19}H^{24}Az^2O)^2 SO^4H^2$. — Prismes épais, facilement solubles dans l'eau. Ce sel est dissocié partiellement par l'eau.

Sulfate acide $C^{19}H^{24}Az^2O$, SO^4H^2. — Prismes épais.

Chloroplatinate $(C^{19}H^{24}Az^2O)^2 PtCl^6H^2$. — Précipité jaune floconneux, devenant cristallin.

Sulfocyanate $C^{19}H^{24}Az^2O$, $CAzHS$. — Lamelles ou prismes courts, extrèmement peu solubles.

Hyposulfite $C^{19}H^{24}Az^2O$, $S^2O^3H^2$. — Prismes incolores, assez peu solubles.

Malate $(C^{19}H^{24}Az^2O)^2 C^4H^6O^5 + H^2O$. — Belles paillettes nacrées, très peu solubles.

Le *Citrate* $(C^{19}H^{24}Az^2O)^2 C^6H^8O^7$ s'obtient par neutralisation à chaud, D'abord résinoïde, puis prend l'apparence de rognons formés de prismes brillants peu solubles.

Tartrate $(C^{19}H^{24}Az^2O)^2 C^4H^6O^6$. — Poudre cristalline ou prismes épais. Obtenus en ajoutant du sel de Seignette à la solution aqueuse du sulfate.

Dérivé acide

L'*Acétylcinchonamine* $C^{19}H^{21}(C^2H^3O)Az^2O$ s'obtient en faisant agir 24 heures, à froid, l'anhydride acétique sur la base. Amorphe, incolore, fond entre 80° et 90°, facilement soluble dans l'alcool et le chloroforme. Ses sels sont incristallisables. La potasse alcoolique n'en régénère pas la cinchonamine

Dérivés alkylés

Chlorométhylate $C^{19} H^{24} Az^2 O, C H^3 Cl$. — Amorphe, assez soluble.

Méthylchloroplatinate $(C^{19} H^{24} Az^2 O, CH^3)^2 Pt Cl^6$. — Précipité cristallin jaune, peu soluble.

Iodométhylate $C^{19} H^{24} Az^2 O, CH^3 I + H^2 O$. — Prismes épais, incolores, facilement solubles dans l'alcool, peu solubles dans l'eau.

Méthylhydrate. — Masse amorphe, fortement basique, attirant CO^2.

Méthylcinchonamine $C^{19} H^{23} (CH^3) Az^2 O$. — Poudre blanche amorphe, fondant à 139°, facilement soluble dans l'alcool et l'éther. Sa solution dans $SO^4 H^2$ chargé d'acide molybdique, d'abord jaune, devient bleu foncé. Son chloroplatinate est jaune rougeâtre et amorphe.

Chloréthylate $C^{19} H^{24} Az^2 O, C_2 H^5 Cl$. — Prismes épais, incolores, peu solubles dans l'eau froide.

Iodéthylate $C^{19} H^{24} Az^2 O, C^2 H^5 I$. — Longues aiguilles incolores, fusibles vers 196°, peu solubles dans l'alcool, même bouillant et dans l'eau (Arnaud).

Ethylchloroplatinate $(C^{19} H^{24} Az^2 O, C^2 H^5)^2 Pt Cl^6 + 2 H^2 O$. — Précipité jaune orangé, d'abord amorphe, puis cristallin.

Le *Sulfoéthylate* $(C^{19} H^{24} Az^2 O, C^2 H^5)^2 SO^4$ s'obtient en traitant la solution de l'iodéthylate par le sulfate d'argent. Masse incolore, amorphe, facilement soluble dans l'eau. Si l'on chauffe ce composé à 120° ou si l'on fait bouillir sa solution, il se change en sulfate d'éthylcinchonamine par transposition moléculaire. La solution devient alors précipitable par $Az H^3$.

L'*Ethylhydrate* s'obtient en décomposant le sulfoéthylate par l'eau de baryte. C'est une masse amorphe cassante et jaune,

L'*Ethylcinchonamine* $C^{19} H^{21} (C^2 H^5) Az^2 O + H^2 O$ est amorphe et se dissout facilement dans l'alcool et l'éther.

DOSAGE DE L'ACIDE AZOTIQUE A L'ÉTAT D'AZOTATE DE CINCHONAMINE

Le liquide contenant les azotates est, suivant le cas, neutralisé par $Na H O$ ou $SO^4 H^2$. Le chlore est précipité par l'acétate d'argent et l'excès d'argent enlevé par quelques gouttes de solution de phosphate de sodium. Après filtration et évaporation à faible volume, on ajoute au liquide chaud une solution chaude de sulfate de cinchonamine. Au bout de 12 heures, on recueille sur un filtre taré l'azotate de cinchonamine déposé; on le lave, d'abord avec une solution saturée à froid d'azotate de cinchonamine, puis avec un peu d'eau.

Enfin on sèche à 100° et on pèse. 1 gramme d'azotate de cinchonamine correspond à 1 gr. 5042 d'acide azotique anhydre (Arnaud).

CONCUSCONINE $C^{23} H^{26} Az^2 O^4$

Cette base, et les quatre suivantes, ont été extraites par M. Hesse des écorces de Remijia purdieana.

Pour l'obtenir ainsi que les bases qui l'accompagnent, on prépare, avec l'écorce, un extrait alcoolique fluide qu'on sursature par la soude et on épuise le mélange à l'éther. La solution éthérée est agitée avec $SO^4 H^2$ dilué en excès. Il se sépare une masse caseusée, jaune pâle, abondante A. La solution acide B renferme surtout les sulfates de cinchonine et de cinchonamine, nous ne nous en occuperons pas.

A renferme les sulfates des alcaloïdes suivants : *concusconine*, *chairamine*, *chairamidine*, *conchairamine* et *conchairamidine*. Le mélange des sulfates est transformé en bases par digestion avec une solution de carbonate de sodium. Les bases, lavées et sé-

14

chées, sont dissoutes dans l'alcool bouillant et on ajoute à cette solution chaude SO^4H^2 dans la proportion de 1 p. d'acide pour 8 p. d'alcaloïdes. Presque toute la concusconine se sépare à l'état de sulfate, le reste se dépose par refroidissement.

L'eau-mère alcoolique est additionnée d'un peu de H Cl concentré, ce qui donne lieu à un dépôt de chlorhydrate de chairamine.

A cette deuxième eau-mère chaude, on ajoute avec précaution, une solution de sulfocyanate de potassium jusqu'à cessation de précipité. La conchairamine se dépose sous forme de sulfocyanate cristallisé qu'on recueille après refroidissement.

La troisième eau-mère ainsi obtenue, de couleur foncée, est additionnée de sulfocyanate de potassium jusqu'à ce que sa teinte soit devenue brun clair. Il se dépose des produits poisseux noirs que l'on sépare, puis la solution est précipitée par un excès d'Az H' et le dépôt agité avec du benzène chaud. La solution benzénique renferme le reste des alcaloïdes. On transforme ceux-ci en acétates et on ajoute à la solution de ces acétates une solution saturée de sulfate d'ammoniaque, ce qui précipite un mélange de sulfates de chairamidine et de conchairamidine.

Le sulfate de concusconine, isolé de la fraction A, fournit la concusconine quand on le décompose par Na HO. La base est purifiée par cristallisation dans l'alcool à 80°.

Elle se présente en prismes épais, monocliniques, incolores ou légèrement jaunâtres, peu solubles dans l'alcool, facilement solubles dans le benzène. Les cristaux déposés de l'alcool renferment $H^2 O$, ceux qui se déposent du benzène sont anhydres. La concusconine est isomère avec la brucine, l'aricine et la cusconine. Elle est dextrogyre $\alpha D = + 40°8$ en solution dans l'alcool à 97°; $p = 2$ (base hydratée); $t = 15°$. Après dessiccation, elle fond à 206°-208° en s'altérant. Sa solution dans l'acide acétique ou l'acide H Cl se colore en vert foncé par addition d'un peu d'Az O' H concentré; cette réaction est caractéristique pour les alcaloïdes du groupe A.

L'acide $SO^4 H^2$ concentré la dissout en prenant une coloration

vert-bleuâtre qui devient vert olive si l'on chauffe. La concusconine est une base faible qui n'agit pas sur le tournesol. La
plupart de ses sels se déposent sous forme de gelée.

Le *Sulfate* $(C^{23}H^{26}Az^2O^4)^2SO^4H^2$ forme de petits prismes blancs,
très peu solubles dans l'eau et l'alcool, même à chaud.

L'anhydride acétique dissout la concusconine mais ne donne pas
avec elle de dérivé acétylé.

La concusconine donne avec CH^3I et CH^3Cl deux séries de
dérivés : les dérivés α qui sont souvent cristallisables, les dérivés β
qui sont toujours amorphes. Les deux dérivés α et β se forment
simultanément dans l'action de CH^3I sur la solution alcoolique de
concusconine (Hesse).

CHAIRAMINE $C^{22}H^{26}Az^2O^4$

Cette base s'obtient en décomposant par AzH^3 la solution alcoolique de son chlorhydrate (*voir page 210*). Il se dépose aussitôt des
cristaux de chairamine que l'on purifie par cristallisations répétées
dans l'alcool dilué bouillant.

La chairamine cristallise de l'alcool faible en aiguilles blanches.
déliées. De l'alcool fort, elle se dépose en prismes épais, renfermant
H^2O, fondant à 233° après dessiccation. Elle est facilement soluble
dans l'éther et le chloroforme d'où elle peut cristalliser. A 11°, elle
se dissout dans 540 p. d'alcool à 97°. Elle est dextrogyre $\alpha D=+$
100° (environ) en solution alcoolique. Sa solution dans SO^4H^2 concentré, d'abord incolore, devient vert foncé. La chairamine n'est
pas alcaline au tournesol, mais elle fournit des sels bien caractérisés qui renferment 1 molécule de base pour 1 molécule d'acide
monobasique. Tels sont le chlorhydrate, le chloroplatinate, le sulfate et le sulfocyanate.

CONCHAIRAMINE $C^{22}H^{26}Az^2O^4$

La conchairamine s'obtient en décomposant son sulfocyanate
(*voir page 210*) par Na HO. On la purifie par des cristallisations
dans l'alcool. Elle forme alors des prismes épais, incolores, repré-

sentant une combinaison de la base avec 1 molécule d'alcool et 1 molécule d'eau. A 115°, ce corps perd son eau et son alcool, mais la base cesse d'être cristallisable. Précipitée par AzH^3 de sa solution acétique, la conchairamine se présente en flocons cristallins blancs renfermant H^2O. La base anhydre fond vers 120°.

La conchairamine se dissout facilement dans l'alcool bouillant, l'éther ou le chloroforme, peu dans l'alcool froid. Elle est dextrogyre $_\alpha D = + 68°,4$ en solution dans l'alcool à 97° ; $p=2$ (base anhydre) ; $t=15°$. Sa solution dans l'acide sulfurique concentré, d'abord brune, devient vert foncé. C'est une base faible qui ne bleuit pas le tournesol.

Ses sels renferment 1 molécule de base pour 1 molécule d'acide monobasique. Ils cristallisent avec facilité. Tels sont : le chlorhydrate, l'iodhydrate, le sulfocyanate, le sulfate, le nitrate.

Plusieurs dérivés alkylés ont été obtenus cristallisés, tels sont : l'iodométhylate, le chlorométhylate, le méthylchloroplatinate.

Le méthylhydrate est amorphe, sa solution aqueuse est nettement alcaline, mais elle ne précipite pas les sels de fer ni ceux de cuivre. Cette base donne avec AzO^3H un nitrométhylate cristallisable en lamelles brillantes satinées.

CHAIRAMIDINE $C^{22}H^{26}Az^2O^4$

Cette base est isolée du groupe A (*voir page 210*) à l'état de sulfate mélangé au sulfate de conchairamidine. Le mélange des sulfates est dissous dans l'eau bouillante. Par refroidissement, on obtient une gelée qui, peu à peu, se remplit de cristaux très fins, ressemblant aux filaments mycéliens de certains champignons. Au bout de quelques jours, le mélange est chauffé à 40°. La partie gélatineuse seule se dissout ; on essore rapidement les cristaux de sulfate de conchairamidine. L'eau-mère se prend de nouveau en gelée par refroidissement. On égoutte le mieux possible cette gelée formée de sulfate de chairamidine, on la redissout dans l'eau chaude et on ajoute à la solution de l'AzH^3 qui précipite la chairamidine.

La chairamidine est une poudre blanche, amorphe, facilement soluble dans l'éther, l'alcool, le benzène, le chloroforme. Elle est neutre au tournesol, faiblement dextrogyre $\nu D = +7°,3$ dans l'alcool à 97° ; $p=3$; $t=15°$. Elle fond à 126°-128° en se colorant. Sa solution dans SO^4H^2 concentré, d'abord jaunâtre, devient vert foncé. Le noir animal l'enlève presque complètement à sa solution acétique. Les sels de chairamidine sont peu connus, ils sont amorphes.

CONCHAIRAMIDINE $C^{22}H^{26}Az^2O^4$

La conchairamidine est obtenue à l'état de sulfate dans la préparation de la chairamidine (*voir plus haut*). Ce sel, purifié par cristallisations, forme des aiguilles blanches, déliées. Décomposé par AzH^4, il fournit la base sous forme d'un précipité blanc, devenant cristallin, renfermant H^2O.

La conchairamidine desséchée fond à 114°-115°. Elle se dissout facilement dans l'alcool, le chloroforme, le benzène. Son pouvoir rotatoire lévogyre $\alpha D = -60°$, en solution dans l'alcool à 97° ; $p=3$ (base anhydre) ; $t=15°$. Elle est neutre au tournesol. Sa solution dans SO^4H^2 concentré, présente une coloration verte foncée. Son chlorhydrate, qui renferme $3H^2O$, cristallise difficilement.

CHAPITRE XI

ALCALOIDES DES ÉCORCES DE CUZCO

ARICINE $C^{23} H^{26} Az^2 O^4$

L'aricine a été découverte en 1829 par Pelletier et Coriol dans une écorce expédiée d'Arica comme Calisaya et dont la nature et l'origine restèrent longtemps inconnues. Leverkohn nomma cette écorce : Quinquina de Cuzco, du nom du pays d'où elle provenait. Weddel a reconnu qu'elle appartenait à un vrai quinquina auquel il donna le nom de Cinchona Pubescens (var. Pelletieriana).

En 1842, J. Manzini retira du quinquina de Jaen un alcaloïde qu'il nomma cinchovatine. A. Bouchardat (Quinologie) démontra l'identité de l'aricine et de la cinchovatine, Winckler arriva aux mêmes conclusions. Cependant, en 1873 et 1876, M. Hesse nia l'existence de l'aricine qu'il considérait comme de la cinchonidine impure; mais revenant bientôt sur sa première opinion, il publia en 1877 une longue étude de cette base. Enfin l'aricine fut retrouvée récemment, en 1890, par MM. Moissan et Landrin dans une écorce ressemblant à celles qui avaient été décrites par A. Bouchardat et Winckler. L'existence de cet alcaloïde peut donc être considérée aujourd'hui comme parfaitement établie.

EXTRACTION DE L'ARICINE DU QUINQUINA DE CUZCO. — L'extrait alcoolique de l'écorce est sursaturé par la soude et agité avec de l'éther. La solution éthérée des alcaloïdes est agitée avec de l'acide acétique assez concentré, qui lui enlève la plus grande partie des alcaloïdes, une très faible portion de ceux-ci restant en solution dans l'éther. La solution acide décantée est neutralisée, à chaud, par AzH^3. Par refroidissement on obtient une masse gélatineuse, épaisse, dans laquelle se trouvent englobés des cristaux d'acétate d'aricine. Après 24 heures, on réchauffe la masse de façon à la fluidifier et on sépare rapidement à la trompe les cristaux qui, dans cette opération, ne se dissolvent pas. L'eau-mère renferme une autre base : la cusconine. L'acétate d'aricine brut est pulvérisé, puis mis à bouillir avec de l'eau additionnée de très peu d'acide acétique.

Le liquide est filtré encore chaud. Quant à la partie non dissoute qui renferme l'acétate d'aricine, on la traite par le carbonate de sodium. L'alcaloïde mis en liberté, est purifié par cristallisations dans l'alcool étendu bouillant.

Le procédé suivi par MM. Moissan et Landrin se recommande par sa simplicité. L'écorce pulvérisée est mélangée de lait de chaux contenant un peu de soude caustique. Après dessication, on épuise le mélange à l'éther et on agite la solution éthérée des alcaloïdes avec SO^4H^2 dilué. L'aricine se précipite à l'état de sulfate que l'on décompose par AzH^3. La base est purifiée par des cristallisations dans l'alcool.

L'aricine forme de beaux prismes incolores, anhydres très solubles dans le chloroforme : solubles, à 18°, dans 20 p. d'éther et 235 p. d'alcool à 80°. Elle fond à 188° (non corrigé). L'acide sulfurique concentré la dissout en se colorant en jaune verdâtre. Si on la chauffe avec une solution sulfurique de molybdate d'ammoniaque ; l'aricine donne, comme la cusconine, une belle coloration bleu foncé qui devient vert olive si l'on chauffe davantage et reprend sa teinte bleue en refroidissant. L'acide AzO^3H concentré colore l'aricine en vert foncé et la dissout peu à peu en prenant une coloration jaune verdâtre. La saveur de l'aricine est faiblement astringente, mais non amère. C'est une base faible qui ne neutralise pas les acides. Ses sels neutres (1 molécule de base : 1 molécule d'acide monobasique) sont en partie dissociés par l'eau ; il se sépare de l'aricine et le liquide devient acide ; au bout d'un certain temps, ce liquide se colore en jaune et l'alcaloïde devient incristallisable. L'aricine est lévogyre. En solution dans l'alcool à 97° $\alpha D = -54°,09$; $t = 15°$, $p = 1$. En solution éthérée cette valeur augmente (Hesse). En solution chlorhydrique, l'aricine est, au contraire, dextrogyre $\alpha D = +14°,5$ (H. Moissan et E. Landrin).

Sels d'Aricine

Chlorhydrate $C^{23} H^{26} Az^2 O^4$, $HCl + 2H^2O$. — Prismes incolores, déliés, peu solubles dans l'eau froide. Sel dissociable par l'eau bouillante.

Iodhydrate $C^{23} H^{26} Az^2 O^4$, HI. — Prismes incolores déliés très peu solubles.

Le *Nitrate* $C^{23} H^{26} Az^2 O^4$, $Az O^3 H$ s'obtient en précipitant par $Az O^3 H$ la solution chaude du chlorhydrate. Prismes incolores, déliés, presque insolubles dans $Az O^3 H$ dilué.

Chloroplatinate $(C^{23} H^{26} Az^2 O^4)^2$ $Pt Cl^6 H^2 + 5 H^2 O$. — Précipité jaune orangé amorphe.

Sulfate neutre $(C^{23} H^{26} Az^2 O^4)^2 SO^4 H^2$. — Masse gélatineuse formée de fines aiguilles, qui devient cornée en séchant, assez soluble dans l'eau froide.

Le *Sulfate acide* $C^{23} H^{26} Az^2 O^4$, $SO^4 H^2$ se précipite, quand on ajoute $SO^4 H^2$ à la solution aqueuse bouillante du chlorhydrate, sous forme de petits cristaux incolores, groupés en étoiles. Très peu soluble dans l'eau froide.

L'*Oxalate acide* $C^{23} H^{26} Az^2 O^4$. $C^2 H^2 O^4 + 2 H^2 O$ s'obtient en ajoutant de l'acide oxalique à la solution aqueuse bouillante du chlorhydrate. Il se dépose des prismes incolores qui, en peu de temps, se changent en rhomboèdres. Soluble, à 18°, dans 2025 p. d'eau. Cette faible solubilité permet de séparer facilement, à l'état d'oxalate, l'aricine de son isomère la cusconine.

Sulfocyanate $C^{23} H^{26} Az^2 O^4$, $C Az S H$. — Petits prismes incolores, très peu solubles.

Le chloroaurate, l'hyposulfite, l'oxalate neutre, le bromhydrate cristallisent mal ou pas du tout.

L'*Acétate* $C^{23}H^{26}Az^2O^4$, $C^2H^4O^2+3H^2O$ se précipite quand on ajoute à la solution chaude de chlorhydrate d'aricine, soit de l'acétate de sodium, soit de l'acide acétique. Par cette propriété, l'aricine se distingue de tous les autres alcaloïdes des quinquinas. L'acétate d'aricine forme de petits cristaux incolores, granuleux, très peu solubles dans l'eau froide, plus solubles dans l'eau bouillante ou l'acide acétique concentré. Chauffé à 100°, il perd de l'acide acétique en se colorant en jaune.

Le *Citrate* forme des aiguilles incolores assez solubles.

Le *Tartrate* se dépose de ses solutions chaudes soit en prismes, soit sous forme gélatineuse.

CUSCONINE $C^{23}H^{26}Az^2O^4$

Leverköhn a extrait du quinquina de Cuzco une base amorphe qu'il a nommé cusconine ; cependant la connaissance de cette base est due surtout aux recherches de M. Hesse qui réussit à l'obtenir cristallisée et reconnut son isomérie avec l'aricine.

La cusconine accompagne l'aricine dans le quinquina de Cuzco. On l'extrait des eaux-mères de l'acétate d'aricine (*voir page 215*). Pour cela, on ajoute à ces eaux-mères une solution concentrée de sulfate d'ammoniaque, ce qui détermine la formation d'un précipité de sulfate de cusconine. Ce précipité, qui est gélatineux, est jeté sur une toile et exprimé le mieux possible On le dissout ensuite dans une grande quantité d'eau bouillante ; puis, le dépôt gélatineux formé par refroidissement est recueilli et exprimé comme la première fois. On répète cette manipulation jusqu'à purification suffisante du produit. Enfin, la masse gélatineuse est chauffée jusqu'à fluidification et traitée par AzH^4. Le précipité floconneux obtenu est lavé, séché et dissous dans l'éther bouillant. Par refroidissement, la cusconine cristallise ; on la purifie par une seconde cristallisation dans l'éther.

Ainsi obtenue, la cusconine forme des lamelles incolores souvent groupées en rosaces. De l'alcool ou de l'acétone, elle se dépose en prismes courts et épais. Elle est peu soluble dans le benzène et l'éther de pétrole. Elle se dissout, à 18°, dans 35 p. d'éther. Sa solubilité dans l'alcool et l'acétone est plus considérable. Le chloroforme la dissout abondamment. La cusconine cristallise de l'éther, de l'acétone ou de l'alcool avec $2H^2O$. Anhydre, elle fond à 110° (non corrigé). Elle présente les réactions suivantes dont quelques-unes sont communes avec l'aricine.

1° AzO^3H concentré la colore en vert foncé passant au jaune verdâtre.

2° SO^4H^2 la colore en jaune verdâtre.

3° La solution sulfurique de molybdate d'AzH^4 se colore en bleu foncé quand on la chauffe légèrement avec la cusconine. Cette coloration devient vert olive si l'on chauffe davantage et repasse au bleu foncé par refroidissement.

4° La solution chlorhydrique de cusconine donne un précipité gélatineux avec le sulfate d'AzH^3.

La cusconine est lévogyre comme l'aricine $\alpha D = -54°,32$ dans l'alcool à 97°, $p=2$ (base anhydre), $t=15°$. C'est une base faible qui ne sature pas les acides.

La plupart des sels de cusconine se déposent sous forme gélatineuse. Aucun ne cristallise.

CHAPITRE XII

ANALYSE DES QUINQUINAS

La valeur des quinquinas étant proportionnelle à la quantité d'alcaloïdes qu'ils renferment, on a cherché des procédés permettant de doser ces alcaloïdes ou, comme l'on dit souvent, de *titrer les quinquinas*. Certaines écorces ont même été substituées au quinquina. Le procédé suivant dû à Grahe permet de reconnaître facilement si l'on a affaire à un vrai quinquina. Dans un tube à essai, on chauffe 0 gr. 50 à 1 gramme d'écorce. Il se dégage des fumées qui se condensent en une huile rouge dans le cas des vrais quinquinas seulement ; les autres écorces ne donnent que des matières goudronneuses noires.

Dans le titrage d'un quinquina on peut se proposer de résoudre les trois questions suivantes :

1º Doser la quantité de quinine ou de sulfate basique de quinine que peut fournir 1 kil. d'écorce.

2º Doser l'ensemble des alcaloïdes à l'état de mélange.

3º Doser chacun des alcaloïdes en particulier.

Les méthodes proposées pour résoudre ces trois problèmes sont extrêmement nombreuses ; nous nous contenterons d'en indiquer quelques-unes pouvant servir de types, en choisissant celles qui nous paraissent mériter le plus de confiance.

I. — DOSAGE DE LA QUININE

Procédé Ch. Maître. — Le quinquina concassé est épuisé par 2 décoctions successives avec de l'eau acidulée de 1 0/0 environ de

HCl. Les colatures réunies, évaporées à moitié et refroidies sont précipitées par un lait de chaux. Le précipité quino-calcaire est épuisé par *l'éther absolu* qui dissout la quinine mais non la cinchonine. La solution éthérée, évaporée dans une capsule tarée fournit un résidu de quinine que l'on pèse après dessiccation à 100°.

PROCÉDÉ HERBELIN. — 10 grammes de quinquina en poudre sont traités par 30 grammes d'AzH³. Après quelques minutes, on épuise le mélange en l'agitant avec de la benzine. Les solutions benzéniques réunies sont agitées avec 50 grammes d'acide SO⁴H² à 5 0/0 qui s'emparent de la quinine. Cette solution, précipitée par AzH³, fournit la quinine que l'on pèse après lavage et dessiccation

PROCÉDÉ CARLES. — 20 grammes de quinquina en poudre fine et tamisée sont mêlés avec 8 grammes d'hydrate de chaux délayés dans 35 grammes d'eau. Le tout est séché à 100°; puis le mélange, pulvérisé à nouveau, est épuisé par déplacement avec du chloroforme (150 grammes suffisent en général). On déplace par de l'eau le chloroforme resté dans la poudre. Les liqueurs chloroformiques sont réunies et évaporées. Le résidu d'alcaloïde est alors dissous dans 10 c. c. 12 c. c. de SO⁴H² dilué et froid, employés en plusieurs fois. On filtre pour séparer les matières résinoïdes et la liqueur, portée à l'ébullition, est additionnée d'AzH³ de façon à lui laisser une réaction *à peine acide*. Par refroidissement, toute la quinine cristallise à l'état de sulfate basique. On recueille le sel sur un filtre double, on déplace les eaux-mères par quelques gouttes d'eau, on l'exprime entre des papiers et on le pèse après dessiccation à l'air.

La quantité de sulfate de quinine obtenue par ce procédé dépasse celle qui est fournie par le procédé Ch. Maître; de plus, le sulfate de quinine est incolore. Un fait contribue à augmenter la sensibilité du procédé ; c'est la presque insolubilité du sulfate de quinine dans le sulfate d'ammoniaque produit pendant la saturation. Dans la pesée du sulfate, il est préférable de sécher le sel à 100°, de peser et d'ajouter au poids trouvé les 12 0/0 (¹) d'eau que doit renfermer le sulfate officinal.

____

(1) 7 H²O exigent 14,45 0/0 d'eau.

Bien que ce procédé soit un des meilleurs que l'on connaisse, il a donné lieu à quelques critiques. Selon M. Ed. Landrin, la quantité de chloroforme prescrite est insuffisante pour obtenir l'épuisement complet du quinquina ; de plus, le sulfate de quinine ne serait pas aussi insoluble dans le sulfate d'ammoniaque que l'indique M. Carles.

Il y aurait également intérêt à compléter la méthode Carles par un examen du sulfate de quinine recueilli. Ce sulfate pourrait, par exemple, être soumis à l'essai à l'ammoniaque ou examiné par la méthode optique d'Oudemans, ce qui permettrait de reconnaître son degré de pureté.

Procédé Ed. Landrin. — 300 grammes de quinquina sont pulvérisés et la poudre est passée sans résidu au tamis n° 40. D'autre part, on prépare un lait de chaux avec 75 grammes de chaux vive ; on y ajoute 75 grammes d'une solution de soude caustique à 40° et 1 litre d'eau. On verse le quinquina pulvérisé dans ce mélange de façon à obtenir une bouillie homogène et pas trop épaisse, on ajoute 2 litres d'huile de schiste, on porte le tout à 100° et on agite constamment pendant 20 minutes. On laisse alors reposer, on décante l'huile de schiste saturée d'alcaloïdes, on la remplace par deux autres litres d'huile de schiste et on opère comme dans le premier traitement. Tous les alcaloïdes sont donc réunis dans 4 litres d'huile de schiste. Les deux premiers litres en enlèvent environ les 9/10. L'huile de schiste chargée d'alcaloïde est agitée 10 minutes avec un mélange de 75 c. c. d'acide $SO^4 H^2$ au 1/10 et de 150 c. c. d'eau. Le liquide acide est décanté. On fait subir à l'huile de schiste un second traitement semblable au premier, puis un troisième avec une quantité d'eau acidulée moitié moindre. Les deux premiers liquides acides sont réunis et neutralisés, à l'ébullition, par $Az H^3$; on filtre bouillant pour séparer les résines. Le troisième liquide acide est neutralisé de même, à l'ébullition, par $Az H^3$ et on s'en sert pour laver le filtre qui a servi à séparer les résines. La solution bouillante neutre laisse déposer en refroidissant environ les 9/10 des sulfates d'alcaloïdes que fournirait le quinquina essayé. Les sulfates sont recueillis et essorés. Quant aux eaux-mères, on les précipite par la soude et on transforme les bases obtenues en sulfate basique au moyen d'une très faible quantité d'eau et d'acide SO^4H^2. La totalité du sulfate est pesée, puis on en prend 1 gramme que l'on mélange avec 8 grammes d'éther *à 65°* et 2 grammes d'AzH^3 et on agite. Après 24 heures, on recueille les bases cristallisées, on les pèse et on transforme par le calcul le poids trouvé en sulfate basique en se rappelant que 75 p. d'alcaloïde correspondent environ à 100 p. de sulfate. On retranche de 1 le nombre trouvé. La différence correspond au sulfate de quinine existant dans 1 gramme de sulfates mélangés. La base qui cristallise de l'éther peut être la quinidine, la cinchonidine, la cinchonine ou un mélange de ces bases (¹).

II. — DOSAGE DE L'ENSEMBLE DES ALCALOIDES

PROCÉDÉ HAGER. — Du liquide obtenu en traitant l'écorce pulvérisée par l'eau acidulée, on précipite les alcaloïdes à l'état de picrates que l'on pèse après dessication à 100°.

PREMIER PROCÉDÉ PROLLIUS. — 5 grammes de poudre de quinquina sont agités avec un mélange de 38 p. d'alcool, 10 p. de chloroforme et 2 p. d'AzH^3. Après quelques heures, on décante le liquide limpide rouge vineux, on le mélange avec 5 p. d'hydrate de chaux. La liqueur se décolore, mais retient les alcaloïdes. On filtre, on fait évaporer et on pèse le résidu après dessication.

DEUXIÈME PROCÉDÉ PROLLIUS, MODIFIÉ PAR M. DE VRIJ. — 10 grammes de poudre très fine de quinquina sont agités, à froid, avec

(1) La cinchonidine en se déposant de l'éther entraîne une partie de la quinine sous forme de combinaison. Les résultats fournis par cette méthode doivent donc être un peu faibles; surtout quand on l'applique aux quinquinas riches en cinchonidine. (Voir page 140, Essai par cristallisation).

200 grammes d'un mélange de 88 p. d'éther, 8 p. d'alcool et 4 p. d'Az H¹. Au bout d'une heure, on décante une partie aliquote la plus grande possible du liquide clair, on évapore, on dissout le résidu dans H Cl dilué, on filtre, on ajoute de la soude caustique, puis on agite le tout avec du chloroforme. Après 12 heures, le chloroforme est évaporé et le résidu d'alcaloïdes est pesé. M. de Vrij fait grand cas de cette méthode. Le liquide employé épuise bien le quinquina, même celui qui est riche en cinchonidine et les alcaloïdes obtenus sont presque incolores.

III. — DOSAGE DE CHACUN DES ALCALOIDES

PROCÉDÉ DE VRIJ. — Les alcaloïdes mélangés, étant retirés des écorces par une méthode quelconque, on en prend 5 grammes que l'on met en contact, à froid, avec 50 grammes d'éther. On agite et on laisse reposer un jour. La quinine et les alcaloïdes amorphes passent en solution avec des traces de quinidine et de cinchonidine, tandis que la cinchonine, la cinchonidine et la quinidine restent insolubles. La solution éthérée étant évaporée, on dissout le résidu dans 20 p. d'alcool à 92°-95° renfermant 1,5 0/0 de SO^4H^2, on ajoute 50 p. d'alcool puis le réactif de Vrij (¹) en léger excès, c'est-à-dire jusqu'à ce que le liquide surnageant le précipité d'hérapathite soit coloré en jaune. On chauffe à l'ébullition de façon à redissoudre le précipité, on laisse cristalliser 12 heures dans un endroit frais, on recueille le dépôt sur un filtre, on le lave avec une solution alcoolique saturée d'hérapathite puis on le sèche à 100°, après l'avoir essoré.

L'hérapathite étant un peu soluble dans l'alcool froid, il est

(1) Pour obtenir ce réactif, 2 grammes de quinoïdine purifiée par solution dans la benzine sont dissous dans SO^4H^2 dilué, on ajoute 1 p. d'iode et 2 p. KI. Le liquide est chauffé au bain-marie, ce qui amène l'agglomération du précipité sous forme d'une masse qu'on lave et qu'on sèche au bain-marie. 1 p. du corps résinoïde ainsi obtenu est épuisée avec 6 p. d'alcool à 95° bouillant, on laisse refroidir, on décante, on évapore a sec et on dissout le résidu dans 5 p. d'alcool froid.

nécessaire d'ajouter au nombre obtenu 0 g. 125 par 100 p.
d'eaux-mères. 1 gramme d'hérapathite correspond à 0 gr. 55055
de quinine anhydre.

Le liquide filtré est traité par une solution alcoolique de
SO^2 pour transformer les sulfates d'iodobases en iodhydrates.
On chauffe au bain-marie la liqueur décolorée et on précipite par
un léger excès de carbonate de sodium. Le précipité obtenu
renferme les alcaloïdes amorphes.

Le mélange des bases insolubles dans l'éther est mis en
suspension dans 40 p. d'eau bouillante, on sature par SO^4H^2,
étendu ; puis on ajoute au liquide ainsi obtenu une solution de
sel de Seignette. On agite et on laisse déposer un jour. Le tartrate
basique de cinchonidine cristallise ; on le recueille sur un filtre,
on le lave avec un peu d'eau et on le sèche à 100°. Une partie de ce sel correspond à 0 gr. 796 de cinchonidine.

L'eau-mère du tartrate de cinchonidine est additionnée de KI.
En agitant, il se précipite de l'iodhydrate basique de quinidine
que l'on recueille sur un filtre et que l'on pèse après lavage et
dessication à 100°. Une partie de cet iodhydrate correspond
à 0 gr. 718 de quinidine.

L'eau-mère de l'iodhydrate de quinidine renferme la cinchonine que l'on précipite par AzH^3.

La précipitation de la quinine à l'état d'hérapathite a été, de
la part de M. A. Christensen, l'objet des observations suivantes:

1° L'alcool acidulé dissout d'autant plus d'hérapathite qu'il
renferme plus d'acide.

2° En présence de beaucoup de cinchonidine, les iodosulfates
de cette base se précipitent avec l'hérapathite.

3° L'hérapathite renferme plus d'iode que la théorie ne l'exige
si l'on n'effectue pas la précipitation à froid et si on ne sépare
pas rapidement le précipité par filtration.

CHAPITRE XIII

BASES ET ACIDES DÉRIVÉS DES ALCALOIDES DES QUINQUINAS

L'action des alcalis ou des oxydants sur les alcaloïdes des quinquinas fournit un certain nombre de bases ou d'acides dont la connaissance est d'une grande utilité si l'on veut se faire une idée de la constitution chimique de ces alcaloïdes. Dans le cours de notre étude nous avons déjà signalé la formation de ces dérivés aux dépens des alcaloïdes des quinquinas ; nous nous proposons maintenant de décrire très brièvement ces importants composés dont l'étude approfondie ne saurait trouver place ici. Disons tout d'abord qu'ils se rattachent à deux grandes séries organiques: la série pyridique et la série quinolinique ou quinoléique.

BASES ET ACIDES APPARTENANT A LA SÉRIE PYRIDIQUE

Pyridine $C^5 H^5 Az$. — La pyridine a été découverte par Anderson dans l'huile animale de Dippel. C'est un liquide incolore, miscible à l'eau, bouillant à 116°, d'une odeur empyreumatique désagréable. Plusieurs méthodes permettent d'en effectuer la synthèse; nous citerons les deux suivantes :

1° On fait passer des vapeurs d'éthylallylamine sur de l'oxyde de plomb chauffé au rouge sombre

$$C^5 H^{11} Az + O^3 = 3 H^2 O + C^5 H^5 Az$$

2° Par déshydratation de l'azotate d'amyle

$$C^5 H^{11} . Az O^3 - 3 H^2 O = C^5 H^5 Az$$

Kœrner pensa que la pyridine pouvait être considérée comme du benzène dans lequel un groupe CH serait remplacé par un Az trivalent. Si l'on adopte pour le benzène la formule hexagonale de Kékulé, celle de la pyridine sera

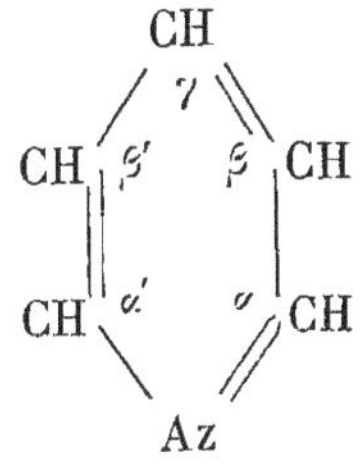

$$
\begin{array}{c}
\text{CH} \\
\diagup\; \gamma\; \diagdown \\
\text{CH}\; \beta'\quad \beta\; \text{CH} \\
\text{CH}\; \alpha'\quad \alpha\; \text{CH} \\
\diagdown\quad \diagup \\
\text{Az}
\end{array}
$$

Les divers atomes d'hydrogène de la pyridine peuvent être remplacés par des radicaux alcooliques. On obtient ainsi des bases homologues de la pyridine dont plusieurs accompagnent celle-ci dans l'huile de Dippel. Un certain nombre de ces bases homologues s'obtiennent au moyen des alcaloïdes des quinquinas; on les désigne par les noms suivants :

Picoline	C^6H^7Az	Parvoline	$C^9H^{13}Az$
		Coridine	$C^{10}H^{15}Az$
Lutidine	C^7H^9Az	Rubidine	$C^{11}H^{17}Az$
Collidine	$C^8H^{11}Az$	Viridine	$C^{12}H^{19}Az$

Si un H de la pyridine est remplacé par CH^3, on obtient une méthylpyridine ou picoline. Il y a lieu de remarquer que, contrairement à ce qu'on voit avec le benzène, les dérivés monosubstitués de la pyridine peuvent exister sous trois modifications isomériques. On a l'habitude de représenter la position des radicaux substitués dans la pyridine par les lettres α, β, γ, disposées comme l'indique le schéma ci-dessus ; α' et β' sont des positions symétriques à α et à β. Il existe donc 3 picolines qu'on nomme α picoline, β picoline, γ picoline. Le nombre des isomères augmente suivant que la substitution est plus ou moins avancée ; c'est ainsi qu'il peut exister 9 lutidines : 6 diméthylpyridines et 3 éthylpyridines.

La pyridine et ses homologues sont des bases tertiaires qui présentent une grande résistance aux agents chimiques. Traitées par l'hydrogène naissant, ces bases fixent 6 H pour donner des bases secondaires. La pyridine fournit ainsi la pipéridine.

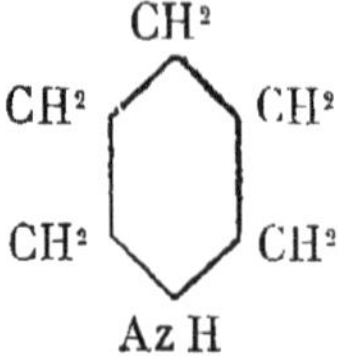

L'oxydation des bases pyridiques fournit des acides dans lesquels les radicaux alcooliques substitués sont remplacés par des groupes COO H. Ces acides correspondent, terme pour terme, aux acides carboxylés du benzène. Chauffés seuls ou mélangés avec de la chaux, ils perdent successivement 1, 2, 3, etc. molécules de CO_2. Le dernier terme de cette décomposition est la pyridine, comme le benzène est le dernier terme de la décomposition des acides carboxylés de cet hydrocarbure. Les acides pyridinocarboniques, dont plusieurs prennent naissance dans l'oxydation des alcaloïdes des quinquinas, jouissent de la double fonction de bases tertiaires et d'acides; leur fonction basique est cependant faible, car les combinaisons de ces corps avec les acides sont instables et dissociables par l'eau. Au contraire, avec les bases, les acides pyridinocarboniques fournissent des sels stables.

La *β Ethylpyridine. (β Lutidine)* $C^7 H^9 Az$ est un liquide incolore, peu soluble dans l'eau, d'une odeur non désagréable, bouillant à 166°. Sa constitution est représentée par la formule

$— C^2 H^5$

Az

(1)

L'acide chromique la change en acide β pyridinocarbonique

(1) Dans cette formule ainsi que dans les suivantes, nous supprimons les groupes CH ainsi que les doubles liaisons.

(nicotianique). Avec le permanganate, à froid, on obtient en outre de l'acide formique (Wischnegradsky).

L'*α collidine* d'Œschner de Coninck est un liquide bouillant à 179°-180° que le permanganate change en acide dipicolique. Sa constitution doit donc être celle d'une $α$, $α'$ éthylméthylpyridine.

$$CH^3 - \underset{Az}{\bigcirc} - C^2H^5$$

Une collidine bouillant à 177°-182° a été trouvée par Gréville Williams dans les produits de l'action de KHO sur la cinchonine.

La *β collidine* d'Œschner de Coninck $C^8 H^{11} Az$ est liquide et bout à 195°-196°, c'est une méthyléthylpyridine car, oxydée par le permanganate, à froid, elle donne de l'acide homonicotianique

$$C^5 H^3 Az < {CH^3 \atop COO H}$$

et de l'acide cinchoméronique

$$C^5 H^3 Az < {COO H \atop COO H}$$

A chaud, il se produit de l'acide formique et de l'acide nicotianique. On peut donc représenter ce corps comme la $β$ éthyl-$γ$ méthylpyridine

$$\underset{Az}{\overset{CH^3}{\bigcirc}} - C^2 H^5$$

L'acide *γ pyridinocarbonique* (acide isonicotianique, pyrocinchoméronique) $C^6H^5AzO^2$ s'obtient par l'action de la chaleur sur l'acide cinchoméronique ou l'acide α carbocinchoméronique

$$\text{COO H}\;\overset{\displaystyle|}{\bigcirc}\!-\text{COO H} \quad = \quad CO^2 + \quad \text{COO H}\;\overset{\displaystyle|}{\bigcirc}$$

Acide cinchomeronique

Avec l'acide α carbocinchoméronique il y a élimination de 2 CO^2.

L'acide γ pyridinocarbonique est monobasique, ses cristaux sont réunis en masses mammelonnées. Il est peu soluble dans l'eau, fond à $298°-299°$ (Hoogewerff et van Dorp) $309°,5$ (Weidel et Herzig). Il peut se sublimer si on le chauffe avec précaution. Comme ses deux isomères α et β, cet acide perd son Az à l'état d'Az H^3 quand on le traite par l'amalgame de sodium

$$C^6H^5AzO^2 + H^2 + 3\,H^2O = C^6H^{10}O^4 + AzH^3$$

Les corps ainsi formés sont des oxyacides saturés, bibasiques, dérivant des divers acides adipiques. Ces acides sont susceptibles de fournir des lactones par perte de H^2O, de telle sorte que le produit de la réaction de l'amalgame de sodium sur les acides monocarbonés de la pyridine est, en réalité, un mélange des oxyacides et de leurs lactones ; l'acide γ pyridinocarbonique donne ainsi l'acide δ oxyéthylsuccinique (Weidel).

L'acide *β pyridinocarbonique* (acide nicotianique) a été obtenu par Huber dans l'oxydation de la nicotine. Il se produit en même temps que son isomère γ dans la décomposition, par la chaleur, des acides cinchoméronique et α carbocinchoméronique. Aiguilles, réunies en mamelons, fondant à $225°$, sublimables. Cet acide est plus soluble que l'isomère γ.

L'acide *$\beta\gamma$ pyridinodicarbonique* (acide cinchoméronique) $C^7H^5AzO^4$ se forme, par perte de CO^2, quand on chauffe l'acide α carbocinchoméronique. Il forme des aiguilles incolores, très peu solubles, fondant à $250°$. Chauffé avec précaution, cet acide se sublime en partie, le reste se décompose en donnant un mélange d'acide β pyridinocarbonique et γ pyridinocarbonique, ainsi qu'un peu de pyridine. Il est bibasique. L'anhydride acétique le change en un anhydride

$$C^5 H^3 Az < {CO \atop CO} > 0$$

qui, traité par les alcools, donne les éthers cinchoméroniques. Chauffé avec $CH^3 I$, l'acide cinchoméronique ne donne pas d'iodométhylate; il y a élimination de HI et formation d'une bétaïne de l'acide cinchoméronique, laquelle est identique avec l'acide apophyllénique produit dans l'oxydation de la cotarnine (Roser)

$$C^5 H^3 Az < {COOH \atop COOH} + CH^3 I = C^5 H^3 (COOH) Az . CH^3 + HI$$

L'hydrogène naissant, dégagé de l'amalgame de sodium, exerce sur l'acide cinchoméronique une action remarquable. Il y a élimination d'$Az H^3$ et formation d'un nouvel acide: l'acide cinchonique (Weidel)

$$C^7 H^3 Az O^4 + 2 H^2 O + H^2 = Az H^3 + C^7 H^8 O^6$$

Acide cinchonique $C^7 H^8 O^6$. — Croûtes cristallines dures ou grandes tables monocliniques, transparentes, à éclat vitreux, biréfringentes, très solubles dans l'eau, fondant à 168°-169° (non corrigé). C'est un acide bibasique ; cependant, si on le traite par les alcalis caustiques, il donne des sels de formule $C^7 H^7 Me^3 O^7$. Mais l'acide $C^7 H^{10} O^7$, d'où dériveraient ces sels n'existe pas ; au moment où on le met en liberté, il donne de l'acide cinchonique et de l'eau. L'acide cinchonique est donc un acide lactonique qui dérive d'un acide tribasique et monalcoolique. Bischoff et Rach le considèrent comme la δ lactone de l'acide hydroxy α méthyltricarballylique et le représentent par la formule

Soumis à la distillation sèche, il perd H_2O et CO_2 et se change en acide pyrocinchonique

$$C^7 H^8 O^6 = C^6 H^6 O^3 + CO^2 + H^2 O$$

Acide Pyrocinchonique $C^6H^6O^3$. — Tables rhombiques, nacrées, fondant à 95° (non corrigé) en un liquide qui bout sans décomposition notable à 223° (non corrigé). Roser le retira des eaux-mères de la préparation de l'acide térébique. C'est un corps très acide qui décompose les carbonates. Le mélange chromique le dédouble nettement en acide acétique et en acide carbonique

$$C^6H^6O^3 + 4O + H^2O = 2C^2H^4O^2 + 2CO^2$$

Ce corps donne des sels dont la formule générale est $C^6H^6Me^2O^4$, lesquels dérivent d'un acide bibasique $C^6H^8O^4$ inconnu à l'état libre, mais dont il représente l'anhydride. Le dédoublement signalé plus haut permet d'attribuer à l'acide pyrocinchonique la formule suivante :

$$
\begin{array}{ccccc}
CO & \underline{\quad} & O & \underline{\quad} & CO \\
| & & & & | \\
CH^3 \underline{\quad} C & & \underline{\quad\quad\quad} & & C \underline{\quad} CH^3
\end{array}
$$

qui en fait l'anhydride de l'acide diméthylfumarique. L'acide pyrocinchonique, traité par l'amalgame de sodium, fixe de l'eau et de l'hydrogène en donnant deux acides isomères ;

1° L'acide hydropyrocinchonique de Weidel (isoadipique de Meyer) fondant à 189° ; qui, selon Otto et Beckürts, n'est autre chose que l'acide diméthylsuccinique symétrique.

$$
\begin{array}{ccccc}
& COOH & & COOH & \\
& | & & | & \\
CH^3 \underline{\quad} & CH & \underline{\quad} & CH & \underline{\quad} CH^3
\end{array}
$$

2° Le second acide formé en même temps fond à 122°. Selon Bischoff et Voit, ce corps est aussi un acide diméthylsuccinique symétrique ; mais, tandis que le premier serait l'acide *para*, le second serait l'acide *anti* (Théorie Wislicenus). Traité par HCl, il donne l'acide fondant à 189°.

Acide α, β, γ pyridinotricarbonique (α carbocinchoméronique, tricarbopyridique, pyridinotricarbonique, oxycinchoméronique) $C^8H^5AzO^6$. — Cet acide est le plus important de tous les produits de

l'action des oxydants sur les alcaloïdes des quinquinas ; car il se forme avec les quatre alcaloïdes principaux : cinchonine, cinchonidine,
quinine, quinidine. Il se forme encore dans l'oxydation de l'acide
cinchoninique (Skraup) ou de la lépidine (Hoogewerff et van
Dorp) ce qui établit la position de ses trois groupes carboxyles.

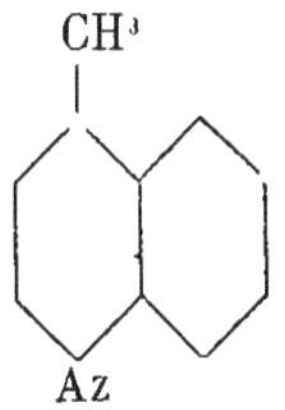

Lepidine 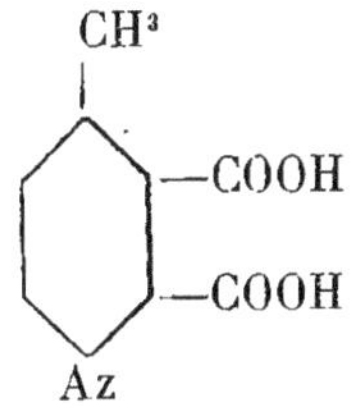   Acide γ méthylquinolinique   Acide α carbocinchoméronique

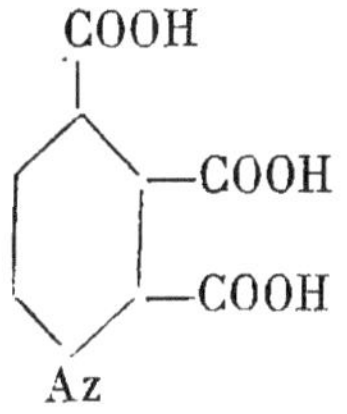

L'acide γ méthylquinolinique se forme comme produit intermédiaire.

L'acide α carbocinchoméronique forme des croûtes minces,
légères, composées de lamelles ou de tables brillantes ; solubles, à
froid, dans 60 p. d'eau, fondant à 249°-250° (non corrigé). Chauffé,
il perd successivement 1, 2, 3 CO_2 pour donner les acides cinchoméronique, β et γ pyridino carboniques et enfin la pyridine. C'est
un corps très stable qui n'est attaqué ni par AzO^3H concentré, ni
par le permanganate alcalin. Il se combine indifféremment aux
acides et aux bases. Sa combinaison avec HCl est peu stable.

Acide γ méthylquinolinique $C^8H^7AzO^4$. — Tables ou prismes peu
solubles qui, chauffés à 160° 170°, perdent CO_2 pour donner l'acide
γ méthyl β pyridino carbonique cristallisable en aiguilles fusibles
à 209°-210°. Le permanganate change ce dernier corps en acide
cinchoméronique. Les relations réciproques de ces trois acides
sont représentées par les formules suivantes :

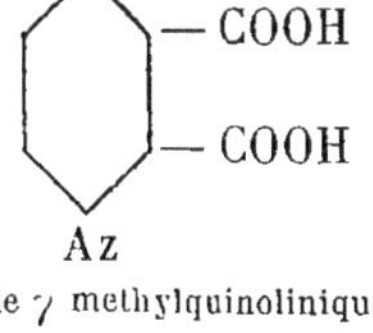

Acide γ méthylquinolinique   Acide γ méthyl - β pyridinocarbonique   Acide cinchoméronique

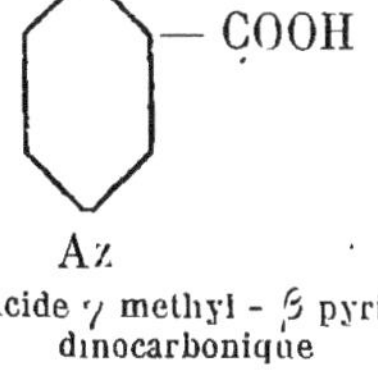

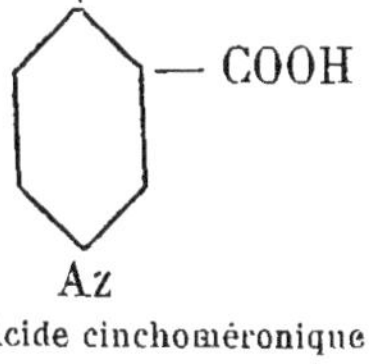

BASES ET ACIDES APPARTENANT A LA SÉRIE QUINOLINIQUE OU QUINOLÉIQUE

La *quinoline* ou *quinoléine* $C^9 H^7 Az$, découverte par Gerhardt, a été étudiée par un grand nombre d'auteurs; son histoire chimique, qui est très étendue, constitue un chapitre important de la chimie organique.

Kœrner a émis l'hypothèse que la quinoline devait avoir la même constitution que la naphtaline, c'est-à-dire qu'elle devait être considérée comme de la naphtaline dans laquelle un groupe CH serait remplacé par un Az trivalent. Dans ces conditions la quinoline peut être représentée par la formule

$$
\begin{array}{ccc}
 & CH \quad CH & \\
HC & & CH \\
 & \;\; C & \\
HC & & CH \\
 & CH \quad Az & \\
\end{array}
$$

qui permet de la considérer comme formée par la réunion d'un anneau pyridique et d'un anneau benzénique ayant deux atomes de carbone communs.

Les atomes d'hydrogène de la quinoline peuvent être remplacés par des radicaux alcooliques, ce qui fournit les homologues de cette base. Comme pour la pyridine, les dérivés monosubstitués peuvent exister sous plusieurs modifications isomériques. Le nombre des isomères est même ici plus considérable. Prenons le cas le plus simple : celui des méthylquinolines. En remplaçant chacun des 3 H de l'anneau pyridique, par un groupe CH^3 nous obtiendrons les trois méthylquinolines correspondant aux trois méthylpyridines ; comme ces dernières, on les désigne par les lettres α, β, γ, d'autres fois, on emploie le symbole *Py* (pyridine) qu'on fait suivre des chiffres 1, 2, 3. *Py* 1, *Py* 2, *Py* 3 correspondent ainsi à α, β, γ. Si la substitution porte sur l'un des 4 H de l'anneau benzénique, nous aurons quatre autres méthylquino-lines que l'on nomme toluquinolines pour les différencier des trois premières et qu'on distingue l'une de l'autre par les préfixes *ortho, méta, para* et *ana*. Les trois premières positions existent également dans la série aromatique, la position *ana* est spéciale à la série quinolique. Ces diverses positions sont indiquées dans le schéma suivant :

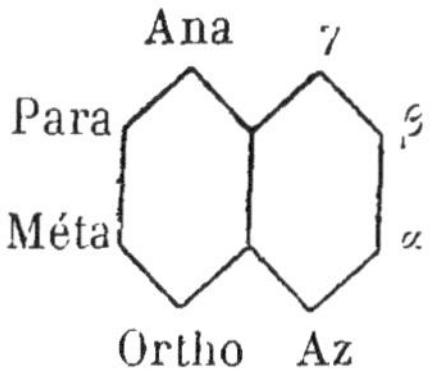

$$\text{Ana} \quad \gamma$$
$$\text{Para} \quad \quad \varsigma$$
$$\text{Méta} \quad \quad \alpha$$
$$\text{Ortho} \quad \text{Az}$$

Parmi les méthodes de synthèse de la quinoline, deux méritent d'être signalées :

1° On fait passer des vapeurs d'allylaniline sur de l'oxyde de plomb chauffé au rouge sombre (Kœnigs).

$$C^9 H^{11} Az - 4H = C^9 H^7 Az$$

2° On chauffe un mélange d'aniline, de nitrobenzine de glycérine et d'acide sulfurique. Il se forme d'abord de l'acroléine-aniline qui est oxydée ensuite par l'oxygène de la nitrobenzine en formant de la quinoline. D'autre part le reste $C^6 H^5 Az$ de la nitrobenzine donne, en s'unissant à l'acroléine, une molécule de quinoline avec élimination d'eau (Skraup).

$$2 C^6 H^5 - Az H^2 + 2 C^3 H^5 (OH)^3 = \underset{\text{acroleine-aniline}}{C^{18} H^{18} Az^2} + 6 H^2 O$$

$$[C^{18} H^{18} Az^2 + C^6 H^7 Az O^2 + C^3 H^5 (OH)^3 = 3 C^9 H^7 Az + 5 H^2 O$$

La quinoline est une huile incolore, bouillant à 236°-237° (corrigé) insoluble dans l'eau. C'est une base tertiaire. Oxydée par le permanganate, elle donne l'acide α, ς pyridinodicarbonique par destruction de l'anneau benzénique.

L'action réductrice de Sn + H Cl la change en deux bases secondaires : une dihydro et une tétrahydo-quinoline.

Hoffmann trouva, en 1843, dans le goudron de houille, un corps basique qu'il nomma leucol et qui, selon lui, différait de la quinoline de la cinchonine. L'identité des deux bases, admise par Liebig, fut définitivement établie par Hoogewerff et van Dorp.

Ces derniers auteurs ont retiré aussi du goudron de houille un isomère de la quinoline qu'ils ont nommé isoquinoline, lequel est solide aux basses températures, fond à 22°-23°, bout à $240^{\circ},5$ et dont les propriétés chimiques sont très voisines de celles de la quinoline.

La γ *Méthylquinoline* (lépidine, cincholépidine) fut isolée par Gréville Williams des produits basiques formés dans la distillation de la cinchonine avec la potasse. C'est une huile incolore, bouillant à 261°-263°, cristallisable au-dessous de 0°, peu soluble. L'acide chromique la change en acide cinchoninique. Avec le permanganate alcalin, on obtient comme produit intermédiaire l'acide γ méthylquinolinique et comme produit final l'acide σ carbocinchoméronique.

M. Carl Beyer en a fait la synthèse en ajoutant de l'aniline, en solution chlorhydrique, à un mélange de méthylal et d'acétone, saturé de HCl et chauffant le tout plusieurs heures au bain-marie.

$$CH^2 \left\langle{}^{O\,CH^3}_{O\,CH^1} + CO \left\langle{}^{CH^1}_{CH^1} + 2\,H\,Cl = CO \left\langle{}^{CH^1}_{CH^2 = CH} + 2\,CH^1\,Cl + 2\,H^2\,O\right.\right.\right.$$
Methylenecetone

Dans une seconde phase on a :

$$C^6H^7 \,.\, AzH^2 + CH^2 : CH \,.\, CO \,.\, CH^1 = C^6H^1 \cdots + H^2O + H\cdot$$
Methylenecetone
Lepidine

La *paraméthorylépidine* $C^{11}H^{11}AzO$ a été obtenue par M. Kœnigs dans l'action de la chaleur sur le chlorozincate de quinène et en dirigeant de la vapeur d'eau surchauffée sur un mélange de sulfate de quinine et de potasse maintenu à 210°-220°. Aiguilles incolores, fondant à 50°-52°. Cette base, comme la quinine, se colore en vert par Cl et AzH^3; la coloration est cependant d'un vert plus bleu et, avec les solutions concentrées, on obtient un précipité rappelant le bleu de Prusse. Sa solution sulfurique est fluorescente comme celle de quinine.

Chauffé avec HBr, elle perd CH^3Br et se change en paroxylépidine

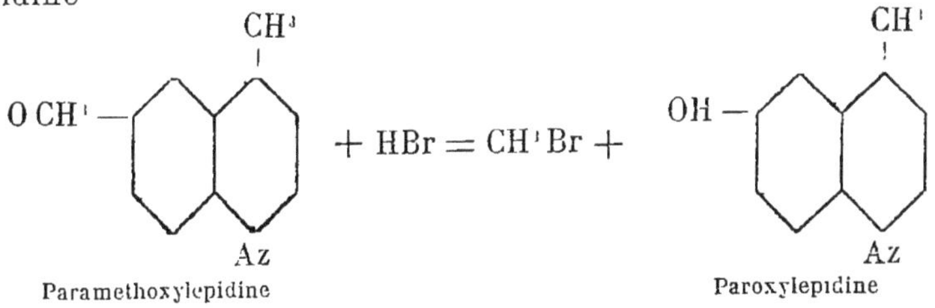

$$O\,CH^1 - \overset{\overset{CH^3}{|}}{\underset{Az}{\bigcirc\!\bigcirc}} \quad + HBr = CH^1Br + \quad OH - \overset{\overset{CH^1}{|}}{\underset{Az}{\bigcirc\!\bigcirc}}$$

Paramethoxylepidine   Paroxylepidine

laquelle cristallise en aiguilles fusibles à 216°-218°.

La *Paramidolépidine* $C^{10}H^{10}Az^2$ a été obtenue par M. Kœnigs en chauffant l'oxycinchène avec du sel ammoniac et du chlorure de zinc ammoniacal. Elle forme de belles aiguilles incolores, fondant à 168° 170°, peu solubles dans l'eau, facilement solubles dans l'alcool.

L'*Acide quinolique* $C^9H^6Az^2O^4$, qu'il ne faut pas confondre avec l'acide quinolinique ou α, β pyridinodicarbonique, n'est autre chose qu'une nitrodioxyquinoline $C^9H^4(OH)^2(AzO^2)Az$ dans laquelle la position des groupes OH et AzO^2 n'est pas établie. Aiguilles déliées, anhydres, légèrement jaunâtres, presque insolubles dans l'eau. AzH^3 et KHO donnent avec ce corps une coloration rouge carmin caractéristique (Weidel).

L'acide *cinchoninique* (acide carboxycinchonique, γ quinolinocarbonique) $C^{10}H^7AzO^2$ cristallise: 1° en aiguilles fines, efflorescentes, semblables à celles de la caféine, quand il se dépose de ses solutions aqueuses bouillantes ; 2° en tables monosymétriques par évaporation lente et à froid des mêmes solutions ; 3° en prismes asymétriques par évaporation lente de ses solutions aqueuses renfermant des acides minéraux. Les deux dernières formes sont souvent mélangées. Sous la première forme, il renferme H^2O et sous les deux dernières $2\,H^2O$.

L'acide cinchoninique est peu soluble dans l'eau, plus soluble en présence de HCl et de AzO^3H. Sa saveur est amère. C'est un acide monobasique assez énergique qui décompose les carbonates. Il se combine indifféremment aux bases et aux acides; cependant ses combinaisons avec les acides sont instables et dissociables par l'eau. L'acide cinchoninique fond à

253°-254°. En même temps, une partie se sublime, le reste se décompose. Chauffé avec AzO^1H à 120°-140°, il se change en un mélange d'acide cinchoméronique et d'acide quinolique (Weidel).

En sa qualité d'alcali tertiaire, l'acide cinchoninique peut donner des dérivés alkylés : les dérivés chloro et iodométhylés sont stables, il n'en est pas de même du bromobenzylate, car si l'on chauffe la solution de ce corps, celui-ci perd HBr pour donner la benzylbétaïne de l'acide cinchoninique

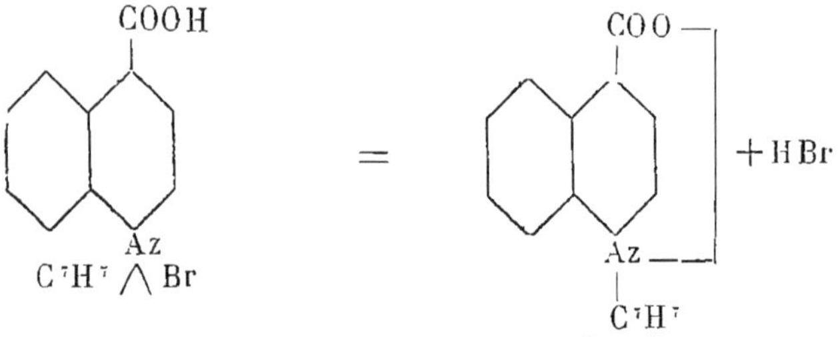

Bromobenzylate $=$ Benzylbétaïne $+ HBr$

Oxydé par le permanganate à chaud, l'acide cinchoninique donne l'acide α carbocinchoméronique par destruction de l'anneau benzénique. Chauffé avec de la chaux, il fournit de la quinoline (Kœnigs, Skraup). Traité par la potasse fondante, il fixe O pour donner l'acide oxycinchoninique (Kœnigs). C'est un corps très stable ; les acides AzO^3H, CrO^4H^2, SO^4H^2 ne l'attaquent qu'avec difficulté ; avec l'anhydride sulfurique ou un mélange d'acide sulfurique fumant et d'anhydride phosphorique, il donne, selon la température, les acides sulfocinchoniniques α ou β.

La position des groupes $COOH$ et SO^4H dans le premier acide n'est pas connue exactement, quant à l'acide β, ce serait, selon M. Georgevics, l'acide parasulfocinchoninique.

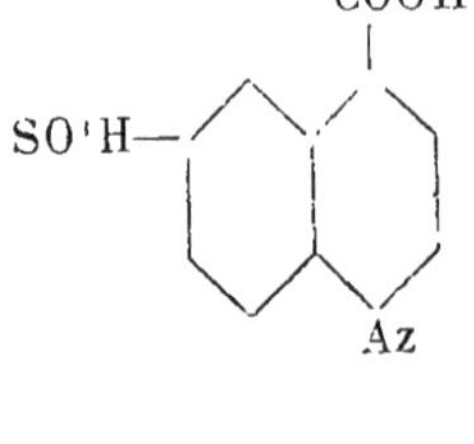

En effet, la potasse en fusion le change en acide paroxycin-
choninique ou xanthoquininique (Georgevics).

Sous l'influence hydrogénante de Sn $+$ H Cl, l'acide cinchoninique fixe 4H pour donner l'acide tétrahydrocinchoninique
qui est en même temps acide et base secondaire ; ce dernier
corps donne de la lépidine quand on le distille avec Zn (Weidel).

$$C^{10} H^{11} Az O^2 + H^2 = C^{10} H^9 Az + 2 H^2 O$$

Acide tétrahy-   Lépidine
drocinchoninique

La lépidine, se changeant en acide cinchoninique par oxydation, la réaction précédente permet de revenir de l'acide
cinchoninique à la lépidine.

Traité par le mélange chromique, l'acide cinchoninique
fournit environ 10 0/0 de son poids de cynurine, identique avec celle que fournit l'acide cynurique de l'urine
de chien. Cette cynurine, qui est isomère avec le carbostyrile,
est soit : la β, soit la γ oxyquinoline (Skraup).

L'acide *oxycinchoninique* $C^{10} H^7 Az O^3$ s'obtient dans l'action de
la potasse fondante sur l'acide cinchoninique. Aiguilles blanches, fusibles à 310°, à peine solubles dans l'eau froide. Ses
propriétés basiques sont faibles. Le perchlorure de phosphore
le change en acide chlorocinchoninique $C^{10} H^6 Cl Az O^2$ et l'acide H I
en hydroquinoline $(C^9 H^9 Az)^2$. C'est un acide carboné du carbostyrile. MM. Kœnigs et G. Kœrner le représentent par la formule
suivante.

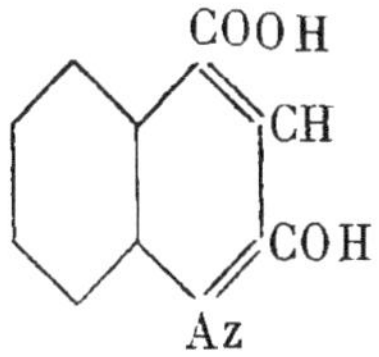

COO H
CH
COH
Az

Il est isomérique avec l'acide cynurique de l'urine de chien
et avec l'acide xanthoquininique. mais il diffère de ces corps
en ce qu'il ne perd pas CO^2 quand on le chauffe, pour donner
une oxyquinoline, mais se sublime en aiguilles jaunes.

Acide quininique $C^{11} H^n Az O^3$ (acide paraméthoxycinchoninique).
Obtenu par M. Skraup dans l'oxydation de la quinine et de la
quinidine, cet acide forme des prismes longs et minces, légèrement jaunâtres, très peu solubles dans l'eau même bouillante, facilement solubles dans les acides et les alcalis, très
peu solubles dans l'alcool. Cette dernière solution présente une
fluorescence bleue qui dépasse, en sensibilité et en beauté,
celle du sulfate de quinine ; l'addition d'eau ou de $SO^4 H^2$ fait
disparaître la fluorescence.

Comme l'acide cinchoninique, l'acide quininique se combine
indifféremment aux bases et aux acides, mais ses combinaisons avec les acides sont décomposables par l'eau. Il fournit
aussi des dérivés alkylés. Son bromobenzylate perd HBr quand
on fait bouillir sa solution pour donner une benzylbétaïne
analogue à celle de l'acide cinchoninique. Oxydé à chaud par
le permanganate, l'acide quininique se change, en partie, en
acide α carbocinchoméronique. Sa constitution est représentée
par la formule

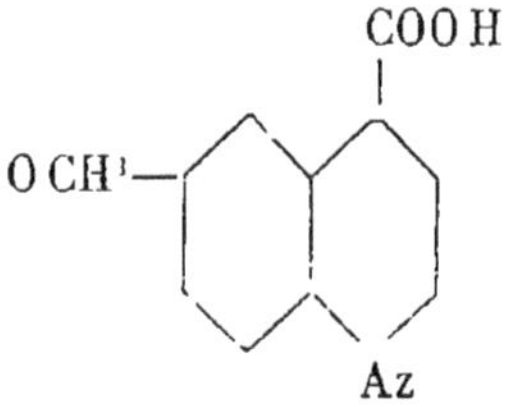

$$
\text{O}\,CH^3 - \underset{Az}{\overset{COOH}{\bigcirc\!\bigcirc}}
$$

Chauffé 5-6 heures à 220°-230° avec HCl fumant, l'acide
quininique perd $CH^3 Cl$ et il se forme un nouvel acide : l'acide
xanthoquininique. L'action réductrice de $Sn + HCl$ change l'a-
cide quininique en acide tétrahydroquininique.

Acide xanthoquininique $C^{10} H^7 Az O^4$ (acide paroxycinchonini-
que). — Petits grains jaunes, fondant vers 300° en se décomposant, peu solubles dans l'eau, solubles dans les acides et
les alcalis en donnant des solutions jaune foncé. Sa solution alcoolique n'est pas fluorescente. Tous les sels de cet acide
sont jaunes, ce qui justifie son nom. Il se combine aux bases
et aux acides ; et, dans ce dernier cas, les combinaisons obte-

nues sont décomposables par l'eau. Le mode de formation de l'acide xanthoquininique et ses propriétés permettent de le considérer comme de l'acide quininique dans lequel le groupe OCH_3 serait remplacé par OH. Si l'on chauffe l'acide xanthoquininique, il perd CO_2 et se change en paroxyquinoline. Les relations de ces trois composés : acide quininique, acide xanthoquininique et paroxyquinoline sont représentées par les formules suivantes :

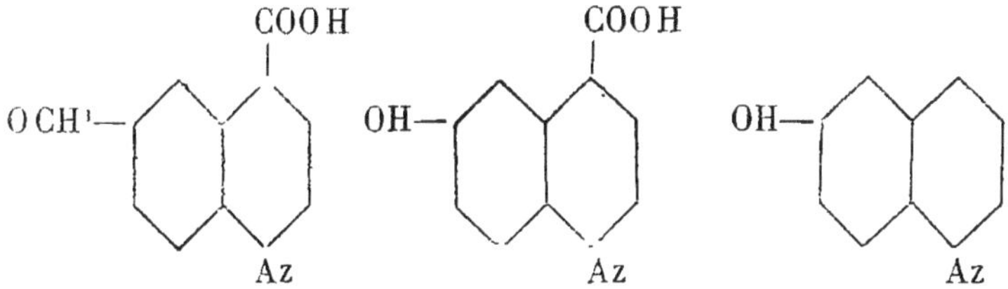

Acide quininique   Acide xanthoquininique   Paroxyquinoline

Le *Paraquinanisol* $C_{10} H_9 Az O$ (quinolidine, oxylépidine, para-méthoxyquinoline) obtenu par Wischnegradsky et Boutlerow dans l'action de KHO sur la quinine, et nommé par eux qui-nolidine est l'éther méthylique de la paroxyquinoline. Skraup l'a obtenu synthétiquement par sa méthode générale de synthèse des composés quinoléiques, c'est-à-dire en chauffant un mé-lange de paranitranisol, paranisidine, glycérine et SO_4H_2. C'est une huile, faiblement jaunâtre, qui bout à 304°-305° (non cor-rigé) et possède les fonctions d'éther phénolique et de base tertiaire.

Réduit par Sn et Cl, le paraquinanisol, fixe 4 H pour donner la *Thalline* dont le chlorhydrate a été proposé autrefois comme succédané de la quinine.

La solution des sels et surtout celle du sulfate de paraqui-nanisol présente une fluorescence bleue intense, aussi belle que celle du sulfate de quinine. Ce corps donne avec Cl et $Az H_3$ la coloration verte que donnent la quinine et la quinidine avec les mêmes réactifs ; on peut donc attribuer ces réactions au résidu de paraquinanisol existant dans la molécule de la quinine et de la quinidine.

$$CHAPITRE \quad XIV$$

CONSTITUTION CHIMIQUE DES ALCALOÏDES DES QUINQUINAS

Bien que la constitution chimique des alcaloïdes des quinquinas ne soit pas encore connue; il a été fait, surtout dans ces dernières années, un certain nombre d'observations qui permettent de se rendre compte approximativement de la nature chimique de ces corps intéressants. Ce sont ces observations que nous résumerons dans le présent chapitre.

Les seuls alcaloïdes qui aient été examinés au point de vue de la constitution sont : la cinchonine, la cinchonidine, la quinine et la quinidine. La cinchonine et la cinchonidine, donnant lieu aux mêmes réactions, doivent avoir la même constitution; leur isomérie est de nature physique; il en est de même de la quinine par rapport à la quinidine. La quinine diffère de la cinchonine par substitution du groupe OCH^3 à un atome d'hydrogène, c'est donc un éther méthylique d'une oxycinchonine. MM. Grimaux et Arnaud ont montré, par voie synthétique, que l'oxycinchonine d'où dérive la quinine est un alcaloïde naturel connu sous le nom de cupréine. Ainsi donc, il existe entre les quatre bases principales des quinquinas des relations étroites qui permettent de supposer que la connaissance de la constitution de l'une de ces bases entraînera forcément celle de la constitution des trois autres.

M. Kœnigs a fourni récemment un puissant appui à cette manière de voir. On savait déjà que l'apocinchène peut s'obtenir indifféremment en partant de la cinchonine ou de la cinchonidine, de même que l'apoquinène peut être fourni soit par la quinine, soit par la quinidine ; or M. Kœnigs a pu réaliser la transformation de l'apoquinène en apocinchène, ce qui permet de conclure que les quatre alcaloïdes principaux des quinquinas dérivent tous de l'apocinchène et par suite du cinchène.

La même conclusion pourrait, vraisemblablement, s'appliquer aux nombreux isomères des bases des quinquinas qui ont été préparés depuis une dizaine d'années.

L'isomérie de ces corps est certainement de nature physique. Elle pourrait s'expliquer au moyen des théories modernes qui supposent que, dans la molécule des corps doués du pouvoir rotatoire, il existe un ou plusieurs atomes de carbone asymétriques ; c'est-à-dire auxquels sont liés quatre groupements différents. Malheureusement l'emploi de ces théories suppose la connaissance exacte de la constitution chimique des corps auxquels on les applique. Or, en ce qui concerne les alcaloïdes des quinquinas, cette connaissance nous échappe encore à l'heure actuelle.

D'autre part, en développant la théorie émise dès 1853 par Pasteur (*voir page 63*), MM. E. Jungfleisch et E. Léger ont pu expliquer, dans une certaine mesure, la formation des isomères qui peuvent prendre naissance aux dépens des alcaloïdes des quinquinas, de la cinchonine par exemple.

La cinchonine étant supposée contenir deux groupements inégalement dextrogyres et susceptibles de devenir chacun lévogyre, racémique ou inactif, on voit qu'un semblable arrangement conduit à imaginer l'existence de seize isomères différents. En effet, le groupe droit et très actif, D de la cinchonine, ainsi que chaque groupe gauche, racémique ou inactif G, R ou I dans lequel il peut se transformer, donne quatre composés isomères par son union, tant avec le groupe droit et peu actif *d* de la cinchonine, qu'avec un groupe gauche, racémique ou inactif *g*, *r* ou *i*, provenant de la transformation de ce dernier. Les seize composés ainsi constitués seraient soit inactifs, soit dextrogyres ou lévogyres à des degrés variés ; en voici l'énumération

Corps dextrogyres Dd, Dg, Dr, Di, Rd, Id ;
— lévogyres   Gg, Gd, Gr, Gi, Rg, Ig ;
— inactifs   Rr, Ri, Ir, Ii.

La cinchonine et la cinchonidine, qui renferment un atome d'oxygène, donnent facilement un dérivé monoacétylé et un dérivé monobenzoylé. Quant à la quinine et à la quinidine, qui renferment deux atomes d'oxygène, elles donnent comme les premières bases un seul dérivé acétylé et un seul dérivé benzoylé ; on est donc conduit à admettre que ces quatre bases renferment un atome d'oxygène à l'état d'hydroxyle.

Si l'on traite la quinine et la quinidine par HCl, on obtient avec élimination de $CH'Cl$, des bases nouvelles : l'apoquinine et l'apoquinidine, lesquelles sont des oxycinchonines et renferment deux hydroxyles. La quinine et la quinidine renferment donc chacune un atome d'oxygène à l'état d'hydroxyle et un autre atome d'oxygène à l'état de méthoxyle.

La production, aux dépens des bases des quinquinas, de bases nouvelles qui sont engendrées avec élimination d'acide formique, sous l'influence du permanganate de potassium, rend vraisemblable, selon M. Hesse, l'existence dans les bases naturelles d'un groupe CH^2. La formation de la cincholténine peut ainsi être représentée par l'équation :

$$CH^2 = C^{18} H^{19} Az^2 - OH + 4O = C^{18} H^{19} Az^2 O^2 - OH + CH^2 O^2$$

Cinchonine   Cincholtenine

et celle de la quiténine par :

$$CH^2 = C^{18} H^{18} Az^2 < {}^{O\,CH^3}_{O\,H} + 4O = C^{18} H^{18} Az^2 O^2 < {}^{O\,CH^3}_{O\,H} + CH^2 O^2$$

Quinine   Quitenine

Les bases des quinquinas fournissent avec les alcalis, de la quinoline ; et, avec l'acide chromique, des acides carbonés de la quinoline ; on est donc conduit à admettre dans ces bases l'existence d'un noyau quinolique. MM. Chapmann et Vanklyn ont vu que les bases des quinquinas, traitées par le permanganate alcalin, perdaient près de la moitié de leur azote sous forme d'$Az H^3$. MM. Hoogwerff et van Dorp ont fait la même observation ; ils ont constaté, en outre, la formation d'acide oxalique, d'acide carbonique et d'acide α carbocinchoméronique. Si nous nous rappelons que l'acide cinchonique se change facilement en acide α carbocinchoméronique par oxydation, il nous sera permis de supposer que l'acide cinchoninique se forme d'abord puis se détruit ; mais l'acide cinchoninique en se changeant en acide α carbocinchoméronique donne très peu d'Az H³ ; on peut donc affirmer que l'Az H³ engendré, aux dépens de la cinchonine et de la cinchonidine, sous l'action du permanganate, ne provient pas de la partie de la molécule de ces bases qui fournit l'acide cinchoninique.

Si la moitié de leur azote se dégage sous forme d'Az H³, la molécule de la cinchonine et celle de la cinchonidine peuvent être considérées comme formées de 2 parties renfermant chacune un atome d'azote, l'un de ces atomes appartenant au résidu quinolique. La cinchonine et la cinchonidine pourront donc être représentées ainsi :

$$C^9 H^6 Az$$
$$|$$
$$CH^2 = C^9 H^{13} Az - OH$$

Quant à la quinine et à son isomère la quinidine, nous pouvons les représenter par la formule

$$C^9 H^7 Az - O CH^3$$
$$\cdot|$$
$$CH^2 = C^9 H^{13} Az - OH$$

La constitution du groupe $CH^2 = C^9 H^{13} Az - OH$ n'est pas établie ; ce que l'on sait seulement, c'est que ce groupe doit renfermer l'hydroxyle des bases des quinquinas ; car, si celui-ci se trouvait dans le groupe quinolique, on obtiendrait par oxydation de la cinchonine : non l'acide cinchoninique, mais un acide oxycinchoninique. Le groupe méthoxyle de la quinine et de la quinidine doit se trouver, au contraire, dans le noyau quinolique ; car, si l'on traite ces bases par l'acide chromique, on obtient de l'acide quininique, lequel n'est autre que l'acide paraméthoxycinchoninique.

Les bases des quinquinas ont le pouvoir de fixer par addition 1 molécule d'hydracide. Comme ni la quinoline, ni la pyridine ne possèdent cette propriété, MM. Comstock et Kœnigs pensent que la fixation de l'hydracide doit s'opérer dans le groupe $CH^2 = C^9 H^{13} Az$ — OH, lequel se comporterait comme les corps non saturés de la série grasse, et devrait renfermer une double liaison.

M. Skraup a récemment étendu nos connaissances relatives au

groupement sus-indiqué. Il a constaté que la cinchoténine qui a conservé intact le groupe hydroxyle de la cinchonine, (la benzoyl-cinchonine étant changée par oxydation en benzoylcinchoténine) est engendrée aux dépens du groupe $CH^2 = C^9H^{11}Az — OH$; car, traitée par l'acide chromique, cette cinchoténine donne, comme la cinchonine, de l'acide cinchoninique.

La cinchoténine, oxydée plus loin par l'acide chromique, donne, comme la cinchonine, la quinine etc. de l'acide cincholœponique. On peut donc la considérer comme un produit intermédiaire de l'action des oxydants sur la cinchonine.

Nous avons vu comment Skraup a été conduit à admettre dans la cinchoténine l'existence d'un groupe $COOH$ en plus de l'hydroxyle provenant de la cinchonine. Ce groupe $COOH$ doit se former aux dépens d'un groupement hydrocarboné, situé en dehors du noyau quinolique de la cinchonine, groupement qui, selon M. Skraup, serait un groupe vinyle. Dans la production de la cinchoténine, le groupe vinyle $CH^2 = CH$ serait détruit au point où se trouve la double liaison; le groupe CH^2 donnant naissance à l'acide formique et le groupe CH fixant O^2 pour donner $COOH$.

Si nous ne connaissons pas la constitution exacte du groupe $CH^2 = C^9H^{13}Az — OH$, nous savons du moins que ce groupe doit se fixer au noyau quinolique par l'intermédiaire de l'atome de carbone γ; puisque toutes les réactions qui tendent à détruire ce groupe fournissent l'acide γ quinolino carbonique (cinchoninique) ou son dérivé paraméthoxylé: l'acide quininique.

Ce groupe $CH^2 = C^9H^{13}Az — OH$ a été appelé par Skraup: la *seconde moitié de la molécule* des bases des quinquinas; c'est lui qui fournit l'acide sirupeux qui se forme en même temps que l'acide cinchoninique quand on oxyde la cinchonine par l'acide chromique. Cet acide sirupeux ne donne à l'oxydation ni acide cinchoninique, ni acide α carbocinchoméronique, mais si on le distille avec de la poussière de zinc (H. Weidel et K. Hazura) il donne:

1° De la pyridine.

2° La β éthylpyridine.

3° La quinoline ou du moins une base très voisine.

Ces auteurs attribuent la production de la quinoline à l'existence dans la seconde moitié de la molécule de la cinchonine, d'un noyau quinolique hydrogéné. Un autre fait viendrait à l'appui de cette conclusion ; c'est que l'acide tétrahydrocinchoninique, comme l'acide sirupeux, ne fournit pas, à l'oxydation, d'acide cinchoninique, mais une masse sirupeuse qui, distillée avec la poussière de zinc donne des bases pyridiques.

M. Skraup a fait une étude approfondie des produits sirupeux formés en même temps que l'acide cinchoninique dans l'oxydation de la cinchonine par l'acide chromique. Il y a trouvé la cincholœpone et l'acide cincholœponique; mais plus tard, M. Kœnigs a reconnu que la cincholœpone n'était pas un dérivé de la cinchonine, mais bien de l'hydrocinchonine. M. Skraup s'est rangé à cette opinion.

La cinchonine tout à fait pure donnerait, à l'oxydation, un autre corps, que Kœnigs nomme méroquinène, corps dont les propriétés et la constitution chimique rappelleraient celles de la cincholœpone, mais qui renfermerait H^2 en moins que celle-ci.

S'inspirant des recherches de Merling sur la tropine et de Einhorn et Eichengrün sur l'anhydro ecgonine, M. Kœnigs pense que le groupe $CH^2 = C^9H^{13}Az - OH$ doit renfermer, comme Merling l'a montré pour la tropine (*Berichte* t. XXIV, p. 3108) un anneau pyridique hydrogéné, soudé à un anneau benzénique également hydrogéné. Ce double anneau, possédant une faible stabilité, selon les circonstances, ce serait l'anneau pyridique qui serait détruit par l'oxydation ; dans d'autres cas se serait, au contraire, l'anneau benzénique. La tropine, oxydée par l'acide chromique, a fourni à Merling l'acide tropinique $C^8H^{13}AzO^4$, lequel serait l'acide dicarboné, d'une pipéridine méthylée à l'azote. Or le méroquinène, traitée dans les mêmes conditions a fourni à Kœnigs l'acide cincholœponique qui est non seulement isomère de l'acide tropinique, mais qui aurait une constitution analogue puisqu'il représenterait l'acide dicarboné d'un homologue de la pipéridine : la pipécoline $CH^1 . C^5H^0 . AzH$. D'autre part, Einhorn et Eichengrün (*Berichte* t. XXIII, p. 2870), en chauffant la dibromanhydroecgonine avec du carbonate de sodium, ont pu dédoubler ce corps en méthylamine et en un corps exempt d'azote, la dihydrobenzaldéhyde. Un dédoublement analogue se produit si l'on chauffe les anhydrobases des quinquinas correspondant à l'anhydroecgonine, c'est-à-dire le cinchène et le quinène avec H Br, ce qui donne comme l'on sait : l'apo-cinchène et l'apoquinène, corps qui ont perdu un atome d'azote sous forme d'Az H^3 (Comstock et Kœnigs).

En tenant compte des considérations que nous venons de déve-lopper, il serait possible de représenter la cinchonine par une formule, dite de constitution. Nous estimons cependant que tout essai de ce genre serait prématuré, étant donnée l'incertitude qui règne encore sur les relations de la cinchonine avec ses produits de destruction.

Rappelons en terminant la réaction remarquable observée par M. Kœnigs à propos du cinchène. Ce corps, chauffé à 170°-180° avec une solution d'acide phosphorique à 25 0/0, se dédouble avec fixation de 2H^2 O, en lépidine et en méroquinène

$$C^{19} H^{20} Az^2 + 2H^2 O = C^{10} H^9 Az + C^9 H^{15} Az O^2$$

cinchène   lépidine   méroquinène

Le cinchène, étant l'anhydride de la cinchonine, cette dernière pourrait être considérée comme un produit de condensation de la lépidine et du méroquinène avec perte de H^2 O. Hâtons-nous d'ajouter que cette conclusion ne saurait être admise sans réserve tant que l'expérience n'en aura pas établi l'exactitude.

INDEX BIBLIOGRAPHIQUE

ABRÉVIATIONS

C. R. — Comptes rendus des séances de l'Académie des Sciences de Paris.

An. Ch. Phy. — Annales de Chimie et de Physique.

J. Ph. et Ch. — Journal de Pharmacie et de Chimie.

J. prak. Ch. — Journal für praktische Chemie.

Annalen. — Annalen der Chemie und Pharmacie.

Berichte. — Berichte der Deutschen chemischen Gesellschaft.

J. Ch. Méd. — Journal de Chimie médicale.

Mon. Q. — Moniteur scientifique du Dr Quesneville.

Jahr. — Jahresbericht über die Fortschritte der Chemie.

Monat. — Monatshefte für Chemie und verwandte Theile anderer Wissenschaften.

Soc. Ch. — Bulletin de la Société chimique de Paris.

Arch. d. Ph. — Archiv. der Pharmacie.

N. Jahr. f. Ph. — Neues Jahr. für Pharmacie.

Ph. Z. — Pharmaceutische Zeitung.

P. Bas. — Recueil des travaux chimiques des Pays-Bas.

Z. f. an. Ch. — Zeitschrift für analytische Chemie

1. **Alluard.** — *Voir* DE VRIJ.

2. **André J. J.** — Action du chlore et de Az H^3 sur la quinine. *An. Ch. Phy.* (2) t. LXXI, p. 195.

3. — De l'action de l'acide chromique sur les alcalis végétaux. *J. Ph. Ch.* (3) t. XLI, p. 341.

4. **Arnaud A.** — Recherches sur la cinchonamine, nouvel alcaloïde des quinquinas. *An. Ch. Phy.* (6) t. xix, p. 93.

—   *Voir* GRIMAUX E.

5. **Babo.** — Sur quelques produits de la décomposition de la cinchonine. *J. prak. Ch.* t. lxxii, p. 73.

6. **Barthe L.** — Essai du sulfate de quinine et dosage de la quinine en présence des autres alcaloïdes du quinquina C⁵ R⁵, t. cxv, p. 1085.

Barret. — *Voir* WOOD.

Bätcke C. — *Voir* CLAUS.

Bauer. — *Voir* HARRY.

7. **Baup.** — Sur le sulfate de quinine, *J. Ph. Ch.* (1) t. vii, p. 402.

Beckurts — *Voir* OTTO.

8. **Beyer Carl.** — Sur la synthèse de la cincholépidine. *J. prak. Ch.* t. xxxiii, p. 417.

9. **Bischoff C. et Rach.** — Sur l'acide hydropyrocinchonique. *Annalen.* t. ccxxxiv, p. 54.

10. **Bischoff C. et Voit E.** — Sur les relations des deux acides diméthylsucciniques symétriques avec l'acide pyrocinchonique. *Berichte.* t. xxiii, p. 644.

Boek R. — *Voir* CLAUS AD.

Böhringer Ch. — *Voir* FORST C.

11. **Boille.** — Sur les bromhydrates de quinine et sur la préparation du bromhydrate neutre. *J. Ph. Ch.* (4) t. xx. p. 181·

12. **Bonaparte Lucien.** — Sur l'acide valérianique et ses combinaisons, sur le lactate de quinine et sur quelques autres nouveaux sels de cette base *J. Ch. méd.* t. viii, octobre 1842.

13. — Nouvelles recherches sur les valérianates de quinine, de zinc, etc. *J. Ch. méd.* t. ix, n° 6.

Buchler. — *Voir* CLAUS AD.

Brix R. — *Voir* WEIDEL H.

14. **Carles P.** — Nouveau procédé de dosage des quinquinas. *J. Ph. Ch.* (4) t. xii, p. 81.

15. — Sur le sulfate de quinine. *J. Ph. Ch.* (5) t. xxx, p. 49.

16. — Préparation du sulfate de quinine léger. *J. Ph· Ch.* (5) t. xxv, p. 407.

17. — Sulfovinates de quinine. *J. Ph. Ch.* (4) t. xxvii, p. 462.

18. **Calvert.** — Sur l'extraction de la quinine et de la cinchonine. *J. Ph. Ch.* (3) t. ii, p. 388.

19. **Cassola.** — Sur un nouveau procédé pour obtenir en peu d'heures le sulfate de quinine sans employer d'alcool. *J. Ph. Ch.* (1) t. xv, p. 167.

Caventou. — *Voir* PELLETIER.

20. **Caventou E. et Willm Ed.** — Action du permanganate de potassium sur la cinchonine. $C^{es}\ R^s$, t. LXIX, p.284.

21. **Caventou E. et Girard Ch.** — Action de l'acide oxalique sur la cinchonine en présence de l'acide sulfurique $C^s\ R^s$, t. CVI, p. 71.

22. **Christensen A.** — Sur le dosage de la quinine à l'état d'hérapathite. *Berichte*, t. XIV, p. 2315.

23. **Claus Ad.** — Sur les alcaloïdes du quinquina. *Annalen*, t. CCLXIX, p. 232·

24. — Sur les dérivés alkylés et alkylénés de l'acide cinchoninique et sur les acides cinchoniniques alkylénés. *Annalen*, t. CCLXX, p. 335.

25. — Sur les alcaloïdes des quinquinas. *Berichte*, t. XI, p. 1820.

26. — Sur les alcaloïdes des quinquinas. *Annalen*, t. CCLXIX, p. 232.

27. **Claus Ad. et Kickelhayn.** — Sur l'acide cinchoninique. *Berichte*, t. XX, p. 1604

28. **Claus Ad. et Muchall.** — Sur les acides quinolinocarboniques. *Berichte*, t. XVIII, p. 362.

29. **Claus Ad. et Stohr,** — Sur les dérivés alkylés de l'acide quininique. *Annalen*, t. CCLXXVI, p. 267.

30. **Claus Ad. et Kemperdick.** — Dérivés éthylés de la cinchonine. *Berichte*, t. XIII, p. 2286.

31. **Claus Ad. et Müller H.** — Méthyldérivés de la cinchonine. *Berichte*, t. XIII, p. 2290.

32. **Claus Ad. et Trempel W.** — Benzyldérivés de la cinchonine. *Berichte*, t. XIII, p. 2294.

33. **Claus Ad. et Mallmann F.** — Méthyl et éthydérivés de la quinine. *Berichte*, t. XIV, p. 76.

34. **Claus Ad. et Dannenbaum M.** — Ethyldérivés de la cinchonidine. *Berichte*, t. XIII, p. 2187.

35. **Claus Ad. et Weller A.** — Sur la cinchonidine. *Berichte*, t. XIV, p. 1921.

36. **Claus Ad. et Buchler.** — Sur les alcaloïdes des quinquinas. *Berichte*, t. XI, p. 1820.

37. **Claus Ad. et Bock R.** — Méthyldérivés de l'homocinchonidine. *Berichte*, t. XIII, p. 2191.

38. **Claus Ad. et Bätcke C.** — Phénylhomocinchonidines. *Berichte*, t. XIII, p. 2194.

   Cobenzl A. — *Voir* WEIDEL A.

39. **Colson A.** — Recherches sur les alcaloïdes artificiels et naturels $C^{es}\ R^s$. t. CVIII, p. 677.

   Comaille. — *Voir* MILLON.

40. **Comstock W. et Kœnigs W.** — Produits d'addition des alcaloïdes des quinquinas. *Berichte*, t. XX, p. 2310.

41. — Sur les dérivés halogénés des alcaloïdes des quinquinas. *Berichte,* t. xxv. p. 1539.

42. — Sur les alcaloïdes des quinquinas. *Berichte.* t. xvii, p. 1984.

43. — Sur les alcaloïdes des quinquinas. *Berichte,* t. xviii, p. 1219 et 2379·

44. — Sur l'apocinchène et l'apoquinène. *Berichte,* t. xx, p. 2674.

45. — Sur les alcaloïdes des quinquinas. *Berichte,* t. xix, p. 2853.

Coriol. — *Voir* PELLETIER.

46. **Cownley,** — Sur l'eau de cristallisation du sulfate de quinine. *J. Ph. Ch.* (4) t. xxv, p. 61.

47. **Clark.** — Sur la fabrication de la quinine. *J. Ph. Ch.* (3) t. xxxvii, p. 469.

Dannenbaum. — *Voir* CLAUS AD.

Delondre A. — *Voir* HENRY A.

Dobbie J. J. — *Voir* RAMSAY W.

48. **Dollfus Carl.** — Recherches sur les combinaisons de quelques bases organiques avec les acides : sulfocyanique, ferro et ferricyanhydrique. *Annalen,* t. lxv, p. 212

49. **Edelhorst G. W.** — Sur quelques nouveaux sels de bases organiques. *Annalen,* t. lxxiv, p. 77.

50. **Fileti.** — Sur la cinchonine. *Berichte,* t. xii, p. 423.

Fleissner F. — *Voir* LIPPMANN ED.

51. **Fletcher.** — Note sur l'hydrate de quinine. *Mon. Q.,* (3) t. xvi, p. 521.

52. **Flückiger.** — Recherches sur la quinine *Jahr.,* 1872, p. 926.

53. **Forst C. et Böhringer Chr.** — Sur la quiténidine. *Berichte,* t. xv, p. 1659.

54. — Sur la cinchotine. *Berichte,* t. xiv, p. 436.

55. — Sur la cinchotine et l'hydrocinchonidine. *Berichte,* t. xiv, p. 1266.

56. — Sur l'hydroquinidine. *Berichte,* t. xiv, p. 1954.

57. **Fortner Paul.** — Note sur la cinchoténine. *Monat.,* t. xvi, p. 62.

Freund Martin. — *Voyez* MARTIN FREUND.

58. **Gerhardt.** — Recherches sur les alcalis organiques. *An. Ch. Phy.,* (3) t. vii, 251.

59. **Glénard et Guillermond.** — Quinimétrie. *J. Ph. Ch.,* (3) t. xxxvii, p. 5.

60. **Grahe.** — Sur une réaction caractéristique des écorces de quinquina. *J. Ph. Ch.,* 1859, p. 77 et *Dingler's polytech. journal,* t. cl, p. 120.

Gréville Williams. — *Voir* WILLIAMS GRÉVILLE.

61. **Grimaux Ed.** — Sur quelques sels doubles de quinine. $C^{es} R^s$, t. cxv, p. 608.

62. — Sur les iodométhylates de quinine. $C^{es} R^s$, t. cxv, p. 117.

63. **Grimaux Ed, et Arnaud A.** — Transformation de la cupréine en quinine. C^{s} R^{s}, t. cxii, p. 774.

64. — Transformation de la cupréine en quinine et en bases homologues. *Soc. Ch.*, (3) t. vii, p. 304.

65. — Sur la quinéthyline. base homologue de la quinine. C^{s} R^{s}, t. cxii, p. 1364.

66. — Sur la transformation de la cupréine en diiodométhylate de quinine. C^{s} R^{s}, t. cxiv, p. 548.

67. **Harry et Bauer.** — Combinaisons de plusieurs alcaloïdes avec l'iode. *Arch. d. Ph.*, (3) t. v, p. 289.

Hazura K. — *Voir* WEIDEL H.

68. **Henning G. F.** — Sur quelques nouveaux dérivés des alcaloïdes des quinquinas. *Berichte der pharmaceutischen Gesellschaft.* t. iv, p. 208.

69. **Henry fils.** — Sur la préparation du sulfate de quinine et nouveau procédé pour l'obtenir. *J. Ph. Ch.*, (1) t. vii, p. 296.

70. **Henry et Plisson.** — Préparation du sulfate de quinine. *An. Ch. Phy.*, (2) t. xxiv.

71. **Henry O. et Delondre A.** — Sur une nouvelle substance alcaloïde découverte dans le quina jaune. *J. Ph. Ch.*, (2) t. xix, p. 623.

72. — Sur une matière cristallisée, isolée d'un des produits de la préparation en grand du sulfate de quinine et désignée d'abord sous le nom de quinidine. *J. Ph. Ch.*, (2) t. xx, p. 157.

73. **Herapath.** — Sur la préparation du sulfate d'iodoquinine. *An. Ch. Phy.*, (3), t. xl, p. 249.

74. **Herbelin.** — Essai rapide des quinquinas. *J. Ph. Ch.*, (4) t. xxi, p. 498.

75. **Hesse O.** — Sur la conquinine. *Annalen*, t. cxlvi, p. 357.

76. — Sur les alcaloïdes des quinquinas. *N. Jahr. f. Ph.* Sept 1873, p. 129. et *J. Ph. Ch.*, (5) t. xix, p. 163.

77. — Dosage, par voie optique, du sulfate de cinchonidine dans le sulfate de quinine commercial. *Annalen*, t. ccv, p. 217.

78. — Sur le sulfate de quinidine ou conquinine. *Neues Repert. für Pharm.* 1875, p. 344 et *J. Ph. Ch.*, (4) t. xxii, p. 389.

79. — Sur les alcaloïdes des quinquinas. *Annalen*, t. ccxliii, p. 131.

80. — Etude sur les alcaloïdes des quinquinas. *Annalen*, t. clxvi, p. 217.

81. — Contribution à l'essai de la quinine. *Mon. Q.*, 1887, p. 945.

82. — Sur la conquinamine. *Annalen.* t. ccix, p. 62.

83. — Sur la cinchoténine, *Berichte*, t. xi, p. 1983.

84. — Sur la quinicine et la cinchonicine. *Annalen*, t. clxxviii, p. 244.

85. — Recherches sur la constitution de quelques alcaloïdes des quinquinas. *Annalen*, t. ccv, p. 314.

86. — Sur la cinchonine, *Annalen*, t. cclxxvi, p. 88.

87. — Etude sur la quinamine. *Annalen*, t. ccvii, p. 288.

88. — Contribution à la connaissance des alcaloïdes des quinquinas. *Berichte*, t. iv, p. 818.

89. — Sur l'anétholquinine. *Annalen*, t. cxxiii, p. 382.

90. — Sur les alcaloïdes des quinquinas. *Berichte*, t. x, p. 2152.

91. — Sur la quinine et la quinidine. *Annalen*, t. cxxxv, p. 325

92. — Quelques remarques sur la quinine, la cinchonidine et leurs isomères. *Annalen*. t. cclviii, p. 133.

93. — Communication préliminaire sur la quinine, la cinchonidine et la conquinine. *Annalen*, t. cclxxvi, p. 125.

94. — Action des solutions de quelques substances sur la lumière polarisée. *Annalen*, t. clxxvi, p. 203.

95. — Combinaisons de l'acide sulfocyanique avec les principaux alcaloïdes des quinquinas. *Annalen*, t. clxxxi, p. 48.

96. — Sur les acides sulfonés de quelques alcaloïdes des quinquinas. *Annalen*, t. cclxvii, p. 138.

97. — Contribution à la connaissance des alcaloïdes des quinquinas. *Annalen*, t. clxxxv, p. 276, 296.

98. — Sur la cinchonidine et l'homocinchonidine. *Annalen*, t. ccv, p 194.

99. — Sur la dicinchonine. *Annalen*, t. ccxxvii, p. 153.

100. — Sur la cinchonine. *Annalen*, t. cxxii, p. 226.

101. — Sur l'hydrocinchonidine. *Annalen*, t. ccxiv, p. 1.

102. — Sur les alcaloïdes des quinquinas. *Berichte*, t. xv, p. 854.

103. — Sur l'hydroconquinine et la conquinine. *Berichte*, t. xv, p. 3008.

104. — Sur l'hydroquinine. *Annalen*, t. ccvii, p. 309.

105. — Nouveaux sels de platine. *Annalen*, t. ccvii, p. 309.

106. — Action de CH³I sur la cupréine et la quinine. *Annalen*, t. cclxvi, p. 240.

107. — Sur les combinaisons de la quinine avec H Cl. *Annalen*, t. cclxvii, p. 142.

108. — Combinaisons du sulfate et du chlorhydrate neutre de quinine avec les phénols. *Ph. Z.*, 1889, p. 191.

109. — Contribution à la chimie des bases du quinquina. *Annalen* t. cxlvii, p. 241.

110. — Action des phénols sur quelques alcaloïdes des quinquinas. *Annalen*, t. clxxxii, p. 160.

111. — Composition et propriétés optiques de la quinamine. *Annalen*, t. cxcix, p. 333.

112. — Etudes sur la quinamine. *Annalen*. t. ccvii, p. 288.

113. — Sur l'histoire des écorces de cuprea. *Berichte*, t. xvi, p. 58.

114. — Sur la quinine et l'homoquinine. *Annalen.* t. ccxxv, p. 95.

115. — Synthèse de l'homoquinine. *Annalen*, t. ccxxvi, p. 240.

116. — Sur la cupréine et l'homoquinine. *Annalen*, t. ccxxx, p. 55.

117. — La composition du chromate neutre de quinine. *Mon. Q.* 1887, p. 602.

118. — Sur les écorces de Remijia purdieana (Weddel) et leurs alcaloïdes. *Annalen*, t. ccxxv, p. 211.

119. — Sur la cinchonine. *Annalen*, t. ccv, p. 211.

120. — Note sur quelques alcaloïdes des quinquinas. *Berichte*, t. xxviii, p. 1298.

Hesse O. — *Voir Jobst.*

121. **Heyningen van.** — Recherches sur la quinoïdine. *J. Ph. Ch*, (3) t. xxvi, p. 280.

122. **Hinterberger Fr.** — Contribution à la connaissance des combinaisons mercuriques des alcaloïdes. *Annalen*, t. lxxvii, p. 202 et t. lxxxii, p. 318.

123. **Hlasivetz H.** — Sur la cinchonine. *Annalen*, t. lxxvii, p. 49.

124. — Sur la phloroglucine. *J. prak. Ch.*, t. cxvii, p. 154.

Hoff J. *Voir* Weidel H.

125. **Hoogewerff S. et van Dorp W. A.** — Sur la lépidine. *P. Bas*, t. ii, p. 1-27.

126. — Sur la quinoléine du goudron de houille et des alcaloïdes du quinquina et sur leur oxydation au moyen du permanganate de potassium. *P. Bas*, t. i, p. 1.

127. — Sur un isomère de la quinoléine. *P. Bas*, t. iv, p. 125, 285, 305.

128. — Action du permanganate de potassium sur les alcaloïdes du quinquina. *Annalen*, t. cciv, p. 84.

129. — Sur l'oxydation de la quinine au moyen du permanganate de potassium. *Berichte*, t. xii, p. 158

130. — Sur les acides carbonés de la pyridine et de la méthylpyridine. *Berichte* t. xiv, p. 645.

131. — Sur la fusion de l'acide cinchoméronique. *Annalen*, t. ccvii, p. 219.

132. — Sur la lépidine. *Berichte*, t. xiii, p. 1639.

133. **Howard D.** — Sur un nouvel alcaloïde des quinquinas. *Berichte*, t. iv, p. 140.

134. — Sur la quinicine et la cinchonicine. *Berichte*, t. v, p. 117.

135. **Jobst.** — Salicylate et phénate de quinine. *J. Ph. Ch.*, (4) t. xxii, p. 149.

136. **Jobst et Hesse O.** — Sur le sulfate neutre de quinine. *Annalen*, t. cxix, p. 361.

137. — Sur les combinaisons du phénol avec les sels neutres de quinine. *Annalen*, t. CLXXX, p. 248.

138. **Jörgensen S. M.** — Sur les périodures des alcaloïdes. *J. prak. Ch.*, (N^{lle} série), t. III, p. 145.

139. — Sur l'hérapathite et les périodures acides analogues. *J. prak. Ch.*, (N^{lle} série), t. XIV, p. 213, 356.

140. — Même sujet, 2e mémoire. *J. prak. Ch..* (N^{lle} série) t. XV, p. 65.

141. **Jungfleisch E.** — Rapport sur l'analyse du sulfate de quinine officinal. *J. Ph. Ch.*, (5) t. XIV, p. 43.

142. — Essai et analyse du sulfate de quinine officinal. *J. Ph. Ch.*, (5) t. XV, p. 5-18.

143. — Sur la production du sulfate de quinine. *J. Ph. Ch..* (5) t. XXIV, p. 199.

144. **Jungfleisch E, et Léger E.** — Sur les isoméries optiques de la cinchonine $C^{es} R^s$. t, CV, p. 1255.

145. — Sur quelques dérivés de la cinchonine $C^{es}R^s$, t, CVI, p. 68.

146. — Sur la cinchonibine $C^{es} R^s$. t. CVI, p. 1410.

147. — Sur la cinchoniline $C^{es} R^s$, t. CVI, p. 657.

148. — Sur la cinchonigine $C^{es} R^s$, t. CVI, p. 357.

149. — Sur l'oxycinchonine α $C^{es} R^s$, t. CVIII, p. 952.

150. — Sur l'isocinchonine $C^{es} R^s$, t. CXII, p. 942.

151. — Sur les isocinchonines $C^{es} R^s$, t. CXIII, p. 651.

152. — Sur l'apocinchonine ei la diapocinchonine $C^{es} R^s$, t. CXIV, p. 1192.

153. — Sur un nouvel isomère de la cinchonine $C^{es} R^s$, t, CXVIII, p. 29.

154. — Sur la cinchonifine $C^{es} R^s$, t, CXVIII, p. 536.

155. — Sur l'oxycinchonine β $C^{es} R^s$, t. CXIX, 1268.

156. — Sur la cinchonibine $C^{es} R^s$, t. CXVII, p. 42.

157. — Sur la cinchonigine ; dimorphisme d'un composé présentant le pouvoir rotatoire moléculaire spécifique $C^{es} R^s$, t. CXX. p. 325.

158. **Julius Paul.** — Note sur l'hydrobromapoquinine. *Monat*, t. VI, p. 750.

Kemperdick. — *Voir* CLAUS AD.

159. **Kerner G.** — Essai du sulfate de quinine. *Z, f. an. Ch.*, 1862, p. 150.

160. — Sur l'essai du sulfate de quinine commercial au point de vue des autres alcaloïdes du quinquina. *Arch. d. Ph.*, (3) t. XIV, p. 438-454.

161. — Action du permanganate de potassium sur la quinine. *J. prak. Ch.*, t. CVIII, p. 182.

Kerner G. — *Voir* KOENIGS.

162. **Kerner G. et Weller A.** — Essai du sulfate de quinine commercial. *Arch. d. Ph.*, (3) t. XXV, p. 712, 738, 749, 765.

Kickelhayn M. — *Voir* CLAUS AD.

163. **Kœnigs W.** — Sur la constitution de la cinchonine. *Berichte*, t. xiv, p. 1852.

164. — Sur la formation de dérivés de la lépidine au moyen du quinène et du cinchène. *Berichte*, t. xxiii, p. 2689.

165. — Produits de l'oxydation de la cinchonine. *Berichte*, t. xii, p. 97.

166. — Action du perchlorure de phosphore et de l'oxychlorure de phosphore sur le chlorhydrate de cinchonine. *Berichte*, t. xiii, p. 285.

167. — Sur les produits d'oxydation de l'apocinchène. *Berichte*, t. xxvi, p. 713.

168. — Sur les dédoublements, par hydrolyse, du quinène et du cinchène. *Berichte*, t. xxvii, p. 900.

169. — Sur le méroquinène et la cincholœpone. *Berichte*, t. xxvii, p. 150.

170. **Kœnigs W. et Kerner G.** — Sur l'acide oxycinchoninique et l'acide oxyquinolinique. *Berichte*, t. xvi, p. 2152.

171. **Kœnigs W. et Hoerlin J.** — Sur la cinchotine ou hydrocinchonine. *Berichte*, t. xxvii, p. 2290.

Kœnigs W. — *Voir* Comstock W.

172. **Konek von Norwall.** — Essais d'hydrogénation de la cinchonine. *Monat*, t. xvi, p. 321.

Konek von Norwall. — *Voir* Skraup Zd. H.

173. **Kopp A,** — Sur la transformation des trois bromocinchonines en oxybases correspondantes. *Arch. d. Ph.*, (3) t. ix, p. 34.

174. **Koppeschaar.** — Essai du sulfate de quinine. *Mon. Q.*, 1886, p. 92.

175. **Laudrin Ed.** — De l'analyse des quinquinas. *J. Ph. Ch.*, (5) t. xix, p. 523.

Laudrin Ed. — *Voir* Moissan H.

176. **Langlois.** — Action de l'acide carbonique sur la quinine et la cinchonine $C^{os}\,R^{s}$, t. xxxvii, p. 727.

177. **Latour.** — Sur les bromhydrates basiques et neutres de quinine et de cinchonine. *J. Ph. Ch.*, (4) t. xii, p. 91.

178. — Sur les bromhydrates de cinchonine et de morphine. *J. Ph. Ch..* (4) t. xxv, p. 594.

179. **Laubert.** — Quelques expériences sur l'écorce de cinchona condaminea. *J. Ph. Ch.*, (1) t. ii, p, 289.

180. — Sur les principes chimiques du quinquina. *J. Ph. Ch.*, (1) t. iv, p. 376.

181. **Laurent A.** — Sur la composition des alcalis organiques (3), *An. Ch. Ph.*, t. xix, p. 363.

182. — Sur les alcaloïdes chlorés et bromés. *An. Ch. Ph.* (3), t. xxiv, p. 302

183. **Leers Gust.** — Sur la composition chimique de la quinidine. *Annalen*, t. LXXXII, p. 147.

184. **Léger E.** — Sur la benzoylcinchonine $C^5 R^5$. t. CXVII, p. 110.

185. — Nouvelle application de la phénolphtaléine à l'analyse volumétrique. *J. Ph. Ch.* (5), t. XI, p. 425.

  Léger E. — *Voir* JUNGFLEISCH E.

186. **Lentz.** — Analyses les plus récentes de quinine, *Mon. Q.*, 1889, p. 43.

187. **Liebig J.** — Composition de la quinoïdine *J. Ph. Ch.* (3), t. XI, p. 56.

188. **Lippmann Ed. et Fleissner F.** — Action de l'acide HI sur la quinine et l'isoquinine. *Monat*, t. XII, p. 327, 372.

189. — Sur les composés hydroiodés de quelques alcaloïdes des quinquinas. *Monat*, t. XIII, p. 429.

190. — Action de HI sur la quinine et la cinchonine. *Berichte*, t. XXIV, p. 2827

191. — Action de HI sur la cinchonine. *Monat*, t. XII, p. 661.

192. — Sur l'isoquinine et la niquine. *Monat*, t. XIV, p. 553.

193. — Sur l'apoquinine et ses éthers. *Monat*, t. XVI, p, 34.

194. **Lippmann E.** — Sur la préparation des homologues de la quinine. *Monat*, t. XII, p. 512.

195. **Malin G.** — Sur la résorcine. *Annalen*, t. CXXXVIII, p. 77.

  Mallmann. — *Voir* CLAUSAD.

196. **Mandelin K. F.** — Sur les citrates de quinine. *Arch. de Ph.* (3), t. XV, p. 129.

197. **Martin Freund et W. Rosenstein.** — Contribution à la connaissance de la cinchonine. *Annalen*, t. CCLXXVII, p. 277.

198. **Marty.** — Rapport à la *Société de Pharmacie* de Paris sur l'essai du sulfafe de quinine officinal. *J. Ph. Ch.* (5), t. XV, p. 115.

199. **Masse.** — Sur le dosage de la quinine dans les quinquinas. *J. Ph. Ch.* (5), t. XI, p. 260.

200. **Mazzara G.** — Sur l'action de quelques aldéhydes aromatiques sur la quinine. *Gazetta chimica*, t. XIII, p 367.

201. — Chloral-quinine. *J. Ph. Ch.* (5), t. X, p. 41.

202. **Mengarduque.** — Sur un nouvel alcaloïde $C^? R^?$, t. XXVII, p. 221.

203. **Meyer.** — Sur le dosage total des alcaloïdes du quinquina. *J. Ph. Ch.* (5), t. VII, 243.

204. **Miller W. v. et Rohde.** — Sur la constitution de la cinchonine. *Berichte*, t. XVII, p. 1187.

205. — Sur la constitution de la cinchonine. *Berichte*, t. XVII, p. 1279.

206. — Sur la constitution de la cinchonine *Berichte*, t. XXVIII, p. 1056.

207. — **Millon et Comaille.** — Variations observées dans l'hydratation du sulfate de quinine. *J. Ph. Ch.* (4), t. XLII, p. 377.

208. **Moissan H. et Landrin Ed**. — Rercherches sur la préparation et les propriétés de l'aricine. *J. Ph. Ch.* (5), t. XXI, p. 337.

Muchall. — *Voir* CLAUS AD.

Müller H. — *Voir* CLAUS AD.

209. **Mylius F.** — Note sur les alcoolates de conquinine. *Berichte*, t. XIX, p. 1775.

210. **Neumann G.** — Action de HI sur la cinchonidine. *Monat*, t. XIII, p. 651.

211. **OEchsner de Coninck.** — Recherches sur les bases de la série pyridique et de la série quinoléique. *An. Ch. Ph.* (5), t. XXVII, p. 433.

212. **Otto et Beckurts**. — Sur l'acide pyrocinchonique et l'acide dichloradipique obtenu à l'aide de l'acide α dichloropropionique. *Berichte*, t. XVIII, p. 825, 847.

213. **Oudemans A. C.** — Sur le pouvoir rotatoire spécifique des principaux alcaloïdes du quinquina à l'état libre ou combiné. *Annalen*, t. CLXXXII, p. 33.

214. — Contribution à la connaissance de la conquinamine. *Annalen*. t. CCIX, p. 39.

215. — Sur le pouvoir rotatoire spécifique de l'apocinchonine et de l'hydrochlorapocinchonine sous l'influence des acides. *P. Bas*, t. I, p 173.

216. — Sur un nouvel hydrate de quinine. *Berichte*, t. VI, p 1165.

217. — Sur l'influence des dissolvants inactifs sur le pouvoir rotatoire spécifique des substances actives. *Annalen*, t. CLXVI, p. 65.

218. — Contribution à la connaissance de la quinamine. *Annalen,* t. CXCVII, p. 48.

219. — Contribution à la connaissance de la cupréine. *P. Bas*, t XIII, p. 147.

220. **Pasteur L.** — Recherches sur les alcaloïdes des quinquinas. *Cte R^t*, t. XXXVII, p. 110.

221. — Tartrates acides droit et gauche de quinine. *An. Ch. Phy.*, (3) t. XXXVIII, p. 47.

222. — Tartrates droit et gauche de cinchonine. *An. Ch. Phy* , (3) t. XXXVIII, p. 469.

223. **Pelletier.** — Action de l'iode sur les bases salifiables organiques. *An. Ch. Phy* (2), t. LXIII, p. 164.

224. **Pelletier et Caventou**. — Recherches chimiques sur les quinquinas. *An. Ch. Phy.* (2), t. XV, p. 289, 342, 357.

225. **Pelletier et Corriol.** — Sur l'aricine. *J. Ph. Ch.* (1), t. XV, p. 565.

226. **Planchon G.** — Note sur le quinquina à cinchonamine. *J. Ph. Ch.* (5), t. V, p. 352.

Plisson. — *Voir* HENRY.

227. **Prollius**. — Essai des quinquinas. *J Ph. Ch.* (5), t. IV, p. 372 et *Arch. d. Ph.*, t. XVI, p. 85.

228. **Prunier L.** — Remarques à propos de l'essai du sulfate de quinine au moyen du procédé dit à l'ammoniaque. *J. Ph. Ch.* (5), t. xxiii, p. 163·

229. — Recherches sur les solutions aqueuses saturées de sulfate de quinine à différentes températures. *J. Ph. Ch.* (5), t. xxiii, p. 265, 333, 387.

230. **Pum G.** — Action de HI sur la cinchonine. *Monat,* t. xii, p. 582.

231. — Quelques métamorphoses de la cinchonine. *Monat,* t. xiii, p. 672.

232. — Action de l'eau sur l'hydroiodocinchonine. *Monat,* t. xv, p. 446.

233. — Action de HI sur la cinchotine et l'hydroquinine. *Monat,* t, xvi, p. 68.

Rach. — *Voir* BISCHOFF.

234. **Ramsay W. et Dobbie J. J.** — Sur la quinine et les alcaloïdes analogues. *Berichte,* t. xi, p. 324.

235. — Sur les produits de décomposition de la quinine et des alcaloïdes analogues. *Berichte,* t· xii, p. 392.

236. **Ratz Florian.** — Sur la cinchoténine. *Monat,* t. xv, p. 787.

237. **Regnauld J.** — Observations sur quelques propriétés physiques de la. quinine. *J. Ph. Ch.* (4), t. xxi, p. 8.

238. — Observations et expériences pharmacologiques sur le tannate de quinine. *J. Ph. Ch.,* (4) t. xix, p. 5.

239. **Regnauld J. et Villejean E.** — Recherches expérimentales sur la solu bilité des sels médicinaux de quinine. *J. Ph. Ch.* (5), t. xv, p. 129-

240. **Regnault V.** — Nouvelles recherches sur la composition des alcalis organiques. *An. Ch. Phy.,* (2) t. lxviii, p. 113.

241. **Reuss,** — Du principe fébrifuge du quinquina. *J. Ph. Ch.* (1), t. i, p. 488.

242. **Reynoso A.** — Sur l'action de l'eau à pression et à température élevées sur divers composés $C^{os} R^s$, t. xxxiv, p. 795.

243. **Robiquet.** — Notice sur le sulfate de quinine. *An. Ch. Phy.* (2), t. xvii, p. 316.

Rohde. — *Voir* MILLER.

244. **Roques Ferdinand.** — Sur la cinchonicine cristallisée, $C^{os} R^s$, t. cxx, p. 1170.

245. **Roser.** — Sur l'acide pyrocinchonique et sa formation au moyen de l'essence de térébenthine. *Berichte,* t. xv, p. 1318

246. — Recherches sur les acides pyridinocarboniques. *Annalen,* t. ccxxxiv, p. 116.

Rosenstein W. — *Voir* MARTIN FREUND.

247. **Séguin Armand.** — Sur le quinquina. *An. Ch. Phy.* (1), t. li, p. 275.

248. **Sertuerner F,** — Nouveaux alcaloïdes des quinquinas. *J. Ph. Ch.* (1), t. xvi, p. 44.

249. **Sérullas.** — Iodates et chlorates des alcalis végétaux. *An. Ch. Phy.* (2), t. XLV, p. 274.

250. **Schäfer Louis.** — Essai du sulfate de quinine. *Arch. d. Ph.* (3), t. XXV, p. 64-72 ; 1034-1041.

251. **Schmidt M.** — *Voir* WEIDEL A.

252. **Schniderschitsch.** — Sur la constitution des alcaloïdes des quinquinas. *Monat,* t. X, p. 31.

253. **Schubert A. et Skraup Zd. H.** — Action de HI sur la quinine et la quinidine. *Monat,* t. XII, p. 667.

254. **Schuster A. Carl.** — Sur les relations qui existent entre le pouvoir rotatoire de la cinchonidine et celui de ses sels et sur l'influence des dissolvants sur la rotation. *Monat,* t. XIV, p. 573.

255. **Schützenberger.** — Nouveaux dérivés de la quinine et de la cinchonine. $C^{es} R^s$, t. XLVI, p. 1065.

256. — Recherches sur la cinchonine. $C^{es} R^s$, t. XLVI, p. 894.

257. — Sur la quinine $C^{es} R^s$, t. XLVII, p. 81.

258. — Sur les dérivés benzoïques de la quinine, de la cinchonine et de la strychnine $C^{es} R^s$, t. XLVII, p. 233.

259. — Sur les dérivés sulfuriques des alcaloïdes végétaux $C^{es} R^s$. t. XLVII, p. 235.

260. **Skalweit.** — Transformation de la cinchonidine en une oxybase. *Annalen,* t. CLXXII, p. 102.

261. **Skraup Zd. H.** — Sur les produits d'oxydation de la cinchonine. *Annalen,* t. CXCVII, p 374.

262. — Sur la constitution des alcaloïdes du quinquina. *Monat,* t. X, p. 39.

263. — Sur la quinine. *Annalen,* t. CXCIX, p. 344.

264. — Sur la constitution des alcaloïdes du quinquina. *Monat,* t. IX, p. 783.

265. — Sur les produits d'oxydation de la quinine. *Berichte.* t. XII, p. 1104.

266. — Transformation des alcaloïdes du quinquina en isomères. *Berichte,* t. XXV, p. 2909.

267. — Sur la quinine et la quinidine. *Monat,* t. II, p. 587.

268. — Quelques métamorphoses de la quinine. *Monat,* t. XIV, p. 428.

269. — Sur les produits d'oxydation des bases du quinquina. *Berichte,* t. XII, p. 230.

270. — Sur la constitution de la cinchonine et de la cinchonidine. *Annalen,* t. CCI, p. 291.

271. — Sur la constitution de la quinine et de la quinidine. *Monat,* t. IV, p. 695.

272. — Sur la cynurine. *Monat,* t. X, p. 726.

273. — Sur le paraquinanisol. *Monat,* t. VI, p. 760.

274. — Sur l'acide cinchoméronique. *Berichte*, t xiii, p. 1869.

275. — Sur l'homocinchonidine. *Annalen*, t. cxcix, p. 359.

276. — Sur la cinchonidine et l'homocinchonidine. *Monat*, t. ii, p. 345.

277. — Sur la cinchonine et la cinchonidine. *Berichte*, t. xi, p. 1516.

278. — Sur la composition de la cinchonine. *Annalen*, t. cxcvii, p. 352.

279. — Sur la constitution de la cinchonine. *Monat*, t. vii, p. 517.

280. — Sur les hydrodérivés de la cinchonine. *Berichte*, t. xi, p. 311.

281. — Sur quelques combinaisons de la quinine. *Monat*, t. ii, p. 610

282. — Action de HI sur les alcaloïdes du quinquina. *Monat*, t. xii, p. 431.

283. — Sur la constitution des combinaisons que forment les alcaloïdes des quinquinas avec l'iodure d'éthyle. *Monat*, t. xv, p. 443.

284. — Sur la cinchoténine. *Berichte*, t. xxviii, p. 12.

285. — Sur la cinchonine et la cinchoténine. *Monat*, t. xvi, p. 159.

286 **Skraup Zd. H. et Würstl J.** — Sur la constitution des alcaloïdes du quinquina. *Monat*, t. x, p. 224.

287. **Skraup Zd. H. et Vortmann.** — Contribution à la connaissance de la cinchonidine. *Annalen*, t. cxcvii, p. 226.

288. **Skraup Zd. H. et Koneck von Norwall F.** — Sur de nouveaux isomères des iodéthylates des alcaloïdes des quinquinas. *Berichte*, t. xxvi, p. 1968.

289. — Sur de nouvelles combinaisons des alcaloïdes des quinquinas avec l'iodure d'éthyle. *Monat*, t. xv, p. 37.

290. **Skraup Zd. H.** — *Voir* Schubert A.

291. **Stahlschmidt C.** — Étude sur quelques bases organiques méthylées. *Annalen*, t. xc, p 218.

292. **Stenhouse J.** — Recherches sur la quinidine et quelques tartrates doubles des bases organiques. *Annalen*, t. cxxix, p. 15.

Stohr. — *Voir* Claus Ad.

293. **Strecker.** — Recherches sur la constitution de la quinine. *Annalen*, t. xci, p. 155.

294. — Sur la transformation de la cinchonine en une base isomère de la quinine. *Annalen*, t. cxxiii, p. 379.

295. **Thibonmery.** — Fabrication du sulfate de quinine sans alcool. *J. Ph. Ch* (3), t. xvi, p. 1849.

Trempel W. — *Voir* Claus Ad.

Van Dorp W. — *Voir* Hoogewerff S.

296. **Vauquelin.** — Sur les diverses espèces de quinquina *An Ch. Phy.* (1), t. lix, p. 113.

297. **Vial Fr.** — Sur le bromhydrate d'isobutylcinchonine. *J. Ph. Ch* (3), t. xxx, p. 52.

Villejean E. — *Voir* Regnauld J

298. **Vogel.** — Sur quelques réactions de la quinine. *Annalen*, t. LXXIII, p. 221.

299. — Sur la coloration rouge de la quinine par le ferrocyanure de potassium. *Annalen*, t. LXXXVI, p. 122.

300. — Sur la réaction de la quinine avec le ferrocyanure de potassium. *Berichte*, t. XVI, p. 1888.

Voit E. — *Voir* Bischoff C.

301. **Voreton J.** — Préparation de la quinine et de la cinchonine. *An Ch. Phy.* (2), t. XVII, p. 439,

Vortmann. — *Voir* Skraup Zd. H.

302. **De Vrij J. E.** — Séparation et dosage des alcaloïdes des quinquinas *J. Ph. Ch.* (4), t. XIX, p 375.

303. — Dosage de la quinine. *Berichte*, t. XV, p. 1091.

304. — Sur le meilleur procédé de dosage des alcaloïdes du quinquina. *J. Ph. Ch.* (5), t. V, p. 500.

305. — Essai du sulfate de quinine du commerce. *J. Ph. Ch* (5), t. IX, p. 454.

306. — Essai du sulfate de quinine par le chromate neutre de potassium. *J. Ph. Ch.* (5), t. XV, p. 360.

307. **De Vrij et Alluard.** — Sur le pouvoir rotatoire de la quinine *C R*, t. LIX p. 201.

308. **VVeidel H.** — Sur la cinchonine. *Annalen*, t. CLXXIII, p. 76.

309. — Sur les acides non azotés qui se forment aux dépens des acides pyridinocarboniques. *Monat*, t. XI, p. 501.

310. — Sur un isomère de l'acide ν sulfocinchoninique et sur ses dérivés. *Monat*, t. II, p. 566.

311. — Contribution à la connaissance de l'acide tétrahydrocinchoninique. *Monat*, t. III, p. 61.

312. **VVeidel H. et v. Schmidt M.** — Sur la formation de l'acide cinchoméronique aux dépens de la quinine et sur l'identité de cet acide avec l'acide pyridinodicarbonique. *Berichte*, t. XII, p. 1146.

313. **VVeidel H. et Hoff. J.** — Recherches sur les acides non azotés qui se forment aux dépens des acides pyridinocarboniques. *Monat*, t. XIII, p. 578.

314. **VVeidel H. et Brix R** — Sur la connaissance des acides cinchonique e pyrocinchonique. *Monat*, t. III, p. 603.

315. **VVeidel H. et Cobenzl A.** — Sur les dérivés de l'acide cinchoninique et de la quinoline. *Monat*, t. I, p. 844.

316. **VVeidel H. et Hazura** — Sur la cinchonine. *Monat*, t. III, p. 770.

VVeller A. — *Voir* Kerner G. et Claus Ad.

317. **VVilliams Gréville**. — Sur les homologues de la quinoline. *Soc. Ch.*
(2), t. viii, p. 364.

318. — Sur les bases volatiles produites par la distillation de la cinchonine. *An.*
Ch. Phy., t. xlv, p. 488 (1855).

    VVillm Ed. — *Voir* Caventou E.

319. **VVinter Blyth**. — Sur la température à laquelle quelques alcaloïdes se
subliment. *J. Ph. Ch.* (4), t. xxviii, p. 103.

320. **VVood C. H. et Barret E. L.** — Essai de la pureté de la quinine. *Berichte*,
t. xvi, p. 2310.

321. **VVunsch**. — Sur la benzoylquininine $C^{es} R^s$, t. cxix, p. 407.

    VVürstl. — *Voir* Skraup Zd. H.

322. **VVyrouboff**. — Sur le pouvoir rotatoire des solutions $C^{es} R^s$, t. cxv,
p. 832.

323. **VVürstl Julius**. — Sur la constitution des alcaloïdes des quinquinas.
Monat, t. x, p. 65.

324. **Yvon P**. — Préparation et composition des salicylates de quinine. *J. Ph.*
Ch. (4), t. xxx, p. 211.

325. **Zorn**. — Sur la cinchonine et les composés du même groupe. *J. prak.*
Ch., (N^lle série) t. viii, p. 279.

ERRATA

Page   5, *lignes* 24 *et* 28, *lire* Caventou   *au lieu de* Caventon
—   5, —   33   —   redissous   —   redissout.
—   6. —   4, 16, 28, —   Caventou   —   Caventon.
—   7, —   15, 16, 17, — C^{19} C^{12}
—   7, —   16,   —   Caventou   —   Caventon.
—   7, —   29,   —   purdieana   —   purdicana.
— 11, —   17,   — $Zn\,Cl^2$ — · $Zu\,Cl^2$
— 12, —   11,   —   quinine   —   quinine.
— 13, —   29,   —   dissous   —   dissout.
— 15, —   16,   —   des   —   de
— 17, —   14,   — $+$ — $\times$
— 19. —   9,   — $C^{20}H^{24}Az^2O^2$ — $C^{20}H^{24}Az^2O$
— 19, —   10,   — $(O\,CH^3)$ — $(O\,CH)^3$
— 19, —   23,   — $C^{19}H^{22}Az^2O,3HCl$ — $C^{19}H^{22}Az^4O,3HCl$
— 22, — · 4,   — (SO^3H) — (SO^4H)
— 25. —   13, 14,   —   , C^2H^5I —   , C^4H^5I,
— 26, —   26,   — $C^{19}H^{22}Az^2O$ — $C^{19}H^{22}Az^2O^3$
— 27, —   7,   — CH^2O^2 — CH^2O
— 28, —   6,   —   Caventou   —   Caventon
— 30, —   6,   —   alcool   —   aclool
— 102, —   10.   — SO^4H^2 — SO^4,H^2
— 116, —   6,   —   carbone   —   carbonne
— 123, —   12,   — CH^3Cl et AzH^4 — CH^3Cl
— 175, — · 1,   — $(C^2H^7O)^2O^2$ — $(C^2H^7O)^2$
— 209, —   25,   —   caséeuse   —   caseusée

TABLE ANALYTIQUE DES MATIÈRES

TABLE ALPHABÉTIQUE DES MATIÈRES

LETULLE (D^r). — Guide pratique des sciences médicales, publié sous la
direction scientifique du Dr LETULLE, professeur agrégé à la Faculté de
médecine de Paris, médecin des hôpitaux. Encyclopédie de poche pour
le praticien. Ouvrage in-18 de 1.500 pages, cartonné à l'anglaise.   12 fr.

Nous ne saurions mieux faire pour éclairer le praticien sur la valeur de
notre **Guide pratique** que de reproduire textuellement l'article paru dans
le *Bulletin général de thérapeutique* .

Voici ce qui a été dit de notre encyclopédie de poche :

C'est un véritable chef-d'œuvre que ce *Guide pratique des sciences médicales* qui vient
de paraître, car on trouve réuni dans ce petit volume tout ce qui a trait à la médecine,
à la chirurgie, à l'obstétrique. Rien n'est omis : maladiés cutanées, électricíté médicales,
odontologie, analyse des urines, toxicologie, tout est traité, et c'est un véritable tour de
force, de la part des auteurs, d'avoir réussi à condenser ainsi les connaissances indispen-
sables de l'art médical.

On est surpris, en lisant cet ouvrage, de voir résumés en quelques lignes les symp-
tômes, les complications, le diagnostic et le traitement de chaque maladie; les détails
les plus minutieux y ont trouvé place,

La partie thérapeutique est des plus soignées, et, outre les paragraphes spéciaux consa-
crés au traitement à la fin de la description de toutes les affections, il existe quatre for-
mulaires : 1° un formulaire général extrêmement bien fait : 2° un formulaire spécial pour les
maladies de la peau, renfermant les principales formules des maîtres en dermatologie :
3° un formulaire spécial pour les maladies des nouveaux nes et des enfants: 4° un formulaire
spécial d'odontologie.

Ce qui caractérise essentiellement ce manuel, c'est que, conçu et exécuté par des jeunes, il
est absolument pratique et tout à fait au courant des idées les plus modernes. Aussi est-il
appelé, à notre avis, à un grand et légitime succès ; en effet, tout medecin voudra le pos-
séder et sera, comme nous, charmé de trouver réunis dans le même volume tant de docu-
ments.

Il nous reste, en terminant, à féliciter chaudement les auteurs et la Société d'Éditions
scientifiques d'avoir si heureusement mené à bien la tâche difficile qu'ils s'étaient tracée ; ils
ont voulu faire œuvre utile, et ils ont grandement réussi.

Le premier supplément, 1892............ . ... **5 fr.**

Le deuxième supplément, 1895.......................... . .. **5 fr.**

NOTA. — Ce dernier supplement, digne de ses devanciers et restant d'une façon absolue
sur le terrain exclusivement pratique: contient la **Bactériologie pratique,** par le Dr NICOLLE
chef au Laboratoire Pasteur ; le **Choléra,** par le Dr LESAGE. chef de clinique, chargé de diverses missions contre les epidemies par le gouvernement français; les **Accouchements,**
par le Dr DEMELIN, chef de clinique à la Maternité ; les **Maladies de l'Estomac,** les **Maladies du Foie,** par le Dr NICOLLE (Charles).

Adresser par conséquent 22 fr. pour recevoir tout ce qui est paru du
GUIDE PRATIQUE DES SCIENCES MÉDICALES depuis sa publication
première.